全国高等院校健康服务与管理专业规划教材

中医学概论

（供健康服务与管理等专业用）

主　编　张光霁　肖　炜

中国中医药出版社

·北　京·

图书在版编目（CIP）数据

中医学概论 / 张光霁，肖炜主编． -- 北京 ： 中国
中医药出版社， 2024. 12. -- （全国高等院校健康服务与
管理专业规划教材）．

ISBN 978-7-5132-9129-3

Ⅰ．R2

中国国家版本馆 CIP 数据核字第 2024TH5993 号

融合出版数字化资源服务说明

全国高等院校健康服务与管理专业规划教材为融合教材，各教材相关数字化资源（电子教材、PPT 课件、视频、复习思考题等）在全国中医药行业教育云平台"医开讲"发布。

资源访问说明

扫描右方二维码下载"医开讲 APP"或到"医开讲网站"（网址：www.e-lesson.cn）注册登录，输入封底"序列号"进行账号绑定后即可访问相关数字化资源（注意：序列号只可绑定一个账号，为避免不必要的损失，请您刮开序列号立即进行账号绑定激活）。

资源下载说明

本书有配套 PPT 课件，供教师下载使用，请到"医开讲网站"（网址：www.e-lesson.cn）认证教师身份后，搜索书名进入具体图书页面实现下载。

中国中医药出版社出版

北京经济技术开发区科创十三街 31 号院二区 8 号楼

邮政编码　100176

传真　010-64405721

北京盛通印刷股份有限公司印刷

各地新华书店经销

开本 850×1168　1/16　印张 13　字数 324 千字

2024 年 12 月第 1 版　2024 年 12 月第 1 次印刷

书号　ISBN 978 – 7 – 5132 – 9129 – 3

定价　56.00 元

网址　www.cptcm.com

服务热线　010-64405510　　微信服务号　zgzyycbs

购书热线　010-89535836　　微商城网址　https://kdt.im/LIdUGr

维权打假　010-64405753　　官方微博　http://e.weibo.com/cptcm

天猫旗舰店网址　https://zgzyycbs.tmall.com

如有印装质量问题请与本社出版部联系（010-64405510）

全国高等院校健康服务与管理专业规划教材

《中医学概论》编委会

主　编

张光霁（浙江中医药大学）　　　　　肖　炜（广东药科大学）

副主编（以姓氏笔画为序）

甘慧娟（福建中医药大学）　　　　　白　鹏（北京中医药大学）

刘立萍（辽宁中医药大学）　　　　　刘旺华（湖南中医药大学）

尚晓玲（长春中医药大学）　　　　　敖海清（广州中医药大学）

程绍民（江西中医药大学）

编　委（以姓氏笔画为序）

于东林（滨州医学院）　　　　　　　马凤丽（云南中医药大学）

王晓玉（广东药科大学）　　　　　　王德龙（黑龙江中医药大学）

向　楠（山东中医药大学）　　　　　刘宏艳（天津中医药大学）

闫川慧（山西中医药大学）　　　　　安海燕（南方医科大学）

杨云松（湖北中医药大学）　　　　　张　锁（内蒙古医科大学）

张卫华（南京中医药大学）　　　　　张天星（浙江中医药大学）

张亚萍（广西中医药大学）　　　　　陈西平（成都中医药大学）

罗振亮（贵州中医药大学）　　　　　封　敏（湖南医药学院）

段新芬（南方医科大学）　　　　　　侯俊林（河南中医药大学）

贾　真（广东药科大学）　　　　　　徐小玉（浙江中医药大学）

董秀娟（海南医科大学）

学术秘书（兼）

张天星（浙江中医药大学）　　　　　王晓玉（广东药科大学）

全国高等院校健康服务与管理专业规划教材

专家指导委员会

田小英（湖南医药学院教授）

史哲新（天津中医药大学教授）

朱燕波（北京中医药大学教授）

安　辉（福州理工学院教授）

孙贵香（湖南中医药大学教授）

阳吉长［谷医堂（湖南）健康科技有限公司董事长］

严小军（江西中医药大学教授）

苏　鑫（长春中医药大学教授）

李荣源（广西中医药大学教授）

李艳玲（天津中医药大学教授）

杨　芳（浙江中医药大学教授）

杨巧菊（河南中医药大学教授）

肖　炜（广东药科大学教授）

何　强（天津中医药大学教授）

沈敬国（广州柔嘉生物科技有限公司董事长）

张丽青（河南中医药大学教授）

张英杰（山东中医药大学教授）

张持晨（南方医科大学教授）

张俊杰（浙江中医药大学教授）

陈志恒（中南大学教授）

邵玉萍（湖北中医药大学教授）

尚　东（大连医科大学教授）

罗铁清（湖南中医药大学副教授）

金荣疆（成都中医药大学教授）

周尚成（广州中医药大学教授）

胡宗仁（湖南医药学院副教授）

饶利兵（湖南医药学院教授）

施洪飞（南京中医药大学教授）

骆　敏（湖南医药学院教授）

郭　清（浙江中医药大学教授）

唐春桥（湖南云医链生物科技有限公司董事长）

唐炳华（北京中医药大学教授）

曹　煜（贵州医科大学教授）

温红娟（长春中医药大学副研究员）

樊　旭（辽宁中医药大学教授）

鞠宝兆（辽宁中医药大学教授）

学术秘书

胡宗仁（湖南医药学院中西协同 5G 健康管理研究所副所长、副教授）

前　言

　　2016 年 8 月，习近平总书记在全国卫生与健康大会上指出："没有全民健康，就没有全面小康。要把人民健康放在优先发展的战略地位，以普及健康生活、优化健康服务、完善健康保障、建设健康环境、发展健康产业为重点，加快推进健康中国建设，努力全方位、全周期保障人民健康。"根据习近平总书记的指示精神，中共中央、国务院于 2016 年 10 月 25 日印发并实施的《"健康中国 2030"规划纲要》指出："积极促进健康与养老、旅游、互联网、健身休闲、食品融合，催生健康新产业、新业态、新模式。"应将健康融入人民衣食住行的各个产业，从而全方位、全周期地保障人民健康。

　　目前，医学模式已经由传统的疾病医学向健康医学转变。健康医学包含诊前、诊中、诊后的线上、线下一体化医疗服务模式。随着国民经济高质量发展，人民对健康的关注程度越来越高，加之人口老龄化加剧，慢性病发病率突增，医疗资源严重不足，目前急需从事健康服务与管理的人才。根据《"健康中国 2030"规划纲要》的要求，到 2030 年我国每千个常住人口会有医师 3 人，但即使是这个医师人数，也远不能满足人民群众对健康服务的需求。在健康医学模式下，未来需要大量的健康管理师来协助临床医师进行健康服务与管理。到 2030 年，我国健康服务业总规模将达 16 万亿元，这势必要求数量众多的具有一定医学专业知识的人才从事健康服务与管理。目前，社会对从事健康服务与管理工作的应用型人才需求急迫。

　　在此时代背景下，2016 年 2 月 16 日，教育部发布《教育部关于公布 2015 年度普通高等学校本科专业备案和审批结果的通知》，正式批准设立健康服务与管理专业，专业代码为120410T，学位授予门类是管理学，修业年限为 4 年。这标志着我国健康服务与管理专业正式作为独立设置专业进入本科院校，健康服务与管理专业将成为支撑健康管理产业的核心专业之一。2016—2023 年，教育部已批准全国 147 所本科院校开设健康服务与管理专业。

　　《"健康中国 2030"规划纲要》指出："到 2030 年，中医药在治未病中的主导作用、在重大疾病治疗中的协同作用、在疾病康复中的核心作用得到充分发挥。""实施中医治未病健康工程，将中医药优势与健康管理结合，探索融健康文化、健康管理、健康保险为一体的中医健康保障模式。鼓励社会力量举办规范的中医养生保健机构，加快养生保健服务发展。"中医药在治未病、养生与慢病调理等方面有独到的优势，国家对中医药在健康管理中的作用高度重视。健康服务与管理一定要与中医药融合，才能更好地为人民的健康服务。2021 年 5 月，习近平总书记在河南南阳考察时发表了重要讲话："中医药学包含着中华民族几千年的健康养生理念及其实践经验，是中华民族的伟大创造和中国古代科学的瑰宝。要做好守正创新、传承发展工作，积极推进中医药科研和创新，注重用现代科学解读中医药学原理，推动传统中医药和现代科学相结合、相促进，推动中西医药相互补充、协调发展，为人民群众提供更加优质的健康服务。"总书记充分肯定了中医健康养生的作用，并强调要中西医协同，为人民群众提供更加优质的健康服务。

目前，对于健康服务与管理专业，还没有贯彻中西医协同理念的规划教材，这不能满足中国健康管理行业以及医疗卫生事业发展的要求。因此，很有必要组织全国各大高校、医院的相关专家学者编写具有中西医结合特色的健康服务与管理专业的规划教材。截至 2022 年，已有 136 所院校被批准设立健康服务与管理专业，未来将会有越来越多的高校开办本专业。因此，本套教材的编写适应时代要求，以推进健康中国建设为使命，将成为全国高等院校健康服务与管理专业规划教材。本套教材将体现医与管协同、中西医协同的思想，在推动我国健康服务与管理专业的发展和学科建设、规范健康服务与管理专业的教学模式、培养新时期健康服务与管理专业人才等方面起到重要作用。

健康服务与管理专业培养具备健康监测、健康评估、健康干预、健康教育、健康管理等技能，能够胜任互联网医院、医疗服务机构、社区卫生服务机构、健康保险机构、社会福利机构、健康体检和管理中心、养生保健中心、康养中心、功能食品和保健产品生产销售等企事业单位工作的复合型专业人才。因此，本专业的教材建设应以健康监测、评估、干预的核心技能为中心，坚持中西医协同理念。在此原则下，要做到科学性、实用性、先进性、系统性与协同性的结合。

本套教材包括《基础医学概论》《临床医学概论》《中医学概论》《中医临床辨治》《健康养生学》《健康管理学》《健康心理学》《健康营养学》《健康运动学》《康复医学》《健康服务与管理技能》《互联网健康服务与管理技术》《老年照护学》《健康药膳学》《社区健康服务与管理》《健康企业管理》《内经选读》《健康教育与健康促进》等 18 本，在国家中医药管理局的指导下进行编纂，由中国中医药出版社负责组织出版，依托中国中西医结合学会教育工作委员会、世界中医药联合会慢病管理专业委员会、中华中医药学会治未病专业委员会等学术团体，邀请湖南医药学院、湖南中医药大学、浙江中医药大学、南方医科大学、北京中医药大学、上海中医药大学、山东中医药大学、广州中医药大学、广东药科大学、广西中医药大学、辽宁中医药大学、大连医科大学、福建中医药大学、南京中医药大学、长春中医药大学、天津中医药大学、河南中医药大学、江西中医药大学、湖北中医药大学、贵州医科大学、成都中医药大学等全国各大高校以及谷医堂（湖南）健康科技有限公司、湖南云医链生物科技集团、广州柔嘉生物科技有限公司等健康管理企业的相关专家学者进行编写。由于时间仓促，本套教材难免有不足之处，请业界同道多提宝贵意见，以便再版时修订完善。

何清湖

2023 年 8 月

编写说明

本教材是全国高等院校健康服务与管理专业规划教材之一。在教材编写设计中，以密切呼应健康服务与管理的专业需求，注重实用性、专业性、先进性和协同性为宗旨。在强调中医思维、中医特色的基础上，突出对健康服务与管理专业所需实用知识和技能的培养；吸纳中医学的当代成就，彰显中医学开放包容、与时俱进的学术特色和宏大的学术格局；做好顶层设计，与本系列的其他教材在知识网络、技能成长方面形成协同和互补关系。

本教材适用于健康服务与管理专业和其他非医学专业学习中医基本理论和实用技能，以及中医爱好者自学中医使用。

教材的编写，首先基于中医学的专业性。本教材充分吸纳中医基础理论、中医诊断学、中药学、方剂学、经络腧穴学等中医学科中具有健康服务与管理实用意义的精华理论和技能，立足当代学科发展的新成就，准确生动地表述概念，简洁扼要地阐述理论，直截了当地指明技能；设计了绪论、中医哲学基础、中医生理学、中医病因学、中医病机学、中医诊断学、本草基础、实用方剂等章节，遵循从理论到实践、从课堂到应用的逻辑，有机融合了各分块的知识，增强了中医学概论课程的系统性。其次，本教材注重实用性。健康服务与管理是一个对实用性要求较高的专业，而中医学中具有简、便、廉、验特点的技能很广泛。在本教材的编写中，特别选取了实用穴位、实用方剂和药物、实用辨证等内容，打破了成体系、成网络的理论架构，突出实用性的知识点、技能点。区别于中医学专业从面到点、由理论框架到知识点的学习模式，本教材采用了由点到面、强化实用性弱化体系性的方式，同时为对中医有兴趣的学生留下了进一步系统化学习的路径和接口。

本教材还体现了一定的先进性。在编写中充分吸纳中医学在当代的新发展、新应用。例如，在体质学说中，阐述了当代体质研究的成果，将九种体质作为掌握内容；又如，在常见辨证举隅中，收入了2023版1月发布的《新型冠状病毒感染防控方案（试行第十版）》中的湿毒蕴肺证。此外，还注重课程思政元素的融入。例如在中医学简史中，突出中华优秀传统文化的价值导向。

本教材共有来自浙江中医药大学、广东药科大学等二十余所院校的30位老师参编。编写分工如下：绪论第一节由程绍民编写，第二、三节由杨云松编写，由程绍民统稿；第一章第一、二节由安海燕编写，第三节由向楠编写，由张光霁统稿；第二章第一节由尚晓玲、白鹏编写，第二节由于东林编写，第三节由封敏、王德龙编写，第四节由张光霁、张天星编写，由尚晓玲统稿；第三章第一节由敖海清编写，第二节由董秀娟编写，第三、四节由张亚萍编写，由敖海清统稿；第四章由段新芬编写，由白鹏统稿；第五章第一节由罗振亮编写，第二节由刘旺华编写，第三节由张锁编写，第四节由甘慧娟编写、统稿；第六章第一节由贾真编写，第二节由刘立萍、闫川慧编写，由刘立萍统稿；第七章第一节由徐小玉、张卫华编写，第二节由马凤丽、陈西平、刘宏艳编写，由刘旺华统稿；第八章由肖炜、王晓玉编写，由肖炜统稿；第九章第一节由向楠编写，第二节由侯俊林编写，由肖炜统稿。

由于新专业在各方面还存在诸多问题有待深层次研究，加之时间仓促，编者水平所限，若有不妥之处，欢迎各院校师生提出宝贵的意见和建议，以便再版时修订完善。

《中医学概论》编委会
2024 年 5 月

目　录

扫一扫，查阅
本书数字资源

绪　论

在漫长的历史进程中，人类不断积累长期同疾病作斗争的经验，逐步形成了医学知识。我国是世界上有着悠久文明历史的国家，我们的祖先创造了优秀的民族文化，中医学就是中华民族文化遗产的重要组成部分。中医学是一个伟大的宝库，凝聚着深邃的哲学智慧和中华民族几千年的健康养生理念及其实践经验。它不仅在历史上为中华民族的繁荣昌盛作出过重大贡献，而且直到现在，仍在我国医药卫生事业的发展及保障人民健康方面发挥着极其重要的作用，同时对世界医学的发展也有着深远的影响。

扫一扫，查阅本章数字资源，含PPT等

第一节　中医学的概念

中医学是中华民族在长期的生产、生活和医疗实践中逐渐积累形成的医学科学，是研究人体生理功能、病理变化、疾病的诊断与治疗，以及养生防病与康复的独特而完整的医学理论体系。中医学以自然科学知识体系为主体，与人文社会科学知识相交融，多学科交互渗透，具有浓郁的中国传统文化特色、独特的理论体系、丰富的诊疗手段和科学的思维方法。

中医学是中国古代科学的瑰宝，也是打开中华文明宝库的钥匙。其特点主要体现在以下几个方面。

一、历史悠久

中华民族有着五千年的光辉灿烂史，中医学作为中华优秀传统文化的重要组成部分，同样具有悠久的历史。早在远古时代，我们的祖先在与大自然作斗争的过程中积累了丰富的医学知识，经过历代中医先贤的努力实践和理论研究，得到长久发展和人民认可。中医学发展进程中，产生过许多居于世界前列的发明创造，比如殷商废墟出土的约公元前 16 世纪的甲骨文中就有关于疾病名称的记载及描述；周代就有了疾医、疡医、食医、兽医的医学分科；东汉末年华佗发明了麻沸散进行麻醉手术；唐代编撰的《新修本草》是世界上第一部药典；公元 11 世纪我国开始运用"人痘接种术"预防天花流行，堪称世界免疫学的先驱。

以中医学为核心的东方医学在世界医学史上具有特殊的地位，世界卫生组织把世界各地古老的民族医药统称为"传统医学"，至今绝大多数的传统医学都已濒临灭亡，唯有中华民族的传统医学，绵延至今，从未中断，其发展方兴未艾，大放异彩。

二、内容丰富

中医学是在中国古代哲学思想的影响和指导下，通过长期的医疗实践，形成了独特而完整的医学理论体系，积累了丰富的临床诊疗经验。它以阴阳五行作为理论基础，将人体视作精、气、神的统一体，通过望、闻、问、切四诊合参的方法，探求病因、病性、病位，分析病机及人体内五脏六腑、经络关节、气血津液的变化，判断邪正消长，进而得出病名，归纳出证型；再依据辨证论治原则，制定"汗、吐、下、和、温、清、消、补"等治法，使用中药、针灸、推拿、按摩、拔罐、气功、食疗等多种治疗手段，使人体恢复阴阳平衡，实现健康。

中医学涵盖的内容极其丰富，是以自然科学知识为主体，与人文社会科学知识等多学科相交融的科学知识体系。中医学研究的对象是人，主要探讨人体生、长、壮、老、已的生命规律，人体的形态结构、生理功能及疾病的发生发展和防治规律等，因而具有自然科学的属性。中医学认为人生活在社会中，必然受到社会环境的影响。社会环境、社会地位、经济条件的变化，对人的身心健康常产生较大影响，因此中医学具有明显的社会科学属性。中医学在形成与发展过程中，深受精气、阴阳、五行等古代哲学的深刻影响，同时气象学、地理学、农学、生物学、矿物学、军事学、数学及酿酒技术等也对其起到了重要的促进作用，从而构建了独特的医学理论体系。

三、理论精湛

中医学有着独立的知识体系，其形成过程包括经验累积、知识总结、实践验证、理论凝练的过程。中医学植根于中华优秀传统文化，理论博大精深，其基础主要包括精气、阴阳、五行、藏象、经络、体质、病因、发病等学说。《黄帝内经》系统阐述了人体生理、病理及疾病的诊断、治疗和预防等问题，为中医学奠定了理论基础，标志着中医理论体系初步形成；至今其仍广泛指导临床实践，是中国影响极大的一部医学著作，被称为"医之始祖"。汉代张仲景《伤寒杂病论》系统分析了伤寒的病因、症状、发展阶段和处理方法，创造性地确立了伤寒病"六经分类"的辨证论治原则，奠定了理、法、方、药的理论基础，使中医学的基础理论与临床实践紧密地结合起来，促进了中医学理论体系的日益完善。

在医疗实践中，中医大家代有发挥，各领风骚，出现了诸如金元四大家、温病学派等各家学说，促进了中医理论和临床运用水平的提高，极大地丰富了中医学的内容，推动了中医学术的发展。

四、实践性强

回顾中医学的形成和发展过程可以发现，中医学是中华民族几千年医疗实践的概括和总结。中医学源于防病治病的实践，并在实践的基础上，不断抽象概括升华到理论，然后又运用理论进一步指导医疗实践活动。比如"神农尝百草一日而遇七十毒"，就是源自早期的中医药医疗实践活动；《黄帝内经》中对于脏器解剖结构的描述，很大程度上来源于古人对动物的宰杀食用。中医的基本理论、治疗方法、治疗手段都是通过不断实践总结，验证其疗效而发展出来的。中医学的实践从未停止，所以中医学的发展也从未停滞。

疗效是中医学的生命力。无论是内服方药，还是外用针灸等，无一不是临床反复实践、行之有效的治疗手段。中医学之所以能够屹立不倒，凭的就是实实在在的疗效。

五、影响深远

长期以来，随着东西方交流与合作的不断深入，中医学对世界医学产生了很大影响。两汉时期，中医药就先后传入印度、阿富汗。晋唐以后，更多的中医典籍相继传入日本、朝鲜半岛、阿拉伯等地，《伤寒杂病论》在日本被誉为宝典，形成了汉方医学。20世纪30年代，中药材出口量仅次于蚕丝，位居出口贸易第二位。近半个世纪以来，中医药受到了国外医学界的广泛关注。1973年中医针灸在美国取得合法地位，2002年白宫批准中医学纳入美国补充和替代医疗体系。英、德、法等欧洲多国承认了中医药的治疗效果，尤其对于药源性疾病泛滥和一些疑难病证无法解决的情况，中医药所取得的疗效举世瞩目，影响范围不断扩大，在世界范围内兴起了一股学习中医的热潮。我们坚信，中医学作为人类共同的财富，应该由全人类共享，使中医对世界文化发展和人类健康作出的贡献得到世界人民的认可，促进中医文化走向世界，为世界人民服务。

第二节　中医学简史

中医学不仅包含了人们对生命和疾病的独特理解和认识，而且包含了预防和治疗疾病的丰富实践经验，它是中华民族在长期的生产生活实践过程中逐渐积累和不断发展而形成的。中医学的历史，根据其内容和特点可分为七个时期。

一、中医学的萌芽时期（春秋及以前）

关于中医学起源问题，存在着四种说法，即医源于动物本能、医源于巫、医源于圣人、医源于生产生活实践。中医学的理论形成来源于早期人们的实践探索。从早期文献反映出古人的思维认知、卫生保健行为，以及药物、针灸的由来可以得出结论：医学起源于人们的生产生活实践。人们认识到疾病的发生和饮食、情志、水土、气候这些客观具体的因素有关。《周礼·天官》记载："以五气、五声、五色视其死生；两之以九窍之变，参之以九藏之功。"明确提出客观外在征象是诊断的重要依据。书中还记载了药物、食物、针灸等治疗方法，以及"春取榆柳之火，夏取枣杏之火，季夏取桑柘之火，秋取柞楢之火，冬取槐檀之火"的疾病预防思想。

二、学术体系的形成时期（战国至汉代）

战国到两汉时期出现了《黄帝内经》《难经》《神农本草经》《伤寒杂病论》等著作，标志着中医理论体系的形成。《黄帝内经》《难经》讲述了中医的理和法，解释了人的生命和疾病现象，并提出了养生和治病的理念、原则和方法。《神农本草经》收集并整理了早期人们对药物的认识和运用经验，构建了基本的药学体系。《伤寒杂病论》被誉为"方书之祖"，确立了辨证论治的中医诊治原则。

三、实用经验发展时期（晋代至唐代）

晋隋唐时期涌现了许多中医药学著作。晋王叔和所著的《脉经》，不仅确立了寸口诊脉法，还针对当时脉学混乱现象，构建了名实统一的脉学体系，归纳了24种脉象。晋葛洪《肘后备急方》记载了"治大便不通，土瓜根捣汁，筒吹入肛门中，取通"。此书还记载用狂犬脑浆敷贴创口以防治狂犬病。南北朝陶弘景所著的《神农本草经集注》，提出药物按照自然属性分类和功效分类的方法。南朝雷敩所著的《雷公炮炙论》，为现存最早的炮制学专著，被尊为"炮制业鼻祖"。隋巢元方所著的《诸病源候论》，详细描述和归纳了临床各科疾病的病因和症候。唐政府组织编撰了第一部国家药典《新修本草》。唐孙思邈所著的《备急千金要方》集唐代以前医药学之大成，开创了世界医学伦理学的先河。

四、理论总结与探索时期（宋代至元代）

宋金元时期，出现了很多理论著作。北宋陈言《三因极一病证方论》提出三因学说，北宋钱乙著成儿科专书《小儿药证直诀》，北宋宋慈著成法医专著《洗冤集录》，南宋施发所著的《察病指南》首创33幅脉象图，宋陈自明著外科专著《外科精要》、妇科专书《妇人大全良方》，元杜清碧在敖氏《金镜录》基础上增补24图，著成验舌专书《敖氏伤寒金镜录》。此外，还涌现了以金元四大家（刘完素、张从正、李东垣、朱丹溪）为代表的学术流派。

五、传统鼎盛与创新时期（明代至清代）

明清时期的医家对中医学理论和临床进行了全面总结，在各方面都达到了空前繁荣。此时全书、类书、丛书、专科专病著作增多，比如《医学纲目》《证治准绳》《景岳全书》《医宗金鉴》等全书，《古今医统大全》《医部全录》《医述》等类书，《名医类案》《临证指南医案》等医案专书，《内科摘要》等内科专著，《外科正宗》《外科证治全生集》等外科专著，《傅青主女科》等妇产科著作，《针灸大成》等针灸科专著等。明李时珍所著的《本草纲目》在参考大量文献基础上开展实地考察和药物验证，记载了药物自然属性分类。明末吴又可的《温疫论》构建了温疫的论治体系，清叶天士《温热论》创立了温病的卫气营血辨证，清吴鞠通《温病条辨》创立了温病的三焦辨证，逐步形成了温病学理论体系。清王清任《医林改错》修正完善了前人脏器形态描述的错误，被称为"中医解剖第一人"。

六、中西医交汇时期（鸦片战争至中华人民共和国成立）

近代随着西方科学技术及医学在我国传播，出现了以唐宗海、朱沛文、恽铁樵、张锡纯为代表的中西医汇通派，提出中医和西医在理论方面可以通其可通之处、存其互异，临床上中西医两法同用。这一时期的代表著作有唐宗海《血证论》、张锡纯《医学衷中参西录》等。此外，还出现了中医科学化思潮，代表人物有丁福保、陆渊雷、谭次仲等。

七、中医药学的新生（中华人民共和国成立后）

中华人民共和国成立以来，党中央根据我国的国情实际制定了一系列正确的方针和政策，为中医药在我国卫生事业中的合法地位和作用奠定了政策基础。1958年，毛泽东同志提出："中医药学是一个伟大的宝库，应当努力发掘，加以提高。"1982年第五届全国人民代表大会第五次会议正式将发展现代医药和我国传统医药正式载入宪法总纲。1986年国务院常务会议决定成立国家中医管理局。1991年在第七届全国人民代表大会第四次会议上，将"中西医并重"

列为新时期我国卫生工作的五大方针之一。1997 年《中共中央　国务院关于卫生改革与发展的决定》进一步明确了"中西医并重"方针，同时提出"中医药现代化"。2003 年至今，国家一直在完善政策机制，解决中医药发展的扶持、促进与保障问题。2017 年《中华人民共和国中医药法》正式实施。数十年来，中西医结合事业取得了一批重要创新成果，如针刺麻醉技术、中西医结合治疗急腹症、中西医结合治疗骨折、中西医结合治疗肿瘤、中西医结合防治重大传染病等。

第三节　中医学的特点

中医学的基本特点主要体现在整体观念和辨证论治两方面。整体观念体现出中医是把人体放在一个平衡协调的关系中来考察的；辨证论治则强调的是医生在临床上要遵循客观理性的原则。

一、整体观念

（一）中医整体观念的含义

中国古代朴素的整体观念是建立在气一元论和阴阳五行学说基础上的一种特殊思维形态。中医学正是借助于这种特殊的思维形态去认识人体生命和疾病现象，从而形成了独具特色的中医学整体观念。

（二）中医整体观念的具体内容

中医学的整体观念贯穿中医生理、病理、诊断、治疗等理论，具有重要指导意义，具体包括人体自身、人与外部环境的有机统一。

1. 人体自身的有机统一　中医学认为人体是以五脏为中心的有机整体。在结构上，通过经络联系六腑、五官、九窍、形体、百骸，上下沟通、表里联系。各组成部分之间是密切联系、不可分割的。在功能上，各脏腑组织各司其职，协调共济，密切合作，共同维护人体生命活动的整体和谐。此外，人体形神也是统一的。中医学把情志分属五脏，即心主喜、肝主怒、脾主思、肺主忧、肾主恐。脏腑功能正常，则情志活动正常。脏腑功能异常，则情志活动异常。

2. 人体与外部环境的有机统一　外部环境包括自然环境与社会环境两方面。自然环境方面，季节气候交替、昼夜晨昏变化、地域山水不同、生活环境差异都直接或间接地影响着人体。如《黄帝内经》指出人的面色变化也呈现季节性，春季面色青，夏季面色赤，秋季面色白，冬季面色黑。社会环境方面，人能影响社会，社会也会影响人。社会安定，人们心态稳定，生活规律，抵抗力强，不易生病；社会动荡，人们生活在惊慌恐惧之中，多易生病。现代社会竞争激烈，伴随而出现的就业、升迁、人际关系等问题，都会给人们增加精神心理压力，影响身心健康。

二、辨证论治

在中医学的概念中，症、证、病三者既有区别又有联系。症，即症状、体征，包括患者自身的异常感觉和医生通过体检发现的异常表现，如头痛、发热等，这些都属于疾病的外在表现。证，是机体在疾病发展过程中某一阶段的病因、病性、病位及邪正关系的病理概括，如心血亏虚证、肝阳上亢证等，证反映了疾病的阶段性本质。病，是疾病的简称，是在邪气作用下导致机体阴阳失调、脏腑功能失常的状态概括。病所反映的是疾病全过程的总体属性、特征和规律。临床上，症是判断病、辨识证的主要依据和基本要素，但是孤立的症不能反映疾病或证的本质。有内在联系的症状、体征组合在一起，就能进行分析判断，构成证。各阶段或类型的证贯穿并叠合起来，就是病的全过程。一种疾病由不同的证组成，而同一种证又可见于不同的疾病过程中。

辨证，即是对所收集到的疾病信息进行分析处理的方法。辨证的过程即是从整体观出发，运用中医理论，将四诊收集的病史、症状、体征等资料进行综合分析，判断病因、病性、病位和邪正之间的关系，从而判断为某种性质的证。历代医家在长期临床实践中，总结了许多辨证方法，主要有八纲辨证、脏腑辨证、六经辨证、卫气营血辨证、三焦辨证、经络辨证等，各有特色。论治，是根据辨证所得的结果，确定治疗的原则和方法。辨证是中医学认识和诊断疾病的方法，是中医治疗的前提和依据；论治是对辨证结果正确与否的检验。

辨证论治是中医理论的精髓。中医学认为，疾病不是一成不变的。同一疾病，在不同发展阶段的证不同，治疗方法就不同，即同病异治；对不同疾病，如果表现出来的证相同，可以采用相同的治疗，即异病同治。

【复习思考题】

1. 试述中医学的概念。
2. 中医学发展历史可分几个阶段，每个阶段的内容有何特点？
3. 症、证、病之间有何区别与联系？

第一章　中医哲学基础

春秋战国至秦汉时期，中国古代哲学得以长足发展，逐渐形成了以精气学说、阴阳学说、五行学说为代表的哲学思想，它们是古人阐释宇宙间万物的发生、发展和变化的古代哲学理论，是古人探求宇宙本原和解释宇宙变化的世界观和方法论。这些哲学理论形成后，广泛应用于农业、天文、地理、政治等多个领域，我国古代医家在长期医疗实践的基础上，将精气学说、阴阳学说与五行学说运用于医学领域，用以阐释人体的生理功能、病理变化、指导疾病的诊断和防治，形成了独特的中医学理论体系。同时，中医学在运用这些哲学理论的过程中，结合对人体组织形态、生命过程的观察和总结，又对其不断地发展、完善和充实，使精气学说、阴阳学说和五行学说成了中医学重要的思维方法和理论工具。

扫一扫，查阅本章数字资源，含PPT等

第一节　精气学说

精气学说，是研究精气的内涵及其运动规律，并用以阐释宇宙万物形成本原及其发展变化的一种哲学理论，是古人认识和阐释世界的本原及其运动变化规律的世界观和方法论。由于精气学说形成之时，正值先秦至两汉中医学理论体系的奠基之际，故精气学说对中医理论产生了深刻的影响，是中医学理论体系的重要组成部分。

一、精气的概念

（一）精的概念

精又称精气，是一种充塞宇宙之中的无形而运动不息的极精微物质，是构成宇宙万物的本原。精的概念源于"水地说"。古人发现自然界万物从水或土地中产生并发展变化，于是把水、地并列而视为万物生成之本原。并在此基础上引申出精的概念，阐释宇宙的本原，即"精气为物"（《周易·系辞上》）。在精的概念演化过程中，精有时也特指气的精粹部分。"精也者，气之精者也"（《管子·内业》）。人是万物之灵，形成人体的气也应是气中之精粹的部分，即所谓精气，故《淮南子·精神训》有"烦气为虫，精气为人"之说。人类禀受精气而生，其他物种禀受烦气而成，且人具有其他物种不具备的精神、情感、智慧。古人根据男女生殖之精结合孕育新生命的现象，引申出天地阴阳之气化生万物的思想，"天地合气，万物自生，犹夫妇合气，子自生矣"（《论衡·自然》）。

（二）气的概念

气，在古代哲学中指宇宙之中的不断运动且无形的极细微物质，是构成宇宙万物的共同本原。气的概念源于"云气说"。《说文解字》曰："气，云气也，象形。"这里的气指的是云气，它是一种可见的客观存在。随着古人对自然界的云气、雾气，生活中的烟气和人体的呼吸之气等客观现象的观察，逐渐产生了气是一种客观存在、万物皆有气的认识；再通过概括、抽象出了气的一般概念：气是无形而运行不息的极细微物质，是构成宇宙万物生成的本原。由此可见，精与气同义，古代哲学中常把精与气合称为精气。精气是宇宙本体和万物之源，人们用精气来解释宇宙万物的产生和变化。精气是自然万物和人的形体及精神智慧化生的基础，如《周易·系辞上》曰："精气为物，游魂为变。"庄子以气之聚散说明人的生死，"人之生也，气之聚也，聚则为生，散则为死"。

气以"无形"和"有形"两种形式存在。无形之气肉眼不可及，处于弥散而运动的状态，充塞于宇宙空间，是精气的基本存在形式。故张载《正蒙·太和》曰："太虚无形，气之本体。"有形之气有着具体性状，处于凝聚的状态，形成各种事物，凡人们肉眼可见的具有形状的物体，都是气的"有形"存在，都是气聚合凝聚而成的结果。所以聚合有形也是气存在的方式。正如《素问·六节藏象论》曰："气合而有形，因变以正名。"宇宙间万物都是由气生成的，"其大无外，其小无内"（《管子·内业》）。无形和有形是气的聚合和弥散的两种状态，无形之气凝聚而成有形之质，形消质散又复归于无形之气。以气为本原，自然界"无形之物"与"有形之体"之间处于不断转化之中。所以明代哲学家王廷相指出："有形亦是气，无形亦是气，道寓其中矣。有形，生气也；无形，元气也。"

两汉时期，随着元气为万物本原理论的产生，精气学说逐渐被元气学说同化。如董仲舒《春秋繁露》曰"元者，为万物之本""元者，始也，言本正也"。王充《论衡》曰："元气，天地之精微也。"说明元气即是本始之气，是产生天地万物的本原。同时代的中医著作《难经》也受到这一思想的影响，第一次使用了元气的概念。随着元气学说的兴起，精气概念逐渐被元气概念所替代，并发展为元气一元论。

二、精气学说的基本内容

（一）精气是构成宇宙万物的本原

精气学说认为，世界上的一切物质都是由精气构成的，精气的运动推动着宇宙万物的发生、发展和变化。如《淮南子·天文训》曰："宇宙生气，气有涯垠。清阳者薄靡而为天，重浊者凝滞而为地。"《横渠易说·系辞上》曰："天惟运动一气，鼓万物而生。"人与天地相应，亦为精气所化生。"人以天地之气生，四时之法成……天地合气，命之曰人"（《素问·宝命全形论》）。"气者，身之根本也"（《难经·八难》）。都阐明了人和万物一样，都是天地自然之气的产物。人的形体充满着气，人的生、长、壮、老、已，皆本于气的不断运动，正如《医权初编》所说："人之生死，全赖乎气。气聚则生，气壮则康，气衰则弱，气散则死。"但人与万物又有不同，人具有精神、意识、思维活动，所以"天覆地载，万物悉备，莫贵于人"（《素问·宝命全形论》），人是"天地之镇"（《灵枢·玉版》）。构成人的气是气中精粹的部分，人的形体和精神意识思维活动，都是气和气的运动产生的，故曰："气者，精神之根蒂也。"

精气能够化生宇宙万物的根源在于其内含阴阳，阴阳二气和谐交感，故而产生万物。如《周易·系辞下》曰："天地氤氲，万物化醇；男女构精，万物化生。"中医理论中对此也有明确的论述，如《素问·至真要大论》曰："天地合气，六节分而万物化生矣。"《类经附翼·医易义》曰："乃知天地之道，以阴阳二气而造化万物；人生之理，以阴阳二气而长养百骸。"阐述了阴阳二气的交感运动，是精气化生天地万物的内在动力。

（二）运动是精气的存在形式

精气活动力很强，运行不息，由精气所构成的自然界处于不停的运动变化之中。《素问·六微旨大论》指出："是以升降出入，无器不有。"精气的运动具有普遍性，宇宙中万事万物的发展变化都是精气运动的结果和反映。《素问·六微旨大论》曰："气之升降，天地之更用也……升已而降，降者谓天；降已而升，升者谓地。天气下降，气流于地；地气上升，气腾于天。故高下相召，升降相因，而变作矣。"精气的运动取决于其内含的阴阳二气的相互作用，二者对立制约又相互为用，在不断消长的过程中引发气不同形式的运动，阴阳对立统一决定了精气运动和宇宙万物运动变化的基本规律。正如《素问·阴阳应象大论》曰："阴阳者，天地之道也，万物之纲纪，变化之父母，生杀之本始，神明之府也。"

气的运动称为气机，运动不息，变化无穷，是气的基本特性之一。升、降、出、入、聚、散是气运动的基本形式，升与降、出与入、聚与散，既相互对立，又保持着协调平衡的关系。气升降出入的运动使宇宙充满了生机，孕育出无数新生事物，也使许多陈旧的事物凋亡。如《素问·六微旨大论》曰："出入废，则神机化灭；升降息，则气立孤危。故非出入，则无以生、长、壮、老、已；非升降，则无以生、长、化、收、藏。"聚与散也是气的运动形式，《正蒙·太和》曰："太虚不能无气，气不能不聚为万物，万物不能不散而为太虚。"古人以气的聚散运动说明天地的形成。万物的变化、人的生死也是气聚散运动的结果。由此可见，自然界新陈代谢的过程和万物之间动态平衡的维持都是精气运动的结果。

气的运动过程中产生的各种变化称为气化。宇宙万物以精气为本原，宇宙间的一切变化都是气化的结果。《二程遗书》曰："万物之始皆气化，既形然后以形相禅，有形化。"指出宇宙万物的一切变化都是气化的结果，由气化产生形体，形体又可复归于气。在《黄帝内经》中已经出现了气化的概念："夫物之生从于化，物之极由乎变，变化之相薄，成败之所由也。故气有往复，用有迟速，四者之有，而化而变。"指出万物的产生、发展、盛壮、衰败等变化过程，都取决于气化，强调了气化的重要性和普遍性。就人体而言，气化也是生命活动的基本形式。人体内精、气、血、津液等物质的生成与相互转化，精微物质与脏腑功能之间的转化，以及人生、长、壮、老、已的生命过程，都是气化的过程。

（三）精气是宇宙万物联系的中介

精气是构成宇宙万物的本原，以"有形"和"无形"的两种形态存在着。时刻运动着的无形之气可弥散、渗透于各种有形之物中，并与构成有形之物的气进行升降出入、聚合弥散等不停顿的交换活动。因而精气也就成了宇宙万物之间相互联系、相互作用的中介性物质，充当着宇宙万物之间各种信息传递的载体。

精气作为宇宙万物之间中介物质，是通过相互感应而发生作用的。所谓感应，是指天地万物之间的相互影响、相互作用，它是自然界存在的普遍现象和规律。精气学说认为气是自然万物相互感应的中介，同类事物之间存在着"类同则召，气同则合，声比则应"的现象。如乐器的共振共鸣、磁石吸铁、月亮的盈亏引起潮汐等，都是通过气作为信息传递的中介完成的。以精气为中介，无形之气与有形之物、有形之物彼此之间，无论远近皆可发生相互感应。中医学认为气也是人与自然万物之间相互感应的中介，如《素问·生气通天论》曰："夫自古通天者，生之本，本于阴阳。天地之间，六合之内，其气九州、九窍、五脏、十二节，皆通乎天气。"通过气的中介作用，人与天地相通，与宇宙万物相应，即"生气通天"。昼夜、季节、气候等变化对人体生理和病理的影响都通过气的中介作用而实现，正如朱熹所说："人之气与天地之气常相接无间断也。"与此同时，人体内各脏腑、经络、官窍等也通过气来传递信息，相互影响。

精气学说认为气是宇宙的本体，构成万物的本原；气的运动变化推动着宇宙万物的发生发展和变化；气作为感应的中介，使得天地万物之间、人与自然万物及人体各脏腑、经络、官窍之间成为一个有机整体。中医学用精气学说来阐释人的生命活动、认识疾病、指导临床诊断和治疗。精气学说成为中医学理论体系的重要组成部分。

三、精气学说在中医学中的应用

（一）构建中医学精气理论

中医学引入哲学中的精气学说，形成了中医学理论体系中的精气学说，用以阐释人体内精气的来源、分布、功能、相互关系及其与脏腑经络、组织官窍的关系；建立中医学的自然观、生命观、健康观、疾病观、治疗观以及养生康复观等，论述了生命科学的基本问题。

1. 中医学中精概念的建构　中医学中的精是指布散于脏腑官窍中有形的精微物质，是构成人体和维持人体生命活动的最基本物质。人的形体由精构成，人的各种功能活动也是在精气的推动下完成的。中医学精的理论，一方面来源于古人对人类生殖繁衍过程的观察与体验，主要基于对生殖之精的认识。如《管子·水地》曰："人，水也。男女精气合而水流形。"《灵枢·决气》曰："两神相搏，合而成形，常先身生，是谓精。"另一方面，古代哲学中精气是宇宙万物本原的思想，也影响了中医学精的概念形成。中医学认为与宇宙万物一样，精也是构成人的形体和维持人体生命活动的最基本物质。人体的各脏腑形体官窍，都是由精化生的"同源异构体"，它们之间存在着密切的联系；同时，对人体生命活动具有推动和调控作用的气与神，也由精化生，精也是气和神化生的本原。

2. 中医学中气理论的形成　中医学的气，是指人体肉眼难见、不断运动、具有极强生命力的精微物质，它不仅是人体的重要组成部分，更是激发和调控人体生命活动的动力源泉和体内外信息传递的载体。通过气的不断运动，人体才能完成新陈代谢，维持正常的生命活动。

中医学气理论的形成，不仅源于古人对人体各种生命现象的观察，更重要的是受到了古代哲学关于气是宇宙本原，是推动宇宙万物发生、发展和变化的动力等思想的影响。中医学借用精气学说中气的本原性、运动性的特点，阐释人生命的物质性和运动性。刘完素《素问病机气宜保命集》曰："人受天地之气，以化生性命也。是以形者生之舍也，气者生之元也，神者生之制也。形以气充，气耗形病，神依气立，气纳神存。"生命起始于气的聚合，终止于气的离散。人这个物质体由精气聚合而形成，人体的各种生命活动，包括人的感觉、思维、精神情志等，同样是由精气的运动变化而产生和推动的。人体之气始终处于不断自我更新的新陈代谢过程中。"味归形，形归气，气归精，精归化，精食气，形食味，化生精，气生形……精化为气"（《素问·阴阳应象大论》）。是对气化过程的概括。人体通过精气的升降出入运动及其气化作用，沟通内外、协调脏腑、调畅气机、推动津血、布散精微和排泄废物等作用，从而保证了生命活动的有序进行。

受气一元论思想的影响，在哲学内涵的基础上中医学用气来概括组成人体的各种基本物质，如《灵枢·决气》曰："余闻人有精、气、津、液、血、脉，余意以为一气耳。"这里的气即泛指组成人体的各种物质。如张介宾《类经》曰："盖精、气、津、液、血、脉，无非一气之所化也。"

精与气相对而言，存在着有形与无形、具体与抽象的区别。无形可以聚合成有形，气可生精，"精乃气之子……积气以成精"（《脾胃论》）。精成之后，又可化而为气，"盖精能生气"（《类经》）。气以精为体，精以气为用，精和气之间的相互关系，体现了无形与有形之间的相互转化。在这种精与气的相互转化中，人体完成了各种生命活动，产生了精神、意识、思维。因此，神是由精气所派生的，精气是神活动的物质基础。人的生理活动和心理活动是在形体和物质运动基础上产生的，但它又作用于精、气，影响着人的整个生命过程。正如汪绮石《理虚元鉴》曰："以先天生成之体质论，则精生气，气生神；以后天运用之主宰论，则神役气，气役精。精气神养生家谓之三宝，治之原不相离。"

（二）构建中医学整体观念

人体自身是一个有机整体，人生活在自然与社会环境中，必然受到自然与社会环境的影响，人类在不断适应自然和社会环境的过程中维持着机体的生命活动；强调在认识生命有关问题时，必须注重人体自身及人体与其所处环境的统一性。

精气是构成宇宙万物的本原，精气是自然、社会、人类统一的物质基础，人类与自然万物有着共同的生化之源。运行于宇宙中的精气，在有形与无形之间相互转换，是信息传递的中介，可使万物之间相互感应。这些哲学思想渗透到中医学中，形成了同源性思维和相互联系的观点，构建了中医学整体观念。中医学认为，人与自然、社会环境之间时刻进行着各种物质与信息的交流，自然和社会环境的各种变化，都会对人体的生理、病理产生一定影响。

第二节　阴阳学说

阴阳学说是在气一元论基础上，发展起来的中国古代哲学理论，研究阴阳的性质、相互关系及其运动变化规律，并用以阐释宇宙间事物发生、发展和变化。阴阳学说认为世界是物质性的整体，是阴阳二气对立统一的结果。阴阳二气的相互作用，促成了事物的发生并推动着事物的发展和变化。《黄帝内经》运用阴阳学说阐述人体的生命活动，以指导疾病的诊断和防治。

一、阴阳的基本概念

（一）阴阳的含义

阴阳，是对自然界相互关联的事物和现象对立双方属性的概括。《类经·阴阳类》曰："阴阳者，一分为二也。"作为对立统一的哲学范畴，阴阳既可以表示相互对立又相互关联的两种事物或现象，又可以表示同一事物内部相互对立又相互关联的两个方面。

阴阳最初是指日光的向背，即向日为阳，背日为阴。早在殷商时期的甲骨文中，就有"阳日""晦月"等记载。《说文解字》载"阴，暗也，水之南，山之北也""阳，高明也"。随着古人对自然界观察的扩展，阴阳朴素的含义被逐渐引申。如向日处温暖、明亮，背日处寒冷、晦暗；于是将光明、黑暗、温暖、寒冷、运动、静止等进行阴阳属性划分。古代思想家在此基础上进一步把自然界相互关联的事物划分为阴与阳两个方面。这时的阴阳不再特指日光的向背，而变为一个概括自然界具有对立属性的事物或现象的抽象概念。这样就把阴阳上升到哲学高度，认为"万物负阴而抱阳""一阴一阳之谓道"。阴阳是相互关联又对立的事物或现象，阴阳的相互作用推动着宇宙中一切事物的形成和变化，把阴阳的存在及其运动变化视为宇宙的基本规律。

春秋战国时期，医学家开始把阴阳概念应用于医学理论之中。如《左传·昭公元年》曰："天有六气，降生五味，发为五色，徵为五声，淫生六疾。六气曰阴、阳、风、雨、晦、明也。分为四时，序为五节，过则为灾。阴淫寒疾，阳淫热疾，风淫末疾，雨淫腹疾，晦淫惑疾，明淫心疾。"《黄帝内经》亦用阴阳学说来阐释诸多医学问题及人与自然界的关系，使阴阳学说与医学密切结合起来，成为中医学的重要思维方法。

（二）阴阳的属性

1. 阴阳属性的划分　因为阴和阳各有特征，故可借此特征归纳不同事物和现象的阴阳属性。如以天地言，天属阳，地属阴；以动静言，动属阳，静属阴。而后将水火的特性引申为阴阳属性的区分标准：凡具有外向、弥散、推动、温煦、兴奋、升举等特性者，统属于阳，凡具有内守、凝聚、宁静、凉润、抑制、沉降等特性者，统属于阴。

2. 阴阳的特性

（1）相关性　是指用阴阳分析的对象应当是同一范畴、同一层次的事物或现象。只有相互关联的一对事物，或一个事物内部的两个方面，才能构成一对矛盾，才能用阴阳来说明。不相关的事物或现象不能对其属性进行阴阳划分。例如，昼夜、寒热、上下这些在同一个范畴内的概念可以进行阴阳划分，但寒与上、热与下划分阴阳是没有任何意义的。

（2）普遍性　阴阳是一对抽象的概念，自然界一切事物都存在着阴阳两个方面，并且由于阴阳的运动变化，推动着事物的发展变化。由此可见，阴阳二气的相互作用是自然界的根本规律，是天地万物生长、发展、变化的根源。自然界的任何事物和现象都可以概括为阴和阳两大类，事物内部又可分为阴阳两个方面，而每一事物内部的阴或阳还可以再分阴阳，这种事物之间或事物内部既相互对立而又相互关联的现象，在自然界是无穷无尽的。所以《素问·阴阳离合论》曰："阴阳者，数之可十，推之可百，数之可千，推之可万，万之大不可胜数，然其要一也。"

（3）规定性　因为阴阳学说对阴阳各自属性有着明确的规定，如光明、温暖、向上、趋外、兴奋、发散等是阳的特性；晦暗、寒冷、向下、内收、沉静、凝聚等是阴的特性。用阴阳来分析事物或现象的属性，其对立统一的两个方面的属性必须符合阴阳所有的特质，如昼属阳、夜属阴，阴阳不能随意配属，二者不能反称，不能违背阴阳的特定内涵。

（4）相对性　阴阳的属性虽有其规定性，但因阴阳互藏，阳不是绝对的阳，阴也不是绝对的阴，当阴阳的划分层次不同时，阴阳的属性也会发生变化。当事物发展到一定阶段或处在一定条件下，事物的阴阳属性可向其对立面转化，原先以阴占主导地位的事物转化成以阳占主导地位，反之亦然。事物的阴阳属性总是通过与自己的对立面相比较而确定的，随着时间、地点和条件的变化而发生改变，即随着划分前提和依据的改变，事物的阴阳属性可随之变化。

二、阴阳学说的基本内容

阴阳学说的基本内容可以概括为阴阳交感、对立制约、互根互用、消长平衡、阴阳转化五个方面。

（一）阴阳交感

阴阳交感，指阴阳二气在运动中相互感应而交合的相互作用。阴阳学说认为，任何事物或现象，都包含着阴和阳两个方面，阴阳双方的相互作用，是宇宙万物生成、发展和变化的根源。天地万物的化生都是以阴阳交感为基础的。在自然界，阳气升腾而为天，阴气凝聚而为地。因为阴阳互藏，故天气下降，地气上升，阴阳二气交感，形成云雨雷电，生命得以化生。《素问·六微旨大论》曰："天气下降，气流于地；地气上升，气腾于天。故高下相召，升降相因，而变作矣。"人作为宇宙万物之一，同样由天地阴阳之气交感和合而生成，"天地合气，命之曰人"（《素问·宝命全形论》）。《周易·系辞下》曰："天地氤氲，万物化醇；男女构精，万物化生。"

（二）对立制约

对立制约，是指阴阳双方在一个统一体中的相互斗争、相互制约和相互排斥。阴阳学说认为，自然界一切事物或现象都存在着相互对立的阴阳两个方面。阴阳双方既是对立的，又是统一的，可达到一种动态平衡。如果各种致病因素导致这种动态平衡被打破，就会导致疾病的发生，阴盛则阳病，阳盛则阴病。在治疗上也可以运用阴阳对立制约的原则，采取以阳制阴，或以阴制阳的方法，使阴阳的动态平衡得以恢复。"动极者镇之以静，阴亢者胜之以阳"（《类经附翼·医易义》）。

（三）互根互用

阴阳互根，是指互相对立的阴阳双方互为基础，均以对方的存在为前提，离开了一方，另一方就不能单独存在。即"孤阴不生，独阳不长"（《素问玄机原病式·火类》），阴阳彼此相须，缺一不可。如上属阳，下属阴，没有上，就无所谓下；没有下，也就无所谓上。阴阳的互根还体现在阴阳之间的相互化生，如气与血，气能生血、血能养气。阴阳的互用是指阴阳在功能上的相辅相成，如《素问·生气通天论》曰："阴者，藏精而起亟也；阳者，卫外而为固也。"在《素问·阴阳应象大论》中也说："阴在内，阳之守也；阳在外，阴之使也。"

（四）消长平衡

消长平衡，是指阴阳双方处于不断增长和消减的运动变化之中，保持着动态平衡。引起阴阳消长变化的根源在于阴阳的对立制约和互根互用的关系。因此，阴阳消长变化的形式分为两类：一是由阴阳对立制约关系导致的阴阳互为消长，即此长彼消、此消彼长；二是由阴阳互根互用关系导致的阴阳同消同长，即此长彼长、此消彼消。自然界的运动变化是绝对的，阴阳的消长也是阴阳运动变化的一种形式。例如一年四季的气候变化，从冬天到夏天，气候从寒冷逐渐变得炎热，这是"阴消阳长"的过程；由夏天到冬天，气候由炎热逐渐变得寒冷，这是"阳消阴长"的过程。又如人体的气血，气为阳，血为阴，气能生血，血亦能生气。气虚日久可导致血虚，血虚也可以导致气虚，最终表现为气血两虚。

阴阳的平衡，是指阴阳的消长运动稳定在一定限度、一定范围之内，是相对的、动态的平衡。阴阳平衡在自然界表现为四季正常的更替，在人体则表现为生理功能的正常有序，《黄帝内经》将这种理想状态概括为"阴平阳秘"。如果阴阳双方的消长变化超出了一定的限度和范围，动态平衡遭到破坏，形成阴或阳的偏盛或偏衰，就会造成自然界气候、物候的异常变化，在人体则会引发疾病。由此可见，虽然阴阳消长是绝对的，阴阳平衡是相对的，但绝不能忽视相对动态平衡的重要性和必要性。事物就是在绝对的运动和相对的静止、绝对的消长和相对的平衡中发生和发展的。

（五）相互转化

阴阳相互转化，是指相互对立的阴阳双方，在一定的条件下，可以各自向对立面转化，即阴转化为阳、阳转化为阴。阴阳转化的内在根据是阴阳的互根互用，由于阴中含阳，阳中含阴，双方存在着向对立面转化的可能。事物内部阴阳的主次始终处于消长变化之中，一旦这种消长变化达到一定阈值，就可能导致阴阳属性的相互转化。因此，阴阳的转化一般都出现在事物变化的"极"或"重"的阶段，即"物极必反"。如果说阴阳消长是一个量变过程的话，则阴阳转化则是在量变基础上产生的质变。阴阳的转化既可以表现为渐变形式，如四季中的寒暑交替，人体内的物质与能量的转化；又可以体现为突变形式，如急性热病过程中，高热至极可以突然出现四肢厥逆、面色苍白、脉微欲绝，由阳证急剧转化为阴证。

综上所述，阴阳的交感互藏、对立制约、互根互用、消长平衡和相互转化，是从不同的角度来阐释阴阳之间的相互关系和运动规律。它们之间不是孤立的，而是互相联系和互相影响的。

三、阴阳学说在中医学中的应用

阴阳学说作为古人认识世界的宇宙观和方法论，贯穿中医学理论体系的各个方面，用来说明人体的组织结构、生理功能、病理变化，指导疾病的诊断和防治。

（一）说明人体的组织结构

人是一个有机的整体，正如《素问·宝命全形论》曰："人生有形，不离阴阳。"人体组织结构亦有阴阳属性，如以人体的部位为例，上部属阳，下部属阴；体表属阳，体内属阴；背部属阳，腹部属阴。以脏腑为例，五脏属阴，六腑属阳。以经络为例，腑经于肢体外侧属阳，脏经行于肢体内侧属阴。需要注意的是，人体组织结构的阴阳属性划分不是绝对的，它会因划分层次和对象的不同而发生变化。

（二）说明人的生理功能

就脏腑功能而言，以肝为例，其主疏泄功能属阳，藏血功能属阴；以肺为例，其宣发功能属阳，肃降功能属阴；以脾胃为例，脾气升清属阳，胃气降浊属阴。就气血津液而言，以气为例，其温煦功能属阳，滋润功能属阴。阴与阳共处于相互对立、依存、消长和转化的统一体中，维持着相对的动态平衡，保证了生命活动的正常进行。

（三）说明人体的病理变化

从阴阳学说角度来看，各种疾病的本质都属于阴阳失衡，基本表现形式为阴阳偏胜、偏衰等。阴阳偏胜，是指阴或阳任何一方高出正常水平的病理状态。它包括阴偏胜和阳偏胜两个方面。阴胜则阳病，阳胜则阴病，阳胜则热，阴胜则寒。阴阳偏衰，是指阴或阳任何一方低于正常水平的病理状态，即"阳虚则外寒""阴虚则内热"（《素问·调经论》）。

（四）指导疾病的诊断

阴阳学说广泛运用于疾病诊断的各个方面，只有准确掌握阴阳在辨证中的运用规律，才能正确分析和判断疾病的阴阳属性。《素问·阴阳应象大论》曰："善诊者，察色按脉，先别阴阳。"如望诊，皮肤色鲜明属阳，色晦暗属阴；闻诊，语声高亢有力属阳，低微断续属阴；问诊，发热属阳，恶寒属阴；切脉，浮大洪滑属阳，沉涩细小属阴。八纲辨证，以阴阳为总纲，表、热、实属阳，里、寒、虚属阴。

（五）指导疾病的防治

中医治未病思想也是以阴阳学说为基础的，认为人体的阴阳变化应与内外环境的阴阳变化相应，方可防病延年。正如《素问·四气调神大论》曰："夫四时阴阳者，万物之根本也，所以圣人春夏养阳，秋冬养阴，以从其根，故与万物沉浮于生长之门。逆其根，则伐其本，坏其真矣。"疾病的发生、发展和转归与阴阳的变化密切相关，《素问·至真要大论》曰："谨察阴阳所在而调之，以平为期。"中医治疗疾病的基本原则就是调整阴阳、补偏救弊、恢复机体的阴阳平衡。

第三节　五行学说

五行学说是研究五行的概念、特性、生克制化规律，以五行为依据认识、归类自然界各种事物和现象，以五行运动变化的规律阐释宇宙万物运动、发展、变化和相互关系的古代哲学理论，属于中国古代系统论和方法论的思想范畴。

一、五行的概念与归类

（一）五行的基本概念

五行中的"五"，指木、火、土、金、水五类事物，也称五材。"行"是指运动变化。五行指的是木、火、土、金、水五类事物及其运动变化。《左传·襄公二十七年》言："天生五材，民并用之，废一不可。"五材是人类日常生产和生活中最为常见和不可缺少的基本物质。古人在对中原地带四时气候和物候特点进行观察的基础上，用木、火、土、金、水这五种事物来类比和概括这些特征，并将四时气候的变化规律和异常表现，抽象概括为五行之间的生克与乘侮，进而阐释宇宙万物的发展变化和相互关系。

（二）五行的特性

五行的特性，是古人在长期生活和生产实践过程中，对时空、物候特征及其运动变化等进行观察、体悟、类比、推演、抽象、概括所形成的理性概念。《尚书·洪范》曰："水曰润下，火曰炎上，木曰曲直，金曰从革，土爰稼穑。"

1. 木曰曲直　"曲"，屈也；"直"，伸也。曲直，指树木逐渐由弯曲向伸直，并不断向上、向外伸长舒展的升发姿态。引申为凡具有生长、升发、条达舒畅等性质或作用的事物和现象，均归属于木。

2. 火曰炎上　"炎"，是焚烧、炎热、上腾之义；"上"，是向上。炎上，指火具有温热、向上的特性。引申为凡具有光明、温热、升腾等性质或作用的事物和现象，均归属于火。

3. 土爱稼穑　"稼"，指种植庄稼；"穑"，指收割庄稼。稼穑是种植、收获庄稼的过程。引申为凡具有生化、承载、受纳性质或作用的事物和现象，均归属于土。

4. 金曰从革　"从"，是随从、顺从之义；"革"，指变革。从革，指的是金属具有刚柔相济、随从变革的特性。引申为凡具有沉降、肃杀、收敛等性质或作用的事物和现象，均归属于金。

5. 水曰润下　"润"，即滋润；"下"即向下、下行。润下，指水具有滋润和向下的特性。引申为凡具有滋润、下行、寒凉、闭藏等性质或作用的事物和现象，均归属于水。

（三）事物和现象的五行归类

以五行的特性作为标准和依据，古人把宇宙自然中的事物和现象归属于五行，从而建构了内容丰富的五行系统。事物和现象五行归类的方法主要有取象比类法与推演络绎法两种。

在整体观念的指导下，以五行作为归类的标准和依据，按照取象比类和推演络绎的方法，中医学将空间结构中的五方、时间结构中的四季或五季、人体结构中的五脏系统等分类归属成木、火、土、金、水五行结构系统。由此，自然界中的事物和现象与人体的组织结构、生理、病理功能等相互联系起来，建构了人体自身有机统一以及天人一体的整体系统（表 1-1）。

表 1-1　事物属性的五行归类表

自然界							五行	人体						
五音	五味	五色	五化	五气	五方	五季		五脏	五腑	五官	形体	情志	五声	变动
角	酸	青	生	风	东	春	木	肝	胆	目	筋	怒	呼	握
徵	苦	赤	长	暑	南	夏	火	心	小肠	舌	脉	喜	笑	忧
宫	甘	黄	化	湿	中	长夏	土	脾	胃	口	肉	思	歌	哕
商	辛	白	收	燥	西	秋	金	肺	大肠	鼻	皮	悲	哭	咳
羽	咸	黑	藏	寒	北	冬	水	肾	膀胱	耳	骨	恐	呻	栗

二、五行学说的基本内容

在对五行特性认知的基础上，人们亦对五类事物之间的相互联系及其运动变化进行了研究，从而以此来阐释宇宙万物的发生、发展、变化，乃至消亡的规律。

五行生克制化的主要内容包括五行的生克、制化、乘侮。其中生克是指五行间存在着动态有序的资生和制约的关系。制化是指五行系统中具有的自我调节机制。由于五行之间存在着生克、制化的关系，从而维持五行结构系统的平衡与稳定，促进事物的生生不息。乘侮是五行之间异常的生克变化。

五行相生是指木、火、土、金、水之间存在着有序的递相资生、助长和促进的关系。相生次序是木生火，火生土，土生金，金生水，水生木，循环往复（图 1-1）。在每一对相生关系中，都存在"生我"和"我生"两方面的关系。这一关系在《难经》中被称为"母子关系"。其中，生我者，为我母；我生者，为我子。因此，相生关系实际上是五行中的某一行对其子行的资生、促进和助长。以火为例，木能生火，生我者为木，故木为火之"母"，火能生土，我生者为土，故土为火之"子"。木与火、火与土、土与金、金与水、水与木均为母子关系。

五行相克是指木、火、土、金、水之间存在着有序的递相克制、制约的关系。相克次序是木克土，土克水，水克火，火克金，金克木，循环往复（图1-1）。在每一对相克关系中，都存在着"克我"和"我克"两方面的关系。这一关系在《难经》中被称作"所胜"和"所不胜"。具体而言，"克我"者为"所不胜"，"我克"者为"所胜"。因此，相克关系实际上是五行中的某一行对其所胜一行的克制和制约。以土为例，木克土，克我者为木，所以木是土的"所不胜"；土克水，我克者为水，水是土的"所胜"。

五行制化是指五行之间既有相互促进、资生，又有相互克制和制约，相互维持着协调平衡，推动事物间稳定有序的变化与发展。相生、相克是事物发展变化过程中不可分割的两个方面。相生保证事物的发生和发展，相克能使事物的变化发展处于协调有序的状态，不至于亢害无制。具体而言，木生火，火生土，木又制土；火生土，土生金，火又克金；土生金，金生水，土又克水；金生水，水生木，金又克木；水生木，木生火，水又克火，如此循环往复。

五行相乘是指五行中的某一行对其所胜一行的过度克制和制约，又称为"倍克"。相乘次序与相克相同，即木乘土、土乘水、水乘火、火乘金、金乘木（图1-2）。相乘多由所不胜一行太过或所胜一行不及导致，如"木旺乘土""土虚木乘"。

五行相侮是指五行中的一行对其所不胜一行的反向克制和制约，又称"反克"。相侮次序与相克的次序相反，即木侮金、金侮火、火侮水、水侮土、土侮木（图1-2）。相侮亦有太过相侮和不及相侮两种情况，如"木火刑金""木虚土侮"。

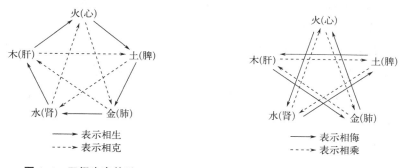

图1-1　五行生克关系　　　　　图1-2　五行乘侮图示

相乘和相侮是相互联系、并行而见的。也就是说，在发生相乘时，也可同时发生相侮；发生相侮时，亦可同时发生相乘。例如，木过于亢盛时，既可以乘土，又可以侮金；金虚弱时，既可以受火乘，又可以遭木侮。正如《素问·五运行大论》所言，"气有余，则制己所胜而侮所不胜；其不及，则己所不胜侮而乘之，己所胜轻而侮之"。

三、五行学说在中医学中的应用

五行学说贯穿中医学理论体系的各个方面，用以说明人体的生理病理功能，并指导疾病的诊断和治疗，成为中医学理论体系的重要组成部分。

（一）说明五脏的生理功能

1. 说明五脏的生理功能　以五行的特性为依据，采用取象比类的方法，可以将五脏归属于五行，并用五行的理论来阐释五脏的生理功能。比如肝主疏泄，喜条达而恶抑郁，与木的升发、条达、舒畅的特性相类似，故肝属木；心为阳中之太阳，为阳脏主通明，与火的炎上特性相类似，故心属火；脾主运化，为气血生化之源，与土的稼穑之性相类似，故脾属土；肺主宣降，清肃、下行，与金曰从革相类似，故肺属金；肾主水、藏精，与水的润下之性相类似，故肾属水。

2. 构建天人一体的五脏系统 除以五行的生理特性类比和阐释五脏的生理功能之外，中医学还以五行为依据，以五脏为中心，运用推演络绎的方法，将人体的形体、官窍、体液、精神、情志等，以及自然界的方位、五气、五色、五味等与五脏及五行相互联系，从而构建了以五脏为中心的天人一体系统。在上述系统中，人体的各个组成部分，人体的内外环境构成一个密切联系的有机整体。

3. 说明五脏之间的相互关系 中医学还应用五行的生克制化理论来说明脏腑生理功能的内在联系。

以五行相生说明五脏之间相互资生关系：如木生火，即肝生心，肝藏血以养心，促进心主血脉的功能；火生土，即心生脾，心阳温煦脾土，助脾运化；土生金，即脾生肺，脾气运化，化气充肺；金生水，即肺生肾，肺之精津下行以滋肾精，肺气肃降以助肾纳气；水生木，即肾生肝，肾藏精以滋养肝血。

以五行相克说明五脏之间的制约关系：水克火，即肾制约心，如肾水上济于心，可以防止心火过于亢盛；火克金，即心制约肺，如心火之阳热，可以抑制肺气清肃太过；金克木，即肺制约肝，如肺气清肃，可以抑制肝阳的上亢；木克土，即肝制约脾，如肝气条达，可疏泄脾气之壅滞；土克水，即脾制约肾，如脾气之运化水液，可防肾水泛滥。

（二）说明五脏的病理变化

以五行学说阐释五脏病变的相互传变，可分为相生关系的传变和相克关系的传变两类。

1. 相生关系的传变 包括"母病及子"和"子病及母"两种情况。

（1）母病及子 指疾病由母脏传至子脏。例如，肾为肝之母，故肾精不足不能资助肝血而致的肝肾精血亏虚证。

（2）子病及母 指疾病由子脏传至母脏。例如，心为肝之子，心血不足累及肝血亏虚而致的心肝血虚证。

2. 相克关系的传变 包括相乘和相侮两种情况。

（1）相乘传变 包括太过相乘和不及相乘两种情况。例如，由于肝气郁结或肝气上逆，影响脾胃的运化功能，称为"木旺乘土"，属于太过相乘。反之，先有脾胃虚弱，不能耐受肝气的克伐，称为"土虚木乘"，属于不及相乘。

（2）相侮传变 亦有太过相侮和不及相侮两种情况。例如，肝火亢盛反向克制肺金，称为"木火刑金"，属于太过相侮。脾土虚衰不能制约肾水，出现全身水肿，称为"土虚水侮"，属于不及相侮。

此外，中医学还应用五行学说阐释季节与脏腑病证的关系。五脏外应五时，时令又分主五气，所以五脏发病的一般规律，是在其所主之时受邪而发病，即春天多发肝病，夏天多发心病，长夏多发脾病，秋天多发肺病，冬天多发肾病。

（三）指导疾病的诊断

内在的脏腑的异常变化可以反映外在相应的组织器官，出现色泽、声音、形态、脉象等诸方面的异常变化。因此，临床上可以根据病变的五行属性来判断疾病所属的脏腑。具体而言，通过望闻问切四诊搜集临床信息，对色泽、声音、味道、脉象等进行分析、归类，进而推测疾病所属的脏腑。例如，面见赤色、口苦、脉洪数，多为心火亢盛；面色萎黄、口中甜腻、脉象濡缓，则多为脾虚之证。若脾虚的患者，面见青色，则多为肝气乘脾；若心病的患者，面呈黑色，则为肾水上泛。

（四）指导疾病的防治

五行学说指导疾病的治疗，主要表现在以下几个方面：阐释中药性质，按五行归属指导脏腑用药；按五行的生克乘侮理论，控制疾病的传变和确定治则治法；指导针灸治疗和精神情志疾病的治疗。

1. 阐释药食性质，指导脏腑疗养 不同的食物、药物，因其生长环境、成熟季节不同或所取食、药用部位不同，所禀受天地之气有别，具有不同的颜色和味道，因而具有不同的五行归属，也就与不同的脏腑发生联系。以颜色而论，有青、赤、黄、白、黑五色；以气味来分，有酸、苦、甘、辛、咸五味。具体而言，青色、酸味入肝，赤色、苦味入心，黄色、甘味入脾，白色、辛味入肺，黑色、咸味入肾。例如在食物中，橘皮色青味酸入肝，有疏肝理气之功；赤小豆赤色入心，可清心火、补心血；小米色黄味甘入脾，有健运脾胃的功效；梨白色入肺，有清肺化痰的功效；黑豆色黑入肾，有益肾利水的功效。再如在药物中，石膏、桑白皮色白入肺经，以清泄肺热；朱砂、丹参色赤入心经，以镇心安神或活血养血；熟地黄、玄参色黑入肾经，能滋补肾阴或滋阴降火；白术、黄芪色黄入脾经，可补益脾气；白芍、山茱萸味酸入肝经以补肝之精血。

2. 控制疾病的传变 根据五行生克乘侮理论，脏腑是相互联系、相互影响的。一脏有病，可以传及他脏。临床治疗时应该根据发展和传变规律，及早采取措施，防止疾病的发展。也就是说，除对所病本脏进行治疗外，还要依据其传变规律，提前干预其他脏腑，以防止其传变。例如，《难经·七十七难》有言："见肝之病，则知肝当传之于脾，故先实其脾气。"当肝气失于疏泄时，会出现郁结或上逆，木旺乘土，病将及脾胃，此时应在疏肝平肝的基础上预先补益脾气，使肝气得平、脾气得健，防止肝病进一步影响脾。

3. 确定治则治法 五行学说不仅用以阐释人体的生理功能和病理变化、指导疾病的诊断和预防，还能够指导确定疾病治疗的原则和方法。

（1）根据五行相生规律确立的治则 临床上根据五行相生规律确立的治疗原则是"补母"和"泻子"。《难经·六十九难》指出："虚则补其母，实则泻其子。"

补母，指的是在治疗一脏的虚证时，不仅要补益本脏，还应当按照五行相生的次序，补益其母脏，通过母脏对子脏的促进、资生和助长作用，促进其恢复。

泻子，指的是在治疗一脏的实证时，不仅要泻除本脏的亢盛，还应当按照五行相生的次序，泻其子脏，从而加强对母脏的治疗效果。

（2）根据五行相生规律确立的治法 临床上根据五行相生规律确立了相应的治疗方法，常用的有滋水涵木法、益火补土法、培土生金法和金水相生法等。

滋水涵木法：是滋肾阴以养肝阴的治法，又称滋肾养肝法、滋补肝肾法。适用于肝肾阴虚证。

益火补土法：是温肾阳以补脾阳的治法，又称温肾健脾法、温补脾肾法。适用于脾肾阳虚证。

培土生金法：是健运脾气以补益肺气的治法。主要用于脾气虚衰，土不生金，以致肺气虚弱之肺脾气虚证。

金水相生法：是滋养肺肾之阴的治法，亦称滋养肺肾法。主要用于肺阴亏虚，不能滋养肾阴，或肾阴亏虚，不能滋养肺阴的肺肾阴虚证。

（3）根据五行相克规律确立的治则　根据五行相克规律确立的治疗原则是指基于五行相乘、相侮确立的治疗原则，包含"抑强"和"扶弱"两个方面。

抑强，适用于某一脏之气太过所导致的相乘或相侮。例如，肝气亢逆，乘脾犯胃，是为木旺乘土，治疗应当疏肝平肝以抑强，从而恢复肝木和脾土的正常关系。又如，脾气壅滞，不但不受木气克制，反而会侮木，致使肝气不疏，土壅木郁，治疗当以运脾除湿为主。当强者平复，解除了对弱者的过度克伐，弱者自然亦能平复。

扶弱，适用于某一脏之气不及所导致的相乘或相侮。例如，脾胃虚弱，肝气过度克伐，致使肝脾不和，是为土虚木乘，治疗当以健脾益气为主。又如，脾气虚弱，不能制水，导致肾水反克出现水湿泛滥之证，是为土虚水侮，治疗当以健脾益气为主。当弱者复强，即能回归脏腑之间的正常制化关系。

导致相乘和相侮两种异常现象出现的根本原因在于"太过"和"不及"两个方面。因此，治疗上应该综合应用抑强和扶弱两个基本原则，既制其强盛，又扶助弱者。即使一方过于强盛，还未对其相关方进行过度或反向克制时，也应该根据乘侮的基本规律，在抑制过度强盛时，预先扶助弱者，防止病情的发展与恶化。

（4）根据五行相克规律确立的治法　临床上，常用的依据五行相克规律确定的治法有抑木扶土法、培土制水法、佐金平木法和泻南补北法等。

抑木扶土法：又称疏肝健脾法。该法是疏肝健脾或平肝和胃以治疗肝脾不和或肝气犯胃证的治法。适用于治疗木旺乘土或土虚木乘之证。临床应用时，应依据太过和不及的情况对抑木和扶土有所侧重。如对于木旺乘土之证，则以抑木为主，扶土为辅；若用于土虚木乘之证，则应以扶土为主，抑木为辅。

培土制水法：又称敦土利水法。该法是健脾利水以治疗水湿停聚证的治法。适用于治疗脾虚不运，水湿泛滥而致水肿胀满之证。

佐金平木法：又称滋肺清肝法、泻肝清肺法。该法是滋肺阴清肝火以治疗肝火犯肺证的治法。适用于治疗肺阴不足，肝火偏盛的肝火犯肺证。

泻南补北法：又称泻火补水法、滋阴降火法。因心属火，位南方；肾属水，位北方，故称泻南补北法。该法是泻心火补肾水以治疗心肾不交证的治法，适用于治疗肾阴不足，心火偏旺，水火不济，心肾不交之证。若由于心火独亢于上，不能下交于肾，则应以泻心火为主；若因肾水不足，不能上奉于心，则应以滋肾水为主。

4. 指导针灸治疗　在针灸治疗中，古人将手足十二经脉肘关节以下的井、荥、输、经、合"五输穴"分别与木、火、土、金、水五行相配属。在疾病的治疗过程中，根据不同的病情，运用五行的生克规律，选取不同的穴位进行治疗。例如，治疗肝经火旺，根据"实则泻其子"的原则，可取肝经的荥穴（火穴）行间、心经荥穴（火穴）少府治疗。又如，治疗肝脏虚证，根据"虚则补其母"的原则，可取肝经的合穴（水穴）曲泉、肾经的合穴（水穴）阴谷进行治疗。

5. 指导精神情志疾病的治疗　喜、怒、忧、思、悲、恐、惊等人的情志活动以五脏的生理功能作为基础，是对外界刺激的正常反应。当情志活动过于剧烈或持续的时间过长，超过了人体的适应范围和承受能力，亦会伤及相应的脏腑。临床上就可以运用情志相胜的规律来指导相关精神情志疾病的治疗。如《素问·阴阳应象大论》曰："怒伤肝，悲胜怒……喜伤心，恐胜喜……思伤脾，怒胜思……忧伤肺，喜胜忧……恐伤肾，思胜恐。"怒伤肝，悲胜怒，即金克木；喜伤心，恐胜喜，即水克火；思伤脾，怒胜思，即木克土；忧伤肺，喜胜忧，即火克金；恐伤肾，思胜恐，即土克水。

【复习思考题】

1. 如何从精气学说的角度阐释中医学的整体观念？

2. 如何理解阴阳的消长运动？

3. 何为五行生克制化模式？有什么特点？

4. 五行学说怎样指导疾病的防治？

NOTE

第二章 中医生理学

中医的生理学是在中医哲学理论指导下，将整体观、辨证观、恒动观渗透于藏象、气血津液、经络、体质等，将脏腑、气血、经络汇通一体，研究分析人体脏腑组织器官功能活动的规律。

扫一扫，查阅本章数字资源，含PPT等

第一节 藏象学说

"藏象"二字，首见于《素问·六节藏象论》。"藏"指藏于体内的内脏，"象"指表现于外的生理、病理现象。藏象，是指藏于人体内的脏腑组织的生理病理都有反映于外的征象。藏象学说是以五脏为中心，阐述和分析归纳人体生理功能、病理变化，指导临床，以象测藏。

中医学根据生理功能和形态结构将脏腑分为五脏、六腑、奇恒之腑。五脏，是心、肝、脾、肺、肾的合称；六腑，是胆、胃、大肠、小肠、三焦、膀胱的合称；奇恒之腑，是脑、髓、骨、脉、胆、女子胞的合称。五脏在形态上多为实质性器官，其共同的生理功能是化生和贮藏精气，特点是"藏而不泻也，故满而不能实"；六腑在形态上多为中空有腔的器官，其共同的生理功能是受纳和传化水谷，特点是"传化物而不藏，故实而不能满也"；奇恒之腑形态上多为中空有腔器官，其共同生理功能是贮藏精气，特点是藏而不泻。

中医藏象学说是通过司外揣内、以象测藏的方法来认识人体的内在脏腑组织结构和生理功能，具有重功能而轻形质的特点。其所蕴含的内容包括形态、功能规律、脏腑阴阳表里关系、脏腑与形体官窍联系、脏腑与精神情志联系等，有别于解剖学器官的概念。中医藏象学在整体观念指导下，将人体划分为五个功能系统，以五脏为中心，分别与六腑、五官、五体、五华、五液、五志、五时相联系，形成肝、心、脾、肺、肾五大系统。

一、五脏

（一）心

心位于人体胸腔之内，横膈之上，两肺之间，位置偏左，形态尖圆，外有心包络卫护，形似倒置的莲蕊。与小肠互为表里，五行属火，通于夏气。

1. 生理功能

（1）心主血脉　心主血脉是指心能够推动调控血液在脉道内运行，输送营养物质于全身的功能。包括心主血和心主脉两个方面。

心主血是指心能主持全身血液的生成和运行，主要表现在心行血和心生血两个方面。心行血指心气的推动、心阳的鼓动作用促进血液在脉中循环不休，以供应机体营养和新陈代谢的需求。心生血指心对血液的生成具有"化赤"的作用。饮食水谷经脾胃的运化而化生为营气和津液入于脉中，在心阳的温煦作用下，变化而赤成为血。如果心主血的功能异常，不能推动血液的运行，便会出现血液运行的异常，包括血液运行迟缓、循行瘀滞等。临床上会发生心系疾病，表现为胸闷、胸痛、心慌、气短等症。

心主脉是指心气能够推动脉搏的舒缩，调节脉搏的节律。心与脉构成一个封闭的系统，心气推动、调节脉搏的搏动，血液在此封闭的循环系统内环流全身，周而复始，如环无端。当心气充沛时，脉搏的搏动有力、节律均匀。

心主血脉的生理功能正常，必须具备三个基本条件：一是心气充沛，二是血液充盈，三是脉道通利。《素问·五脏生成》曰："诸血者，皆属于心。"临床从四个方面判断心主血脉的功能正常与否，一是胸部感觉，健康的人表现为胸部没有特殊感觉，身体舒适自然。二是面色，表现为面色红润，红黄隐隐，有光泽。三是舌色，表现为舌质淡红，荣润灵活。四是脉搏，表现为频率正常，节律和缓均匀，搏动有力。如果心主血脉的功能异常，可表现为心胸部不适，出现胸闷、胸痛、气短或胸部有紧缩感或压榨感等，面色淡白无华或晦暗青紫，舌质紫暗、有瘀点、瘀斑或见舌下络脉怒张，脉细无力、沉弦涩、结代等。

（2）心主神明　指心具有主宰五脏六腑、形体官窍的一切生理活动和精神意识思维活动的功能，又称心主神志。《素问·灵兰秘典论》曰："心者，君主之官，神明出焉。"

神有广义和狭义之分。广义之神，是人体一切生命活动的外在表现；狭义之神指精神、意识、思维活动。

心能主宰生命活动，调控人体脏腑、经络、形体、官窍所有的生理功能，使各组织器官的功能协调统一，故《灵枢·邪客》曰："心者，五脏六腑之大主也，精神之所舍也。"心神正常，各脏腑功能和谐有序，身体各部分功能有机统一。若心不主神，则出现五脏六腑功能紊乱，甚至发为重症，危及生命。

心能够主宰人的精神、意识、思维活动，《灵枢·本神》曰："所以任物者谓之心。"若心神正常，则神志清晰，思维敏捷，精神振奋；若心神异常，则可见心神不足或心神不宁，甚至谵语、狂乱、昏迷等。

2. 心的生理特性

（1）心主通明　通即通畅，明即光明、清明。心主通明指心脉以通畅为本，心神以清明为要。

（2）心为阳脏而主阳气　心，五行属火，为阳中之阳，亦称阳脏或火脏。心阳充足才能促进心的正常搏动，温通全身血脉，以助血行。

3. 系统联系

（1）在体合脉，其华在面　体，指五体。脉，指血脉。心在体合脉，指全身的血脉都隶属于心。心与脉相连，心气与脉气相通。血液在心与脉中循行依赖于心气和脉气，心气能够推动脉气。心气旺盛，血脉充盈，脉搏则和缓有力。若心气不足，则血脉空虚、鼓动无力、血行不畅，可见脉细、结代、弦涩等。心火炽盛，血行加速，可见脉数。

华，指光华、外荣。其华在面是指面部的色泽变化可以反映心主血脉的功能活动情况。由于面部的血脉非常丰富，很容易体现出血液的运行情况。心气血充沛则面部色泽红润；心气不足则面色淡白；心血不足则面色苍白无华；心血瘀阻则面色晦暗或青紫；心火亢盛则见面色红赤。

（2）在液为汗　汗为心之液，为五液之一。血运行的过程中，在心阳的气化作用下渗出脉外为津液，津液渗出体表则为汗液，所以说汗为心之液。此外，汗液的生成和排泄还受心神的调节。精神紧张时，易出现汗出伴心悸等症状。

（3）心开窍于舌　心开窍于舌，指心的功能正常与否可表现于舌，舌可以反映心的状态和功能。心经别络上行于舌，因此心之气血能够循经上通于舌，故"舌为心之苗"。《灵枢·脉度》曰："心气通于舌，心和则舌能知五味矣"。若心气通畅、心神清明则舌质淡红、有光泽，舌体灵活荣润，能察五味；若心血不足则舌质淡白；心火上炎则舌尖红赤，患生疮疡；心血瘀阻则舌色紫暗，舌面有瘀点、瘀斑；热邪扰心或痰蒙心窍则出现舌强难言。

（4）在志为喜　喜为心之志。喜与心的功能密切相关，当心主血脉、主神志功能正常时，表现为喜乐有度。若心主血脉功能异常，血不养神时，可见喜乐失度的情绪。如《素问·调经论》曰："神有余则笑不休，神不足则悲。"此外，过喜则会伤心，即喜乐过度会导致心神涣散，神不守舍，甚至出现狂乱等神志异常之象。

（5）心与夏气相通应　夏季是阳气最旺盛的季节，而心为火脏，为阳中之阳，同气相求，所以心与四时之夏相应。心阳虚患者在夏季病情多可减轻，心阴不足患者此时病情容易加重。

附：心包络

心包络，简称心包，是心的外膜。它是心的外围组织，可代心受邪，有保护心的作用。在经络学说中，手厥阴心包经与手少阳三焦经互为表里，故心包络属脏。邪气侵犯人体，常由外到内，由表及里。心包是心的外卫，故邪气犯心，常先侵犯心包络；心包受邪，必然及心，出现心病的症状。《灵枢·邪客》曰："故诸邪之在于心者，皆在于心之包络，包络者，心主之脉也。"

（二）肺

肺位于胸腔，横膈之上，左右各一。肺有分叶，"虚如蜂窠"，通过气道与喉、鼻相连通，故鼻为肺之窍，喉为肺之门户。与大肠互为表里，在五行属金，通于秋气。

1. 生理功能

（1）肺主气司呼吸　肺主气，包括主呼吸之气和主一身之气两个方面。肺司呼吸，是指肺具有呼吸的功能，肺司呼吸是肺主气的基础，通过呼吸功能吸清呼浊，参与体内气的生成和调节。

主呼吸之气：肺是人体气体交换的重要器官，肺有节律地吸入自然界清气，呼出体内浊气，不断进行气体交换，从而维持人体清浊之气的新陈代谢，维持生命活动。肺主呼吸的功能正常，则气道通畅，呼吸均匀，气息平和。肺主呼吸的功能失常，则肺气不畅，气机不利，出现咳嗽、气急、胸闷、气短、喘促等症状。

主一身之气：包括肺主一身之气的生成和调节气机两个方面。肺主一身之气的生成，主要指宗气的生成，由肺吸入自然界清气和脾胃运化产生的水谷精气在肺中结合，积于胸中气海，生成宗气。宗气上出喉咙，以司呼吸；下贯心肺之脉而行气血，输布施化，运行全身。宗气的生成关系着一身之气的盛衰。调节气机，是通过肺的呼吸运动，实现对全身之气的调节。

气机，指气的升降出入运动。

《素问·五脏生成》曰："诸气者，皆属于肺。"肺主气功能异常，会出现一身之气生成不足，特别是宗气不足，见声低气怯、倦怠乏力，也会出现脏腑之气升降出入运动失调。

（2）肺主宣发肃降　肺主宣发是指肺气具有向上、向外升宣布散的作用；肺主肃降是指肺气具有向下、向内清肃通降的作用。

肺主宣发的生理作用体现在一是呼出体内代谢后产生的浊气，以完成气体交换；二是将脾转输至肺的津液和水谷精微向上向外敷布，滋养脏腑，外达皮毛；三是宣发卫气于肌表，以温煦肌肉，充养皮肤，滋润腠理，调节汗孔开阖，控制汗液排泄，维持体温恒定。

肺主肃降的生理作用体现在一是吸入自然界清气，下纳于肾；二是将脾转输至肺的水谷精微向下、向内布散于其他脏腑，下输于肾和膀胱，成为尿液生成之源；三是肃清肺和呼吸道内的异物，以保持呼吸道的洁净和通畅。

肺气的宣发和肃降，是肺最基本的生理功能。二者相互制约、相互为用，宣肃协调，则呼吸均匀通畅，水液正常输布代谢；若宣肃失常，则可见呼吸异常和水液代谢障碍。

（3）通调水道　指肺通过宣发肃降，对体内水液输布、运行和排泄具有疏通和调节的功能，又称肺主行水。肺参与水液代谢的调节，且位置最高，故称"肺为水之上源"。若肺的宣发肃降失常，可影响人体水液代谢，导致水液输布排泄障碍。水液停聚，为痰为饮；或水溢肌肤，发为水肿。临床常用宣通肺气、发汗利水的方法治疗肺失宣降形成的水肿等病证，此法又被称为提壶揭盖法。

（4）肺朝百脉　朝，指朝向、会聚。百脉，指血脉。肺朝百脉，是指肺气助心行血的功能。全身的血液都经过百脉而会聚于肺，经肺吸清呼浊后，将富含清气的血液送达全身。

心气充沛推动血行，是血液运行的基本动力。肺为气之主，参与化生宗气，宗气贯心脉以助心行血。肺气充沛，宗气旺盛，气机调畅，则血运正常。若肺气虚弱或壅塞，呼吸受扰，宗气生成不足，不能助心行血，则可导致心血运行不畅，甚至血脉瘀滞，出现心悸胸闷、唇青舌紫等症；反之，心气虚衰或心阳不振，心血运行不畅，也能影响肺气的宣通，出现咳嗽、气短、气喘等症。

（5）肺主治节　指对气、血、津液的治理调节作用，是对肺生理功能的高度概括。《素问·灵兰秘典论》曰："肺者，相傅之官，治节出焉。"

肺主治节的生理作用体现在一是通过肺主呼吸的作用，调节呼吸运动，吸清呼浊，保证体内外气体交换平衡；二是通过呼吸运动调畅全身气机，保证气的升降出入平衡；三是通过朝百脉，调节血液运行，以助心行血；四是通过宣发肃降，调节津液代谢。

2. 生理特性

（1）肺为"华盖"　是指肺在五脏六腑中位置最高，覆盖诸脏。肺覆于五脏六腑之上，又能宣散卫气护卫肌表保护诸脏，故《素问·痿论》曰："肺者，脏之长也。"

（2）肺为"娇脏"　是对肺生理特征的概括，指肺叶清虚而娇嫩，不容纤芥，不耐邪侵。不论外感还是内伤，或他脏疾病，均可影响肺，使肺气宣肃失职，发为咳嗽。肺上通鼻窍，外合皮毛，与自然界大气直接相通，易为外邪所侵，不耐寒热燥湿等邪气。

（3）肺喜润恶燥　肺喜清润而恶干燥。燥邪最易伤肺，损伤津液，常见干咳少痰、鼻干喉痒、皮肤脱屑或干裂等症。

3. 系统联系

（1）肺在体合皮，其华在毛　肺与皮毛之间存在相互为用的密切关系。皮毛依赖肺精气的滋养和温煦，皮毛的荣枯、汗孔开阖与肺的宣发功能密切相关。皮，指皮肤；毛，指毫毛。皮肤上的汗孔，称为玄府、气门，是汗液排泄的孔道，亦主散肺气。皮肤与肌肉的纹理、缝隙，称为腠理。毫毛、皮肤、腠理共同构成了人体一身之表。

肺主皮毛的作用：①调节津液代谢。通过肺的宣发，将津液和水谷精微布散于皮毛肌腠，使肌肤润泽；②散卫气，司开阖，调节体温。宣散卫气，使其司汗孔之开阖，控制汗液排泄，调节人体津液代谢。并通过卫气调节汗孔开阖和汗液排泄，维持体温的相对恒定。皮毛对肺的作用在于宣散肺气、调节呼吸等。皮毛依赖于卫气温养和津液润泽，具有防御外邪、辅助呼吸、调节津液代谢和调节体温的作用。若皮毛受邪，可内舍于肺，导致肺的功能失常；若肺气虚，卫表不固，则自汗而易感冒；皮毛失于滋润，则憔悴不泽；若寒邪客表，卫气郁遏，可见恶寒发热、头身疼痛、无汗、脉紧等。

（2）肺开窍于鼻，喉为肺之门户　肺通过气道与鼻相连，直接与自然界相通。鼻的通气和嗅觉功能，都依赖肺气的宣发作用。肺气和利，呼吸调匀，则鼻窍通利、嗅觉灵敏；肺气虚或肺气壅闭、肺失宣降，则鼻塞不通、呼吸不利、嗅觉减退或迟钝，甚则嗅觉全无。

喉是气道的上端，也是发音器官，又是肺经脉通过的地方，乃呼吸之门户，与肺关系密切。肺气充沛，肺津充足，则宣肃有序，呼吸通利，喉得其养，发音正常。若外邪袭肺，可见咽喉不利，声音嘶哑、重浊，甚至失音；若肺气阴两伤，可见声音嘶哑、低微。

（3）肺在液为涕　鼻涕由肺津所化，有润泽鼻窍、防御外邪、利于呼吸的作用。由肺气的宣发作用布散于鼻窍，使鼻有少量涕液而起到润泽作用，且不外流。若寒邪袭肺，肺气失宣，则鼻流清涕；风热犯肺，则鼻涕黄浊；燥邪犯肺，则涕少鼻干。

（4）肺在志为悲（忧）　悲、忧同属肺志，由肺气化生。过度悲忧，属于不良的情志变化，主要损伤肺气，或导致肺失宣降，见胸闷、呼吸气短、精神萎靡、意志消沉、少气懒言、倦怠乏力等症状。反之，若肺气虚衰或肺气宣降异常时，人体调节情感能力下降，易于产生悲忧的情志。

（5）肺与秋气相通应　秋气肃杀沉降，肺气清肃下降，在五行属金，二者同气相求，肺在时为秋。秋季气候干燥，而为清虚之脏，喜润而恶燥，易被燥邪所侵。若秋燥太过，则损伤肺津，常见干咳少痰、鼻干喉痒、皮肤脱屑或干裂等症。

（三）脾

脾位于中焦，腹腔上部，横膈之下，与胃相邻。《医贯》曰："其色如马肝紫赤，其形如刀镰。"与胃相互为表里，在五行中属土，通于长夏之气。

1. 生理功能

（1）主运化　"运"指运输、转输；"化"，是变化、消化。脾在后天生命活动中起主导作用。人出生后，在整个生命过程中所需要的气血津液等营养物质的生成，均依赖于脾胃运化水谷精微，故称脾胃为"后天之本""气血生化之源"。脾主运化指脾具有将饮食水谷化为精微，将精微物质吸收并转输到全身的生理功能，包括运化水谷和运化水液两个方面。

1）运化水谷　脾运化水谷的功能包括三个环节：①磨谷消食。食物入胃，在脾气的激发作用下，经胃的受纳腐熟，变为食糜，下传于小肠。②吸收精微。饮食物经胃和小肠消化后，在脾气的推动作用下，吸收水谷精微。③输布精微。脾气通过升清作用，将精微上输心肺，化生气血，散布全身；脾气也可直接布散水谷精微到全身，分别化为精、气、血，在内养五脏六腑，在外养四肢百骸、筋肉皮毛。

脾的运化功能正常，称脾气健运，人体水谷精微充足，气血生化有源。脾的运化功能异常，称脾失健运，则会影响饮食水谷的运化和精微物质的吸收及转输布散，出现腹胀、便溏、食欲不振、面黄肌瘦、倦怠乏力等症。

2）运化水液　指脾能够将水饮化为津液，并将其吸收、转输到全身脏腑、四肢百骸的生理功能。水饮的吸收与胃、小肠和大肠的功能相关，但必须依赖脾气的运化才能完成。脾转输津液可通过"脾气散精，上输于肺"，经肺气宣肃输布全身；或脾直接向四周布散，"以灌四傍"，发挥滋养濡润的作用；或在脾的运化作用下，全身津液随气的升降作用上行下达，维持水液代谢平衡。

脾位于中焦，是气机升降的枢纽，也是水液代谢的重要枢纽。脾气健运，津液化生充足，输布正常。脾失健运，可致津液生成不足而见津亏之证，或致水液代谢障碍而见水饮、痰湿，甚至水肿等症。《素问·至真要大论》曰："诸湿肿满，皆属于脾。"

（2）主统血　统，指统摄。脾主统血，指脾气有统摄、约束血液在脉中运行，不溢出脉外的功能。脾统血的功能，实际上是气固摄作用的体现。脾气健运，水谷精微充足，生气有源，气足则能摄血，血液则能循脉而行不溢出脉外。若脾失健运，精微不化，气血不足，则气虚统摄无权，血液溢出脉外而导致出血，可见便血、尿血、崩漏、肌衄等，称为脾不统血。脾不统血由气虚所致，色淡质稀，多见于人体下半部，并有气虚见症，如倦怠乏力、面色无华等。

（3）脾气主升　脾气主升包括脾主升清和升举内脏两个方面。

脾主升清："清"指清阳，是轻清的精微物质。脾主升清，脾将胃肠吸收的轻清的水谷精微上输至心、肺、头面，通过心、肺的功能化生气血，以营养全身。若脾气虚衰，或为湿浊所困，脾不升清，则水谷精微输布失常，气血的化生和输布障碍。脾气升清与胃气降浊相对，二者相互为用，相反相成。若脾气虚弱而不能升清，浊气亦不得下降，则上不得精微滋养而见面色无华、头目眩晕；中有浊气停滞而见腹胀满闷；下有精微流注而见便溏。

升举内脏：脾气的上升作用能维持内脏位置的相对恒定，防止内脏下垂。人体内脏位置的恒定需要筋肉的牵拉与固定，而这些筋肉强健有力则需脾所运化的水谷精微滋养。若脾气虚弱，无力升举，可导致某些内脏下垂，如胃下垂、肾下垂、阴挺、脱肛等。

2. 生理特性

（1）脾宜升则健　指脾气以上升为主，以升为健的气机运动特点。

（2）脾喜燥恶湿　指脾喜燥洁而恶湿浊的生理特性，与脾运化水液的生理功能密切相关。脾气健运，运化水液正常，则水精四布，无痰饮水湿内停；若脾气虚衰，运化水液功能障碍，可致水湿痰饮内生；水湿停聚后，或外湿侵袭，又反过来困遏脾气，脾阳不振，加重湿浊内停。

3. 系统联系

（1）在体合肉、主四肢，其华在唇　肉，指肌肉。四肢相对躯干而言，是人体之末，故又称"四末"。人体的四肢、肌肉依赖脾胃运化的水谷精微及津液的营养滋润。《素问·痿论》曰："脾主身之肌肉。"脾气健旺，营养充足，则四肢肌肉丰满，轻劲有力；脾失健运，水谷精微生成和输布障碍，肌肉失养，则四肢瘦削，软弱无力，甚至痿废不用。

唇，指口唇。口唇色泽与脾有关，可以反映气血的盈亏、脾胃运化的强弱。脾气健运，气血充足，则口唇红润；脾失健运，气血不足，则口唇色淡无华；脾胃有热，口唇干燥。

（2）在液为涎　涎为口津，是唾液中较清稀的部分。涎由脾气布散脾精上溢于口而化生，脾能产生并控制涎的分泌。涎具有润泽、保护口腔的作用，在进食时分泌旺盛，以助食物的吞咽和消化。

脾精、脾气充足，涎液化生适量，上行于口而不溢出口外。若脾胃不和，或脾气不摄，可见口涎自出；若脾精亏虚，涎液分泌减少，则见口干舌燥。

（3）在窍为口　食欲和口味均可反映脾的运化功能状态。脾经"连舌本，散舌下"，脾气健运，则食欲旺盛、口味正常。《素问·灵兰秘典论》曰："脾胃者，仓廪之官，五味出焉。"若脾气虚弱，则口淡乏味；脾失健运，湿浊内生，则口中黏腻；饮食停滞，食积化热，则口臭。

（4）脾在志为思　思，指思考、思虑。脾的运化与思虑密切相关，脾胃运化的水谷精微是思维活动的物质基础。思为脾志，又与心神有关，故"思出于心，而脾应之"。脾气健运，化源充足，气血旺盛，则思虑、思考等活动正常，脾虚则不耐思虑。正常情况下思考对机体无不良影响，但思虑过度或所思不遂，则脾胃气机郁滞，导致脾失健运；思虑太过伤脾，使脾气不升、胃气不降，出现食欲不振、脘腹胀闷、头晕目眩、倦怠无力等症状。

（5）脾与长夏相通应　脾属土，与长夏相通应。长夏之季，气候炎热，雨水较多，湿气较盛，合于土生万物之象，五行属土；脾主运化，化生精气血津液，以奉生身，似于"土爱稼穑"之理，同气相求，故脾气应于长夏。长夏湿气太过，易于困脾，致使脾运不展，脾阳不振。故脾弱者易被湿伤，可见肢体困重、脘痞腹泻等症。

（四）肝

肝位于腹腔，横膈之下，右胁之内。肝形态呈不规则的楔形，为分叶脏器，左右分叶，其色紫赤。与胆相互为表里，在五行属木，通于春气。

1. 生理功能

（1）肝主疏泄　疏，即疏通；泄，即发泄、升发。肝主疏泄指肝具有疏通畅达全身气机的功能。疏泄正常，气机调畅，全身之气升降出入平衡协调。生理作用体现在以下方面。

促进血液运行：疏泄功能正常，气机调畅，血液运行流利，脉道通畅；肝失疏泄，气机郁结，会导致血行障碍，形成瘀血，或为癥积，女性可见经行不畅、痛经、闭经等；肝气上逆，血随气升，可见呕血、咯血，甚至昏厥。

促进津液输布：疏泄功能正常，气机调畅，津液的运行输布通利；肝失疏泄，气机郁结，气滞则津停，可导致津液的代谢障碍，产生痰饮水湿等病理产物，或为痰阻经络而成痰核、瘰疬、瘿瘤，或为水停而成臌胀等。

协调脾升胃降：气机调畅可以促进脾气升清和胃气降浊；肝的疏泄功能异常，影响脾气升清，在上发为眩晕，在下发为飧泄；肝气犯胃，影响胃气通降，在上发为呃逆、嗳气、呕吐，在中则为腹胀满疼痛，在下发为便秘。

调节胆汁分泌排泄：胆与肝相连，胆汁由肝之余气所化生。胆汁的分泌与排泄，是依赖肝疏泄气机完成的。肝的疏泄正常，气机调畅，胆汁能正常分泌和排泄，有助于脾胃的运化功能；肝气郁结，胆汁的分泌与排泄受阻，出现胁下胀痛、口苦、纳食不化，甚则黄疸等。

调畅精神情志：情志活动是脏腑精气对外界刺激的应答，气血正常运行是情志活动的物质基础。肝主疏泄，调畅气机，气血和调，则情志平和；疏泄不及，则肝气郁结，见心情抑郁、胸胁满闷、善太息；疏泄太过，则肝气上逆，则急躁易怒。长期或过度的情志异常，也会影响肝的疏泄功能，而导致肝气郁结，或升发太过的病理变化。

调节生殖功能：肝的疏泄，影响女子排卵及月经来潮和男子排精等生殖功能。肝疏泄气机，参与冲任气血的调节，冲任二脉与女子月经来潮密切相关。气机调畅，则排卵正常，月经规律通畅；肝失疏泄，气机失调，气血不和，可见排卵异常、月经不调，甚则经行不畅、痛经、闭经。男子精液的正常排泄，是肝肾功能协调、藏泄有度的结果；肝失疏泄，则可见遗精，或阳强、排精困难、涩滞不畅等症。

（2）肝主藏血　指肝有贮藏血液、调节血量和防止出血的作用。

贮藏血液：肝能够贮藏血液，故称肝为血海。肝藏血的功能主要体现在濡养肝及其形体官窍、化生涵养肝气、为经血生成之源三个方面。如果肝血亏虚，阴不敛阳，肝气肝阳升动，可见头目眩晕、颧红潮热等症；目失濡养，可见两目干涩、视物昏花，甚则夜盲；筋失濡养，则筋脉拘急、肢体麻木、屈伸不利；妇女则表现为月经量少，甚至经闭。

调节血量：肝具有根据人体各部分血液需求，调节血量分布的作用。人体处在安静休息状态时，血液需求量相对减少，血液贮藏于肝；如情绪激动、运动剧烈，血液需求量随之增加，此时，肝将所贮存的血液疏泄至所需部位，如《黄帝内经素问补注释》曰："肝藏血，心行之，人动则血运于诸经，人静则血归于肝脏。"此过程通过肝主疏泄与主藏血的协同作用来完成。

2. 生理特性

（1）肝主升发　指肝具有升腾一身阳气，主升、主动、主散的特性。肝气升发有度，需肝之阴阳和调。若肝阴不足，则多表现为肝阳上亢。

（2）肝为刚脏　指肝具有刚强、躁急的生理特性。肝主疏泄，性喜条达而恶抑郁，且内寄相火，其性刚烈，主升主动，以阳气用事，均反映肝为刚脏的特性。《素问·灵兰秘典论》曰："肝者，将军之官，谋虑出焉。"

（3）肝性喜条达而恶抑郁　条达，即调畅、舒展；抑郁，即抑制、遏制。肝属木，保持有冲和、升发、舒畅之功，气机调畅，才能保证疏泄功能正常。若肝失疏泄，则气机不调，易致肝气郁结或肝气亢逆。

（4）体阴而用阳　肝藏血，血属阴，其体阴柔；肝气属阳，其用主升、主动、主散，故谓肝体阴用阳。肝阴血不足，临床上易形成肝气上逆、肝阳上亢、肝风内动的病理变化，可见眩晕、头胀痛、抽搐、震颤等症。

3. 系统联系

（1）在体合筋，其华在爪　筋即筋膜、肌腱，主司运动。《灵枢·九针论》曰："肝主筋。"筋膜有赖于肝血的滋养，筋的运动变化，反映肝气血的盛衰。《素问·六节藏象论》曰："肝者，罢极之本。"肝气血充盛，筋强健有力，耐受疲劳。肝血不足，筋膜失养，则表现为筋力不健、筋脉拘急、屈伸不利；热邪耗伤肝血，可见四肢抽搐，甚则角弓反张。

爪，指爪甲，包括指甲和趾甲，是筋的延续部位，故爪为筋之余。肝血充足，见爪甲润泽；肝血不足，可见爪甲软薄、枯脆、凹陷，色暗淡或枯槁。

（2）在窍为目　目，又称"精明"。肝的经脉上连目系，目的视觉功能有赖于肝血的滋养，即"肝受血而能视"。五脏六腑精气，皆可上注于目，但与肝的关系最为密切。肝血充足，则目能视物辨色；肝之阴血不足，则两目干涩、视物不清或夜盲；肝经风热，则可见目赤痒痛；肝火上炎，则可见目赤生翳；肝阳上亢，则头目眩晕；肝风内动，则可见两目上视等症。

（3）在液为泪　泪液由肝之精血所化生，具有滋润和保护眼睛的功能。如异物侵入目中时，泪液即可大量分泌，清洁双目，排出异物；肝阴血不足，可见两目干涩；肝经湿热，可见目眵增多、迎风流泪等症。

（4）在志为怒　怒是人在情绪激动时产生的一种情志变化。怒一般属于不良的刺激，但一定程度的情绪发泄对维持机体的心理、气血平衡有重要作用。怒有暴怒和郁怒之分：暴怒，多激动亢奋，疏泄太过，肝气上逆，可见头胀痛、面红目赤、呕血，甚至气厥、猝然昏倒；郁怒，多心情抑郁，疏泄不及，肝气郁结，可见胸胁、两乳、少腹胀痛，甚则气血津液输布障碍、痰饮瘀血及癥瘕积聚内生。

（5）与春气相通应　春为一年之始，阳气始发，肝木应春生之气，内蕴生升之机。春季利于肝气升发，肝气疏泄，使阳升阴降，气血调和。春季肝气偏盛，疏泄太过，易发眩晕、头痛、中风等。

（五）肾

肾位于腹后壁，脊柱两侧，左右各一，形如豇豆。两肾的后方为腰部肌肉，故《素问·脉要精微论》曰："腰者肾之府。"与膀胱互为表里，在五行属水，通于冬气。

1. 生理功能

（1）藏精　肾藏精，指肾能贮存、封藏精气，以司人体生长、发育、生殖的功能。《素问·六节藏象论》曰："肾者，主蛰，封藏之本，精之处也。"精，精华、精微。精是人体生命的本原，是构成人体和维持人体生命活动的最基本物质，有广义、狭义之分：广义之精，是人体之内一切精微物质；狭义之精，指具有繁衍后代作用的生殖之精。肾中所藏的精气包括先天之精和后天之精。先天之精，指禀受于父母、构成胚胎的生命物质，即生殖之精，与生俱来，所以肾被称为"先天之本"；后天之精，是指脾胃运化水谷而产生的精微物质。

肾精具有促进人体生长、发育与生殖的作用：肾气的盛衰关系到生长、发育、衰老的整个过程。人体的生殖功能同样取决于肾中精气的盛衰。肾精不断充盛就会产生天癸。天癸，即肾中精气充盈到一定程度时，产生的具有促进人体生殖器官成熟、并维持生殖功能的物质。《素问·上古天真论》曰："女子七岁，肾气盛，齿更发长；二七，而天癸至，任脉通，太冲脉盛，月事以时下，故有子……七七，任脉虚，太冲脉衰少，天癸竭，地道不通，故形坏而无子也。丈夫八岁，肾气实，发长齿更。二八，肾气盛，天癸至，精气溢泻，阴阳和，故能有子……八八，则齿发去。"可见，齿、发、骨是判断人体生、长、壮、老的客观外候。若肾精不足，则儿童出现生长发育迟缓，可见五迟、五软症，成人可见早衰、不育不孕等症。

肾调节全身阴阳：肾中贮藏精气，分为肾阴、肾阳。肾阴，又称为元阴、真阴，具有宁静、滋润和濡养作用；肾阳，又称为元阳、真阳，具有推动、温煦、兴奋作用。肾阴、肾阳为五脏阴阳之根本，相互制约、相互为用，以维持全身阴阳的平衡协调。临床上，肾阳虚可见精神萎靡、腰膝冷痛、神疲乏力、小便清长、大便溏薄、男子阳痿早泄、女子宫寒不孕等症；肾阴虚可见精神虚性躁动、腰膝酸软、头晕耳鸣、五心烦热、潮热盗汗、男子遗精、女子梦交等症。《景岳全书》曰："五脏之阴气非此不能滋，五脏之阳气非此不能发。"因此，各脏精、气、阴、阳不足，最终必然影响到肾，故有"久病及肾"之说。

（2）主纳气　人体的呼吸由肺所主，但与肾密切相关。肾主纳气是指肾具有摄纳牵引肺所吸入的清气，以防止呼吸表浅的功能。这一功能是肾封藏作用在呼吸运动中的体现，故"肺为气之主，肾为气之根"。肾气充足，摄纳正常，则呼吸均匀、气息深长稳定；肾虚不纳，可见呼吸气短、呼多吸少，或见咳嗽喘逆，活动后尤甚，上下气不相续接等症。

（3）主水　指肾具有主持和调节全身水液代谢的功能。主要体现在两个方面。

主宰全身水液代谢：肾气可推动温煦各脏腑的气化功能参与水液代谢，通过蒸腾气化作用，主宰和调节全身水液代谢的各个环节。肾气化失常，则津液代谢也会失常，发生津液生成不足，或为津液输布、排泄障碍。

调节尿液的生成及排泄：在肾的正常蒸腾气化和固摄作用下，尿液生成，适时排出。肾虚气化不利，则水液代谢障碍，见小便不利、水肿，甚或心悸、咳喘；气化失司，固摄无权，则膀胱开多阖少，见尿频数清长，甚则遗尿、失禁等症。

2. 生理特性

（1）肾主蛰藏，为封藏之本　蛰，蛰伏，闭藏。肾主封藏的特性体现在肾主藏精、肾主纳气、肾能固摄等方面。封藏功能正常，人体才能生机旺盛；肾不纳气，见呼多吸少、气短，动则加剧；肾气不固，见小便清长、夜尿频多、二便失禁；肾不藏精，见滑精、遗精、早泄；冲任不固，见月经淋沥不断、崩漏；带脉失约，见带下清稀量多；胎元不固，见胎动不安。

（2）肾水宜升　肾居于人体下焦，其气宜升。肾水宜升与心火宜降，二者相交，水火既济，维持体内阴阳水火的平衡协调。若肾阴不足，不能制约心火，则水火不济，可见腰膝酸软、心烦、不寐等症。

（3）肾恶燥　肾为水脏，主藏精，主水，司津液之气化，喜阴精盈满，恶燥热之害。《素问·宣明五气》云："五脏所恶……肾恶燥。"燥则伤津，津液亏虚，易使肾阴亏耗。叶天士有言："热邪不燥胃津，必耗肾液。"

3. 系统联系

（1）在体合骨，生髓化血（主髓），其华在发　肾精具有生髓而滋养骨骼的功能。《素问·阴阳应象大论》云"肾生骨髓"，髓由肾精充养。髓，有骨髓、脑髓、脊髓之分，脊髓亦上通于脑。肾脏精气充足，骨髓化生有源，营养充足，髓充于骨，则骨骼坚固强壮，《素问·灵兰秘典论》云："肾者，作强之官，伎巧出焉。"髓奉于脑，则脑髓盈满，肢体轻劲有力，耳目聪明。齿，即牙齿，与骨同出一源，由肾精充养。"齿为骨之余"，肾实则齿坚牢，肾虚则齿浮动。若肾精亏虚，精髓不足，可见骨骼、牙齿生长发育迟缓，骨软无力，骨骼愈合迟缓，牙齿动摇、易脱落等。

头发的状态能反映肾的功能状态。发为血之余，依赖血的濡润滋养，头发的生长脱落、荣润枯脆是肾精、气血盛衰的反映。肾藏精，精能化血，精血互生，故发之生机根源于肾，为肾之外华。肾精、气血充足，则头发浓密润泽。若肾气渐衰，精血日少，可见头发花白、枯槁、易落。

（2）在液为唾　唾指唾液中稠厚的部分，具有润泽口腔、滋润食物及滋养肾精的作用。唾由肾精化生，循经上达于口，《素问·宣明五气》曰："五脏化液……肾为唾。"古代医家认为唾乃肾精所化，咽而不吐可以滋养肾精，此为"吞唾"，古代养生家常以此为填精之法。若多唾久唾，能损耗肾精。若肾阴不足，则口干舌燥；若肾水泛滥，则唾液增多。

（3）在窍为耳及二阴　耳的听觉功能与肾中精气盛衰密切相关。《灵枢·脉度》曰："肾气通于耳，肾和则耳能闻五音矣。"肾精及肾气充盈，髓海得养，听觉灵敏，老年肾精衰减，脑髓不足，多发听力减退，或耳鸣、耳聋。

二阴，指前阴和后阴。前阴包括尿道和外生殖器，男性睾丸又有外肾之称，司排尿和生殖；后阴指肛门，主排泄粪便。肾主生殖、主水，肾气及肾阴、肾阳与二阴的功能密切相关。肾气充足，阴阳调和，则二便适时适度排出。肾阳不足，可见小便清长、尿频、遗尿、阳虚便秘或五更泄泻；肾阴亏虚，可见遗精、津亏便秘。

（4）在志为恐　恐，恐惧、胆怯，是事前自知，由内渐发的精神情志活动，与肾关系密切。惊、恐常同时发生，惊则事前不知，由外而起。正常的恐惧能让人规避风险，而过度恐惧则气迫于下，肾失闭藏，可见二便失禁、遗精、滑精等症。肾精亏虚，易出现恐惧的情志变化。

（5）与冬气相通应　肾的阴阳气机变化与自然界冬季的阴阳消长相通应。冬季阴长阳消，万物蛰伏，肾为封藏之本，应冬之时气，潜藏精气。故冬季养生宜"早卧晚起，必待日光"。《素问·金匮真言论》云："藏于精者，春不病温。"若肾失封藏，精气外泄，防御外邪能力下降，邪气内伏，待春升之气，阳气外浮，发为温病。若肾阳亏虚，易受寒侵，可出现痹证。

二、六腑

六腑是胆、胃、小肠、大肠、膀胱、三焦的合称，六腑的生理功能是"传化物而不藏"，即受盛和传化水谷，并且具有通降下行之特点，故曰："六腑以通为用，以降为顺。"

（一）胆

胆位于人体右胁下，附着于肝之短叶间，为中空的囊状器官，其内藏胆汁，如《难经·四十二难》曰："胆在肝之短叶间，重三两三铢，盛精汁三合。"胆与其他五腑都具有管腔状或囊状的形态，属于六腑之一，但其能贮藏胆汁，与五脏藏精气的功能相仿，因此胆也被称为奇恒之腑。胆的主要生理功能是贮藏与排泄胆汁，主决断。

1. 贮藏与排泄胆汁　《脉经》曰："肝之余气，泄于胆，聚而成精。"《灵枢·本输》曰："胆者，中精之府。"胆所贮藏的胆汁被称为"精汁""清汁"，由肝化生，其味苦，色黄绿，通过肝之疏泄作用排于肠道，助脾胃之运化。胆汁的贮藏与排泄功能受肝主疏泄功能的调控，若肝胆疏泄失常，胆汁上溢则口苦、咳呕胆汁；若胆汁分泌受阻，不能下入肠道，影响脾胃运化，则导致食欲不振、腹胀、便秘等症；若湿热蕴结肝胆，胆汁外溢肌肤，发为黄疸，则出现身黄、目黄、小便黄等症。

2. 主决断　《素问·灵兰秘典论》曰："胆者，中正之官，决断出焉。""中正"指正直不阿，刚正果断。人对事物进行判断并作出决定依赖于胆，故而胆与人的精神活动相关。肝胆表里相应，肝主谋虑，胆主决断。若胆气豪壮，则处事果断，不偏不倚，情绪稳定，对过激的情绪刺激耐受性强；若胆气不足，则遇事易惊，优柔寡断，谋虑不决，会出现易恐易惊、失眠多梦等症；若情绪焦虑抑郁，则胆失疏泄，容易生痰化火，导致口苦欲吐、胸闷叹息等症。

（二）胃

胃在人体腹腔之内，分为三部，上部为上脘，包含贲门；下部为下脘，包含幽门；上下脘之间为中脘。胃的主要生理功能是受纳腐熟水谷，主通降。

1. 受纳腐熟水谷　《灵枢·玉版》曰："人之所受气者，谷也，谷之所注者，胃也。胃者，水谷之海也。"胃亦有"太仓"之称，意为饮食入口后，经过食道，受胃腑的容纳而暂存。随后，胃腑将饮食物进行初步消化，形成食糜，其精微物质经脾运化而营养全身，脾与胃紧密合作，如《景岳全书·饮食》曰："胃司受纳，脾司运化，一纳一运。"脾胃二者共奏受纳饮食消化吸收之功能。若暴饮暴食，或脾胃素体虚弱，胃受纳腐熟的功能减退，就会出现食欲不振、胃脘胀满疼痛、呕吐酸腐食物，或便溏臭秽等症；若平素多食辛辣肥腻，或情绪郁闷，郁而化火，则致胃火内生，出现胃脘灼热疼痛、渴喜冷饮，或牙龈肿痛、消谷善饥、大便秘结等症。

2. 主通降　"通"为通畅，"降"为下降，胃气"以通为和""以降为顺"，合称"胃主通降"，是胃受纳食物的基础。饮食进入胃中之后，需要进入小肠，经过小肠的消化吸收将其中的营养物质进一步吸收，而将气血津液运送至全身，食物残渣经小肠下输至大肠，经大肠燥化后，形成粪便排出体外。因此，小肠下输食物残渣及大肠传化糟粕的功能也受到胃主通降功能的影响。若胃气上逆，浊气在上，进而会出现口臭、恶心、呕吐、嗳气等症。

胃具有喜润恶燥的特点，饮食物的受纳与腐熟有赖于胃中充足的津液，若胃阴不足，则易燥热，燥热一旦形成则又耗损胃阴。

（三）小肠

小肠位于腹中，管壁中空，上通过幽门连于胃腑，下通过阑门接于大肠。小肠的主要生理功能是受盛化物，泌别清浊。

1. 受盛化物　受盛和化物为小肠消化食物的两个阶段。"受盛"，即接受，以器盛物之意，是指小肠上通于胃腑，承接胃腑初步消化之食糜。"化物"即消化食物，意为在脾和小肠的共同参与下，肠中食糜被进一步消化吸收。故《素问·灵兰秘典论》曰："小肠者，受盛之官，化物出焉。"若小肠受盛化物的功能失调，则可出现腹胀、腹痛、便溏等症。

2. 泌别清浊　小肠主泌别清浊是指小肠消化胃传输来的食糜，分别其中的精微物质和糟粕残渣。对于精微物质，如水谷精微和津液，由小肠吸收，通过脾上输心肺，转输全身。对于糟粕残渣，一方面经大肠排出粪便，另一方面通过膀胱排出尿液。其中水液也通过小肠吸收，故有"小肠主液"之说。若小肠主泌别清浊的功能失常，会出现二便异常。小肠清浊不分，则水走大肠，水谷相杂而下，会出现大便稀溏、肠鸣泄泻等症。临床可根据"利小便以实大便"的方式治疗，使水液从小便分消，泄泻自止。

（四）大肠

大肠居于腹中，包括结肠与直肠，上口在阑门处与小肠相接，下端与肛门相连。大肠的主要生理功能是传化糟粕、吸收津液。

1. 传化糟粕　《素问·灵兰秘典论》曰："大肠者，传道之官，变化出焉。"大肠是传化糟粕的通道。大肠再次吸收小肠下传的食物残渣的水分，将剩余的部分变成粪便排出体外。如果大肠传导失常，主要表现为大便的量、色、质、味的变化。若感受湿热邪气或饮食肥甘厚味，则可见腹痛、暴注下迫、色黄臭秽，伴有身热口渴、肛门灼热、小便短赤等症；若大肠虚寒而

NOTE

滑泄，不能固摄，则表现为腹痛绵绵、喜温喜按、大便失禁，甚则脱肛。

2. 吸收津液　大肠能够吸收食物残渣的部分水分，因其参与体内水液代谢，故有"大肠主津"之说。若大肠主津功能失调，不能吸收剩余水液，水与糟粕俱下，则出现腹泻；若大肠有热，热灼津液，津液耗伤，肠失濡润，则会出现肠燥便秘。《素问·五脏别论》曰："魄门亦为五脏使，水谷不得久藏。"大肠传化糟粕、吸收津液的功能与肺气的肃降、胃气的通降、脾气的运化及肾气的蒸腾与固摄作用相关。

（五）膀胱

膀胱，俗称"尿脬"，别名"净腑""水府"。其位于小腹部，上通于肾，下连尿道，开口于前阴。膀胱的主要生理功能是贮存和排泄尿液。

1. 贮存尿液　人体的津液，通过肺、脾、肾等脏的共同作用，布散周身，滋润濡养各脏腑组织，其代谢后的水液经过肾的气化作用，清者被人体再吸收利用，其余化生为浊液，储存于膀胱之内，即尿液是津液代谢的产物，贮存于膀胱。尿液的贮存，有赖于肾及膀胱之气的固摄。

2. 排泄尿液　尿液的排泄主要依赖肾的气化和膀胱主司开阖的作用。肾气旺盛，固摄有权，气化正常，推动有力，膀胱开阖有度，表现为贮尿、排尿正常。《素问·灵兰秘典论》曰："膀胱者，州都之官，津液藏焉，气化则能出矣。"若肾的气化功能失常，膀胱失于固摄，可见遗尿、尿频，或小便余沥不尽等症；膀胱开阖不利，则可见尿少、水肿，或尿闭等症；若湿热蕴结膀胱，则见尿频、尿急、小便赤涩疼痛等症。

（六）三焦

三焦具有两个层面的概念。其一指六腑之三焦，是一个具有特定形态和固定位置的腑器，因其与五脏无表里配合关系，故又称"孤腑"。其二指部位之三焦，是将人体五脏六腑按照上中下部位划分为上焦、中焦、下焦，虽有名无形，但其具有各自的生理特点及功能。

1. 六腑之三焦的主要功能

（1）通行元气　元气又称原气，是人体生命活动的原动力，发源于肾，由先天之精所化生，藏于丹田，主宰诸气，总司全身的气机和气化，其必须以三焦为通道才得以布达全身。《难经·六十六难》曰："三焦者，原气之别使也。"元气通过三焦布达五脏六腑，运行于全身，从而激发和推动各脏腑组织的功能活动。

（2）运行水液　《素问·经脉别论》曰："饮入于胃，游溢精气，上输于脾。脾气散精，上归于肺，通调水道，下输膀胱。"人体的水液代谢由多个脏腑共同协调完成，但必须以三焦为通道，以元气为动力，才能正常地升降出入，保持水液代谢的协调平衡。《素问·灵兰秘典论》曰："三焦者，决渎之官，水道出焉。"三焦实际为运行水液的道路。若三焦气化功能正常，则津液输布代谢有权，水道通利，二便正常；若三焦气化功能障碍，水道不利，就会出现少尿、水肿、小便不利等症。

2. 部位之三焦的区域划分及功能

（1）上焦　上焦是指横膈至头面之间的区域，主要包括心肺。《灵枢·营卫生会》概括其功能特点为"上焦如雾"，指上焦心肺宣散营卫之气，像雾露一样，轻清弥漫，灌溉全身。治疗上焦病证，用药量宜轻，药性须轻清上浮，《温病条辨·治病法论》曰："治上焦如羽，非轻不举。"

（2）中焦　中焦是指横膈至脐之间的区域，主要包括脾胃，其具有消化吸收和输布水谷精微的功能。《灵枢·营卫生会》谓"中焦如沤"，"沤"意为用水浸泡待加工的食物，形容中焦消化饮食的状况类似于沤渍食物。若邪犯中焦，常见腹胀、腹痛、大便溏泄等症。治疗中焦病证，用药应以平调脾胃气机为主，《温病条辨·治病法论》曰："治中焦如衡，非平不安。"

（3）下焦　下焦是指脐至耻骨之间，主要包括小肠、大肠、肾和膀胱等，其主要功能是排泄糟粕和尿液。《灵枢·营卫生会》谓"下焦如渎"，"渎"意为小沟渠，下焦的作用在于决渎流通，像沟道排水一样排泄二便，主要通过肾与膀胱来排泄水液，小肠与大肠来排泄糟粕。若邪犯下焦，常见二便异常等症。治疗下焦病证，要用质地沉重下行的药物进行治疗，《温病条辨·治病法论》曰："治下焦如权，非重不沉。"

三、奇恒之腑

脑、髓、骨、脉、胆、女子胞，此六者总称为奇恒之腑。《素问·五脏别论》曰："脑、髓、骨、脉、胆、女子胞，此六者，地气之所生也，皆藏于阴而象于地，故藏而不泻，名曰奇恒之腑。"奇恒之腑的功能和脏相似，藏精气而不泻；形态和腑相似，多为中空的管腔或囊状器官。因其似脏非脏、似腑非腑，故命名为"奇恒之腑"。除胆之外，其余的都与五脏没有表里配合，但与奇经八脉有关。

（一）脑

脑居于颅腔，上至颅囟，下至风府，为脑髓会聚而成。《灵枢·经脉》曰："人始生，先成精，精成而脑髓生。"《灵枢·海论》曰："脑为髓之海。"

1. 脑的主要生理功能　包括主宰生命活动、主司精神活动、主管感觉运动。

（1）主宰生命活动　脑是人体极其重要的器官，是生命活动的中枢，主宰各项生命活动。《素问·刺禁论》曰："刺头，中脑户，入脑立死。"可见古人已经认识到脑对生命的重要作用。《本草纲目》首次提出"脑为元神之府"，元神来自先天，由先天之精化生和充养，藏于脑中，元神存则生命在，元神败则生命息。元神充盛，则人体精神矍铄、脏腑和调。元神损伤，则精神萎靡、脏腑功能失调。

（2）主司精神活动　脑是精神活动的枢纽，主宰思维、意识和情志活动等。《本草备要》有"人之记性，皆在脑中"的记载。王清任《医林改错·脑髓说》曰："灵机记性不在心而在脑。"脑主司精神活动的功能正常，则思维敏捷、意识清晰、情志调畅；反之，则出现思维迟钝、意识恍惚、情志不遂等异常。

（3）主管感觉运动　耳、目、鼻、口、舌五窍，皆位于头面，与脑相通，因此脑髓的充盈与否也会对人体听、视、嗅、言、动等产生影响。如《医林改错·脑髓说》曰"两耳通脑，所听之声归于脑""两目系如线长于脑，所见之物归于脑""鼻通于脑，所闻香臭归于脑"。《灵枢·海论》曰："髓海不足，则脑转耳鸣，胫酸眩冒，目无所见，懈怠安卧。"故髓海充盈，则脑主管感觉和肢体运动的功能正常，表现为感觉敏锐、听力聪颖、视物明晰、嗅觉灵敏、语言流畅、肢体运动自如等。髓海不足，则脑主管感觉及肢体运动的功能失常，出现感觉迟钝、听觉失聪、视物不清、嗅觉不灵、语言謇涩、步履维艰、肢体运动失调等症。

2. 脑与五脏的联系　脑为髓海，其功能与肾的关系最为密切。肾藏精，精生髓，髓聚则脑充。因此，脑髓空虚及其相关病变，多责之肾精不充，治疗时可采用补肾益气、填精补髓诸法。此外，脑与心、肝、脾的功能也有关，心主血脉、肝主藏血、脾为气血生化之源，心、肝、脾功能正常，气血充足，则髓得所养，脑的功能正常；反之，气血不足，髓海失养，则脑转耳鸣。

（二）髓

髓是一种骨腔中的膏状物质，由先天之精化生，受后天之精充养，具有养脑、充骨、化血之功。根据髓在人体中的分布差异，其命名有所不同。藏于骨者为骨髓，藏于脊椎髓管内者为脊髓，脊髓经项后上通于脑，而汇藏于脑内者为脑髓。

1. 髓的主要生理功能 包括充养脑髓、滋养骨骼、化生血液。

（1）充养脑髓 髓以先天之精作为主要物质基础，赖以后天之精的不断充养，藏纳于骨腔之中，脑髓由脊髓上引入脑而成，故《灵枢·海论》曰："脑为髓之海。"《素问·五脏生成》曰："诸髓者，皆属于脑。"脑得髓养，脑髓充盈，则脑力充沛、元神旺盛、身体强健、耳聪目明。先天之精不足或后天失于充养皆可导致肾精不足，无髓以充脑，则髓海空虚，进而出现脑转耳鸣、记忆减退、智力低下等症。

（2）滋养骨骼 髓藏于骨中可以充养骨骼，如《类经》曰："髓者，骨之充也。"肾精充足，骨髓生化有源，骨骼得以滋养，则生长发育正常，可保持其坚毅刚强之性。《中西汇通医经精义》曰："髓在骨内，髓足则骨强。"若肾精不足，骨失髓养，则骨骼发育不良，软弱无力，导致小儿发育迟缓、身材矮小等症。

（3）化生血液 精可生髓，髓可化血。髓是生血化血之源。因此，血虚证也可用补肾填精益髓之法治之。

2. 髓与五脏的关系 髓与五脏皆相关，但髓由肾精化生，故与肾中精气盛衰最为密切，如《素问·痿论》曰："肾主身之骨髓。"《素问·逆调论》曰："肾不生则髓不能满。"此外，髓有赖于后天之精的充养，脾胃为后天之本，气血生化之源，故髓的盈亏亦与脾胃有关，如《灵枢·五癃津液别》曰："五谷之精液和合而为膏者，内渗于骨空，补益脑髓。"

（三）骨

骨，即骨骼，一般呈中空状。由两块或两块以上的骨通过筋膜连接组成有活动功能的机关，称为关节。通过众多的关节，骨与骨相连成骨骼系统，构成躯体的总框架。

1. 骨的主要生理功能 包括贮藏骨髓、支撑形体、主司运动。

（1）贮藏骨髓 骨髓由肾精化生，藏于骨之腔隙内，故称"骨者髓之府"。若骨髓充盈，骨骼则生长发育正常且坚强有力。若骨骼损伤，骨髓失于保护，则髓易发生病变。

（2）支撑形体 骨骼作为人体的支架，具有支撑形体、承受体重、保护内脏的功能。若精髓虚损，骨骼病变，支撑无力，则难以久立久行。

（3）主司运动 骨骼与肌肉、韧带等组织共同形成关节，主司肢体运动。在机体进行屈伸或旋转等动作时，骨及其相连的关节起着决定性作用。若骨骼主司运动的功能失常，则可见肢体运动障碍等症。

2. 骨与五脏的关系

《素问·宣明五气》曰："肾主骨。"指在肾中精气滋养下，骨骼得以生长、发育、修复，肾中精气充盈则骨髓得养。在生理上，肾藏精、精生髓、髓养骨。在病理上，若肾虚精亏则骨软无力，如小儿囟门迟闭等，多为肾中精气未充之故；若老人骨质疏松，脆弱易折，或骨折后不易愈合等，多为肾中精气亏虚之象。

（四）脉

脉，又称脉管、脉道、血脉、血府，为气血运行的通路。

1. 脉的主要生理功能　包括运行气血、传递信息。

（1）运行气血　脉为血之府，能约束气血遵循一定的轨道和方向运行，并将气血输送到全身，以营养脏腑组织。若脉不能约束气血或脉道损伤，则会导致出血；若脉道不利，则血行迟缓或瘀阻，久之可致局部组织缺乏气血营养而坏死。

（2）传递信息　人体各脏腑组织通过血脉的相互交织、纵横交错而联络为一个整体。心主血脉，血液在心气推动下在脉管内流动，其产生的搏动被称为脉搏。人体脏腑组织的生理活动以脉中运行的气血作为物质基础，因此脉搏一方面可以反映心、血、脉的功能状态，另一方面可以传递全身脏腑组织的信息，所以切脉是获取疾病信息的独特方法，可由此推断人体气血之盛衰，脏腑之虚实。

2. 脉与五脏的关系　包括心主脉，肺、肝、脾与脉等方面。

（1）心主脉　心与脉直接相连，脉为血液运行的通道，心气充足，心脏规律地搏动，脉管规律地舒缩，血液才得以被输送到各脏腑组织，营养全身。

（2）肺、肝、脾与脉　肺朝百脉；肝主藏血，调节血量；脾主统血，使血液不溢于脉外。所以，脉与肺、肝、脾有密切关系。若肺、肝、脾功能失常，则可导致脉络损伤，血液不循常道，或上溢于口鼻诸窍，或下泄于前后二阴，或渗出于肌肤而形成出血等症。

（五）女子胞

女子胞，又被称为胞宫、子宫、子脏、子处等，位于小腹内，直肠与膀胱之间，下连阴道，呈倒置的梨形。

1. 女子胞的主要生理功能

（1）主持月经　月经，又称月信、月事、月水，是女子天癸来之后，周期性子宫出血的生理现象。女子14岁左右，肾中精气旺盛，产生天癸，胞宫发育成熟，冲、任二脉气血通盛，月经按时来潮。约到49岁，肾气渐衰，天癸竭绝，冲、任二脉气血衰少，则月经闭止。《素问·上古天真论》曰："二七而天癸至，任脉通，太冲脉盛，月事以时下，故有子……七七，任脉虚，太冲脉衰少，天癸竭，地道不通，故形坏而无子也。"女子胞的功能正常与否直接影响月经的来潮，所以女子胞有主持月经的作用。

（2）孕育胎儿　女子胞是孕育胎儿的器官。女子发育成熟后，应时排卵行经，便有了受孕生殖的能力。受孕之后，月经停止来潮，人体气血下注于冲任，到达胞宫以养胎，培育胎儿直至成熟而分娩。

2. 女子胞与其他脏腑、经络的联系　包括其与肾、心、肝、脾及冲、任二脉的关系。

（1）女子胞与肾　肾中精气的盛衰直接影响天癸的产生与衰竭，对女子胞的发育和生殖功能具有决定性作用。肾中精气充盛则天癸至，生殖器官发育成熟，女子可有月经来潮，具备生殖能力。肾中精气衰败则天癸竭，月经闭止，生殖功能丧失。

（2）女子胞与心、肝、脾　由于月经的来潮、胎儿的孕育均依赖于血，故言"女子以血为本"。心主血脉，肝藏血，脾生血、统血，三脏功能正常则血的产生、运行、濡养功能正常，月经规律，孕育功能正常。当此三脏功能失调时，均可引起女子胞功能异常，导致月经失调、闭经、崩漏、不孕等症。

（3）女子胞与冲、任二脉　冲脉和任脉，同起于胞中。冲脉能调节十二经气血，与月经来潮相关，故言"冲为血海"；任脉调节全身阴经，为"阴脉之海"，主胎儿的孕育，故曰"任主胞胎"。冲任气血充足，注入胞宫，则经来正常；若冲任二脉气血衰少，则见月经失调、闭经、不孕等证。

第二节　气血津液

一、气

气是人体内活力很强，运行不息的极细微物质，是构成和维持人体生命活动的基本物质之一。气运行不息，推动和调控着人体内的新陈代谢，维系着人体的生命进程。气的运动停止，则意味着生命的终止。

（一）气的生成

1.生成之源　人体之气来源于先天之精所化生的先天之气、水谷之精所化生的水谷之气和自然界的清气，三者结合而成一身之气。

2.相关脏腑　人体之气的来源与肾、脾胃和肺的生理功能密切相关。肾主藏精，精化为气，精充则气足，肾对于气的生成至关重要，故称肾为生气之根。脾胃运化水谷，生成水谷之精，水谷之精可化为谷气，成为人体之气的主要来源，故称脾胃为生气之源。肺从自然界吸入的清气是人体一身之气的重要组成部分，故称肺为生气之主。

（二）气的运动

人体之气是不断运动着的活力很强的极细微物质，它流行全身，内至五脏六腑、外达筋骨皮毛。气在人体内的运动形式可以简单地归纳为升、降、出、入四种。所谓升，是指气自下而上的运行；降，是指气自上而下的运行；出，是指气由内向外的运行；入，是指气自外向内的运行。人体整个生命活动都离不开气的升降出入运动。气的升降出入运动是人体生命活动的根本，气的升降出入运动一旦停息，也就意味着生命活动的终止。

在气的作用下，脏腑维持其正常的功能活动、气血津液等不同物质之间相互化生，这一过程被称为气化。气化是生命最基本的特征之一。

（三）气的功能

1.推动作用　气能促进和激发人体的生长发育及各脏腑经络的生理功能，并促进精血津液的生成及运行输布等。气的推动作用是人体生命活动的基本保证。

2.温煦作用　是指气可以温煦机体，维持体温的相对恒定，并促进血液及津液的运行输布。

3.防御作用　气既可以防御外邪入侵，同时也可以祛除侵入人体内的病邪。气的防御功能正常，则邪气不易入侵；或虽有邪气侵入，也不易发病；即使发病，也易于治愈。气的防御功能决定着疾病的发生、发展和转归。

4.固摄作用　是指气对于体内血、津液、精等液态物质的固护、统摄和控制作用，从而防止这些物质流失，保证它们在体内发挥正常的生理功能。若气的固摄作用减弱，则有可能导致体内液态物质的大量丢失。

5. 中介作用 人体内部各个脏腑组织器官都是相对独立的，但是在它们之间充满着气这一物质。气充斥于人体各个脏腑组织器官之间，成为它们相互之间联系的中介。

附：元气、宗气、营气、卫气

1. 元气 是人体最根本、最重要的气，是人体生命活动的原动力。元气主要由肾脏的先天之精所化生，通过三焦而流行于全身。元气的生理功能主要有两个方面：一是推动和调节人体的生长发育和生殖功能，二是推动和调控各脏腑、经络、形体、官窍的生理活动。

2. 宗气 是由水谷精微所化生的谷气与自然界清气相结合而积聚于胸中的气，属后天之气的范畴。宗气的生理功能有三个方面：①宗气上走息道，推动肺的呼吸。②宗气贯注于心脉之中，促进心脏推动血液运行。③宗气作为后天生成之气，对先天元气有重要的资助作用。

3. 营气 是行于脉中而具有营养作用的气。因其富有营养，在脉中营运不休，是血液的重要组成部分。营与血关系密切，故常将"营血"并称。营气来源于脾胃运化的水谷精微。水谷之精中阴柔部分化生为营气（"清者为营"），并进入脉中运行全身。营气的生理功能有化生血液和营养全身两个方面。

4. 卫气 是行于脉外而具有保卫作用的气。因其有卫护人体，避免外邪入侵的作用，故称为卫气。卫气相对营气而言属于阳，故又称为"卫阳"。卫气来源于脾胃运化的水谷精微。水谷之精中慓悍滑利部分化生为卫气（"浊者为卫"）。卫气有防御外邪、温养全身和调控腠理的生理功能。

二、血

血是循行于脉中的富有营养的红色的液体，是维持人体生命活动的基本物质之一。血液运行于脉道之中，循环不已，流布全身。

（一）血的生成

1. 血的来源 生成血液的基本物质是水谷之精，脾胃受纳运化饮食水谷，产生水谷之精和津液，二者进入脉中，变化而成红色的血液。由于精与血之间存在着相互资生和相互转化的关系，故肾精也是化生血液的基本物质。

2. 相关脏腑 血液的化生是在多个脏腑的共同作用下完成的，其中，脾胃的生理功能尤为重要。

脾胃是血液生化之源。脾胃运化功能的强健与否，饮食水谷营养的充足与否，均直接影响着血液的化生。脾胃运化产生的水谷精微和津液，由脾向上升输于心肺，与肺吸入的清气相结合，贯注心脉，在心气的作用下变化而成为红色血液。肾藏精，精生髓，精髓是化生血液的基本物质之一。

（二）血的运行

1. 影响血液运行的因素 血的运行需要气的推动、固摄和温煦。脉道的完好无损与通畅无阻也是保证血液正常运行的重要因素。血液的质量，包括清浊及黏稠状态，都可影响血液自身的运行。此外，病邪侵袭机体，也容易造成血液运行状态的失常。

2. 相关脏腑 血液的正常运行，与心、肺、肝、脾等脏腑的功能密切相关。

心主血脉，心气推动血液在脉中运行全身，在血液循行中起着主导作用。肺气宣发与肃降，调节全身的气机，从而推动血液运行至全身。肝主疏泄，调畅气机，是保证血行通畅的一个重要环节。脾主统血，脾气健旺则能控摄血液在脉中运行，防止血逸脉外。

（三）血的功能

1. 濡养　血在脉中循行，内至五脏六腑，外达皮肉筋骨，不断地对全身各脏腑组织器官起着濡养和滋润作用，以维持各脏腑组织器官发挥生理功能，保证了人体生命活动的正常进行。

血的濡养作用，较明显地反映在面色、肌肉、皮肤、毛发、感觉和运动等方面。血量充盈，濡养功能正常，则面色红润、肌肉壮实、皮肤和毛发润泽、感觉灵敏、运动自如。如若血量亏少，濡养功能减弱，则可能出现面色萎黄、肌肉瘦削、肌肤干涩、毛发不荣、肢体麻木或运动无力失灵等。

2. 化神　血是化生神的重要物质基础。人体血液充沛，运行正常，则精力充沛，神志清晰，感觉灵敏，思维敏捷。反之，在诸多因素影响下，出现血液亏耗，血行异常时，都可能出现不同程度的精神情志方面的病证，如精神疲惫、健忘、失眠、多梦、烦躁、惊悸，甚至神志恍惚、谵妄、昏迷等。

三、津液

津液，是机体一切正常水液的总称，包括各脏腑形体官窍的内在液体及正常分泌物。津液是构成人体和维持生命活动的基本物质之一。

津液是津和液的总称。其中，质地较清稀，流动性较大，布散于体表皮肤、肌肉和孔窍，并能渗入血脉之内，起滋润作用的，称为津；质地较浓稠，流动性较小，灌注于骨节、脏腑、脑、髓等，起濡养作用的，称为液。

（一）津液的代谢

1. 津液的生成　津液来源于饮食水谷，津液的生成主要与脾、胃、小肠、大肠等脏腑的生理活动有关。胃、小肠、大肠均吸收水液，并上输于脾，通过脾气的转输作用布散到全身。

2. 津液的输布　主要是依靠脾、肺、肾、肝和三焦等脏腑生理功能的协调配合来完成的。

（1）脾　一方面将津液上输于肺，通过肺的宣发肃降，再将津液布散全身。另一方面，脾也可以将津液直接向四周布散至全身各脏腑。

（2）肺　通过宣发作用将脾转输来的津液，向身体外周体表和上部布散；通过肃降作用，将津液向身体下部和内部脏腑输布，并将脏腑代谢后产生的浊液向肾和膀胱输送。

（3）肾　肾气对人体整个水液输布代谢具有推动和调控作用，并将脏腑代谢产生的浊液，经过肾气的蒸化作用，将其中的清者重新吸收而参与全身水液代谢，将其浊者化为尿液排泄。

（4）肝　主疏泄，调畅气机，气行则水行，保持了水道的畅通，促进了津液输布的通畅。

（5）三焦　为水液和诸气运行的通路，保证了诸多脏腑输布津液道路的通畅。

3. 津液的排泄　主要通过排出尿液和汗液来完成。除此之外，呼气和粪便也将带走一些水分。

（二）津液的功能

1. 滋润濡养　布散于体表的津液能滋润皮毛肌肉，渗入体内的能濡养脏腑，输注于孔窍的能滋润鼻、目、口、耳等官窍，渗注骨、脊、脑的能充养骨髓、脊髓、脑髓，流入关节的能滋润骨节屈伸等。如若津液不足，失去滋润与濡润的作用，则会使皮毛、肌肉、孔窍、关节、脏腑及骨髓、脊髓、脑髓的生理活动受到影响，脏腑组织的生理结构也可能遭到破坏。

2. 充养血脉　津液可渗注于脉中，化生为血液，以循环全身发挥滋润、濡养作用。由于津液和血液都是水谷精微所化生，二者之间又可以互相渗透转化，故有"津血同源"之说。

第三节　经络腧穴

一、经络腧穴概述

（一）经络概述

经络是经脉和络脉的总称，是气血运行的通道，是脏腑与体表及全身各部的联系通路。经，有路径之义，分布较深，在人体中主要是纵向直行；络，有网络之义，为经脉分支，分布较浅表，纵横交错遍布于全身。经络学说研究人体经络系统的循行分布、生理功能、病理变化及其与脏腑的相互关系。

1. 经络的组成　经络系统由经脉和络脉组成（图2-1），其中十二经脉为主体，又被称为十二正经，由手、足三阴经和手、足三阳经组成，经筋、皮部为其外周连属部分。奇经八脉与十二经脉不同而"别道奇行"，包含任脉、督脉、冲脉、带脉、阴维脉、阳维脉、阴跷脉、阳跷脉八条经脉。任督二脉因具有本经所属的腧穴，而与十二经脉合称"十四经"。络脉包括十五络和浮络、孙络。十五络则由十二经脉各分出一络，加任脉络、督脉络和脾之大络组成。

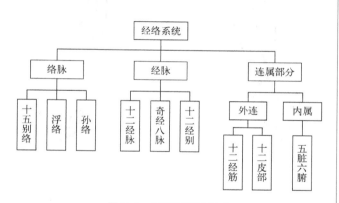

图 2-1　经络系统的组成

2. 十二经脉

（1）十二经脉的命名与属性　十二经脉的命名由手足、阴阳、脏腑三部分组成（表2-1），手足表示经脉外行支分布在上肢或下肢，阴阳、脏腑分别表示经脉的阴阳和脏腑属性。十二经脉属络十二脏腑，阳经属腑络脏，阴经属脏络腑；十二经脉的表里配对关系与十二脏腑一致。

表 2-1　十二经脉及其脏腑属络

阴经	经脉名称	脏腑属络	阳经	经脉名称	脏腑属络
手三阴经	手太阴肺经	属肺络大肠	手三阳经	手阳明大肠经	属大肠络肺
	手厥阴心包经	属心包络三焦		手少阳三焦经	属三焦络心包
	手少阴心经	属心络小肠		手太阳小肠经	属小肠络心
足三阴经	足太阴脾经	属脾络胃	足三阳经	足阳明胃经	属胃络脾
	足厥阴肝经	属肝络胆		足少阳胆经	属胆络肝
	足少阴肾经	属肾络膀胱		足太阳膀胱经	属膀胱络肾

（2）十二经脉的分布　十二经脉的分布具有规律。以立正的姿势定位，靠近人体中线为内、远离中线为外，手部大指为前、小指为后。十二经脉在四肢的分布为阳经在外侧、阴经在内侧；太阴、阳明在前，厥阴、少阳在中（侧），少阴、太阳在后，其中足三阴经在足部至内踝上 8 寸以下排列为厥阴在前、太阴在中、少阴在后 [图 2-2（①～⑥）]。十二经脉在头和躯干部的分布为手三阴经联系胸、足三阴经联系腹胸、手足阳经联系头；阳经的分布是阳明在头和躯干的前部、少阳在身侧、太阳在后部 [图 2-2（⑦～⑩）]。

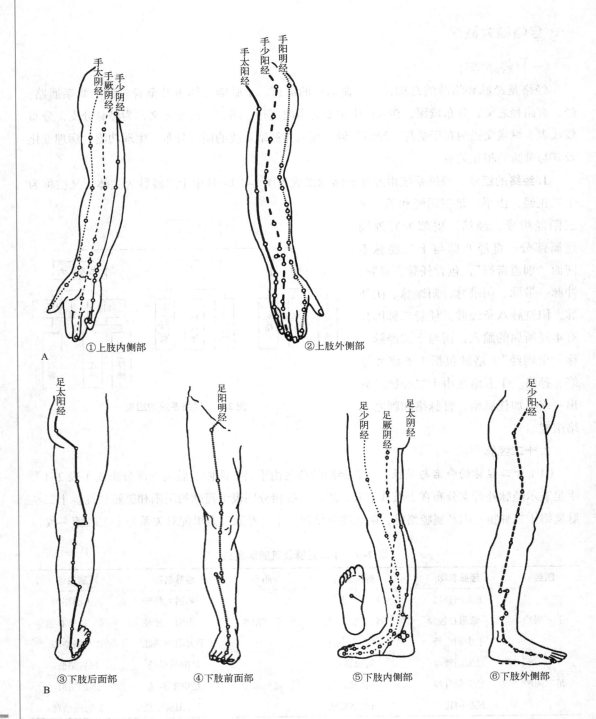

①上肢内侧部　　　　②上肢外侧部

A

③下肢后面部　　　④下肢前面部　　　⑤下肢内侧部　　　⑥下肢外侧部

B

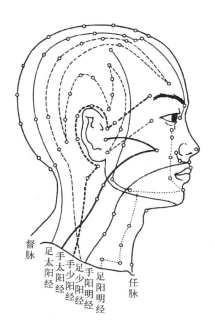

C　　　　　⑦头部

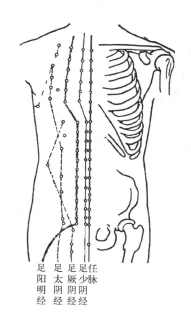

D　　　　　⑧躯干前部

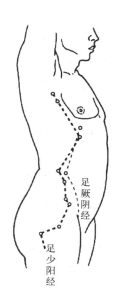

E　　　　　⑨躯干侧部

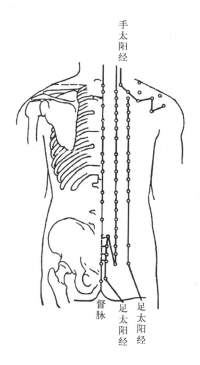

F　　　　　⑩躯干后部

图 2-2　十二（四）经脉的人体分布概况

NOTE

（3）十二经脉的走向和流注　十二经脉的走向规律：手三阴经从胸走手，手三阳经从手走头，足三阳经从头走足；足三阴经从足走胸（腹）。十二经脉的气血流注次序可以概括为：肺交大肠胃交脾，心交小肠膀肾宜，心包三焦胆传肝，肝再传肺不停息。十二经脉通过流注形成了首尾相接、如环无端的循环（图2-3）。

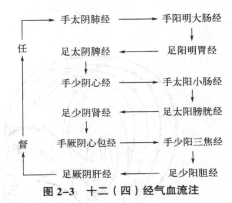

图 2-3　十二（四）经气血流注

3. 经络的作用和临床应用

（1）经络的作用　经络有以下作用：①沟通内外、网络全身。经络系统联络全身，使人体的内外、前后、上下、左右成为一个完整的机体，人体各部的联系和整体活动主要依赖经络系统的沟通而完成。②运行气血、营养全身。气血是人体生命活动的基本物质，经络是气血运行的通道，气血通过经络系统得以输布全身，周身得到濡养，脏腑组织器官功能才能正常发挥。③抗御病邪、反映证候。经络系统沟通表里，经络既是病邪由表及里传入和脏腑之间传变的通道，也是病候由内至外反映到体表的途径。④传导感应、调和阴阳。当机体功能失调时，针灸体表腧穴，经络可将刺激传导至相关脏腑或部位，使功能调和、阴阳平衡，达到治疗效果。

（2）经络的临床应用　经络理论还应用于中医各科的临床中。诊断方面可用于经络辨证、经络按诊及经络物理学测定等，中医脉诊即经络诊法的重要内容。治疗方面主要用于指导针灸治疗循经取穴、药物归经，通过药物归经进行药物选择。

（二）腧穴概述

腧穴是人体脏腑经络之气输注出入的特殊部位，也是疾病的反应点和治疗的刺激点。腧穴一般分布在经络上，并非孤立于体表的点，而是与深部脏腑密切联系、互相输通的特殊部位。

1. 腧穴的分类　腧穴分十四经穴、经外奇穴和阿是穴三类。十四经穴即归属于十四经的腧穴，简称"经穴"。经外奇穴即没有归属于十四经但有固定的名称、明确的位置的经验效穴，简称"奇穴"。阿是穴既无具体名称，又无固定位置，以压痛点或其他反应点作为刺灸的部位，又称"天应穴""不定穴""压痛点"。

2. 腧穴的治疗作用　腧穴有近治作用、远治作用和特殊作用三类治疗作用。近治作用指腧穴均能治疗其所在部位及邻近组织、器官的病证。远治作用指十四经穴中，尤其十二经脉肘膝关节以下的腧穴，能治疗本经循行所及的远隔部位（躯干）的病证。特殊作用包括双向良性调节、整体调整和相对特异的治疗作用等。特定穴是十四经中具有特殊治疗作用，并有特定称号的腧穴，包括五输穴、原穴、络穴、郄穴、八脉交会穴、下合穴、背俞穴、募穴、八会穴及交会穴10类，它们是针灸临床选穴的主体。

3. 腧穴定位　腧穴的定位方法包括体表解剖标志法、骨度分寸法、手指比量法和简便取穴法四种。体表解剖标志法指以人体自然解剖标志为依据来确定腧穴位置的方法，分固定标志和活动标志。骨度分寸法指以体表骨节为主要标志的方法，测量周身各部的大小、长短，并依其尺寸按比例折算作为定穴的标准，又称"骨度法"（表2-2，图2-4）。手指比量法指以患者本人的手指为标准度量取穴的方法，又称为"同身寸"（图2-5）。简便取穴法指部分腧穴可以采用的简便易行的定位方法。

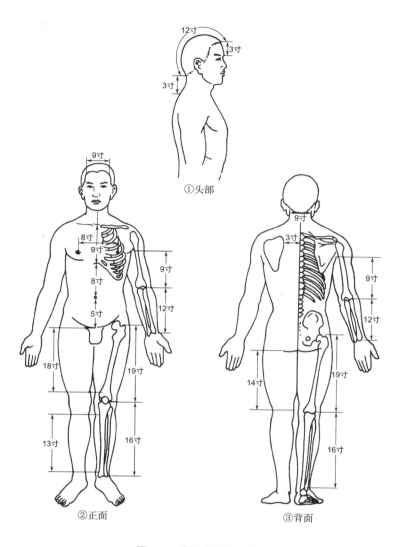

图 2-4 常用骨度分寸图

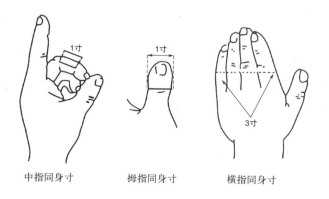

图 2-5 常用同身寸图

表 2-2　常用骨度分寸表

部位	起止点	度量法	分寸	说明
头部	前发际正中至后发际正中	直	12	发际不明则从眉心至大椎穴为 18 寸，眉心至前发际正中为 3 寸，大椎穴至后发际正中为 3 寸
	两额角发际（头维）间	横	9	
	耳后两乳突（完骨）间	横	9	
胸腹部	胸骨上窝（天突）至剑胸结合中点	直	9	
	剑胸结合中点至脐中	直	8	
	脐中至耻骨联合上缘	直	5	
	两肩胛骨喙突内侧缘之间	横	12	
	两乳头之间	横	8	女性用锁骨中线代替
背腰部	肩胛骨内侧缘至后正中线	横	3	
上肢部	腋前、后纹头至肘横纹	直	9	用于手六经骨度分寸
	肘横纹至腕掌、背侧远端横纹	直	12	
下肢部	耻骨联合上缘至髌底	直	18	用于足三阴经骨度分寸
	胫骨内侧髁下方（阴陵泉）至内踝尖	直	13	
	股骨大转子至腘横纹	直	19	用于足三阳经骨度分寸
	臀下横纹至腘横纹	直	14	
	腘横纹至外踝尖	直	16	

（三）常用腧穴

1. 十四经穴

（1）少商 Shàoshāng（LU11）

［归经］肺经。

［定位］在拇指末节桡侧指甲角旁 0.1 寸（图 2-6）。

［主治］咽喉肿痛；昏迷。

［操作］直刺 0.1 寸，或点刺放血。

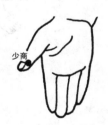

图 2-6　少商穴定位示意图

（2）合谷 Hégǔ（LI4）

［归经］大肠经。

［定位］手背第 2 掌骨桡侧的中点处（图 2-7）。

［主治］头痛、齿痛、目赤痛、口眼㖞斜等头面疾患；发热恶寒；经闭、滞产、痛经；上肢不遂；各种痛证。

［操作］直刺 0.5 ～ 1 寸。孕妇不宜针。

（3）曲池 Qūchí（LI11）

［归经］大肠经。

［定位］屈肘时肘横纹外侧端处（图 2-7）。

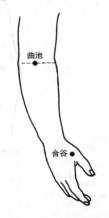

图 2-7　合谷穴、曲池穴定位示意图

［主治］热病；咽喉肿痛、齿痛、目赤痛；上肢不遂、手臂肿痛；风疹、湿疹。

［操作］直刺 1 ～ 1.5 寸。

（4）迎香 Yíngxiāng（LI20）

［归经］大肠经。

［定位］在鼻翼外缘中点旁，鼻唇沟中（图 2-8）。

［主治］鼻塞、鼻流清涕、鼻出血；口㖞、面痒。

［操作］向内上方斜刺 0.3 ～ 0.5 寸；不宜直接灸。

（5）天枢 Tiānshū（ST25）

［归经］胃经。

［定位］横平脐中，前正中线旁开 2 寸（图 2-9）。

［主治］腹痛、腹胀、腹泻、便秘等肠腹疾患；月经不调、痛经。

［操作］直刺 1 ～ 1.5 寸；可灸。

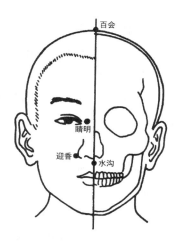

图 2-8 迎香穴、睛明穴、百会穴、水沟穴定位示意图

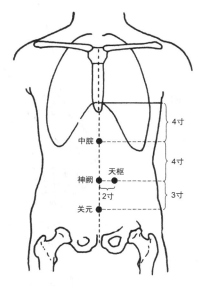

图 2-9 天枢穴、关元穴、中脘穴、神阙穴定位示意图

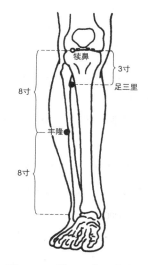

图 2-10 足三里穴、丰隆穴定位示意图

（6）足三里 Zúsānlǐ（ST36）

［归经］胃经。

［定位］小腿前外侧，犊鼻穴下 3 寸，胫骨前嵴外一横指处（图 2-10）。

［主治］胃痛、呕吐、腹胀、腹泻等胃肠疾患；下肢痿痹；虚劳，为保健要穴。

［操作］直刺 1 ～ 2 寸；保健常用灸法。

（7）丰隆 Fēnglóng（ST40）

［归经］胃经。

［定位］小腿前外侧，外踝尖上 8 寸，胫骨前嵴外二横指处（图 2-10）。

［主治］痰多、咳嗽，为祛痰要穴；便秘、腹痛、腹胀；头痛、眩晕；癫狂；下肢痿痹。

［操作］直刺 1 ～ 1.5 寸；可灸。

（8）三阴交 Sānyīnjiāo（SP6）

［归经］脾经。

［定位］小腿内侧，内踝尖上 3 寸，胫骨内侧缘后方（图 2–11）。

［主治］月经不调、痛经、不孕、滞产，为妇科要穴；遗精、阳痿、遗尿、小便不利；腹胀、腹泻；下肢痿痹；阴虚诸证。

［操作］直刺 1 ～ 1.5 寸；可灸。孕妇慎用。

（9）阴陵泉 Yīnlíngquán（SP9）

［归经］脾经。

［定位］小腿内侧，胫骨内侧髁后下方凹陷处（图 2–11）。

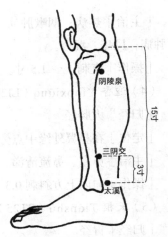

图 2-11　三阴交穴、阴陵泉穴、太溪穴定位示意图

［主治］腹胀、腹泻，水肿，为除湿要穴；小便不利、遗尿、尿失禁；阴痛、遗精、痛经；膝痛。

［操作］直刺 1 ～ 2 寸；可灸。

（10）神门 Shénmén（HT7）

［归经］心经。

［定位］腕掌侧横纹尺侧端，尺侧腕屈肌腱的桡侧凹陷处（图 2–12）。

［主治］失眠、健忘、痴呆等神志病；心痛、心烦、惊悸等心疾。

［操作］直刺 0.3 ～ 0.5 寸；可灸。

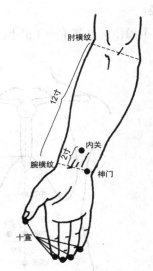

图 2-12　神门穴、内关穴、十宣穴定位示意图

（11）睛明 Jīngmíng（BL1）

［归经］膀胱经。

［定位］面部，目内眦上方眶内侧壁凹陷处（图 2–8）。

［主治］目赤肿痛、迎风流泪、视物不明、夜盲、眼干燥症等目疾。

［操作］患者闭目，医生押手向外侧轻推眼球，刺手持针紧靠眼眶边缘缓慢进针，直刺 0.5 ～ 1 寸。不宜提插捻转，可轻刮针柄，出针后用棉球按压针孔片刻；不宜灸。

（12）肾俞 Shènshū（BL23）

［归经］膀胱经。

［定位］腰部第 2 腰椎棘突下，后正中线旁开 1.5 寸（图 2–13）。

［主治］月经不调、不孕、遗精、阳痿、遗尿、小便不利等泌尿生殖系统疾病；耳鸣、耳聋、腰痛等肾虚症状；多食善饥、身瘦。

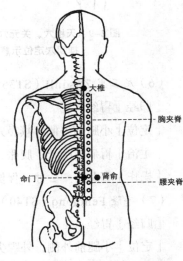

图 2-13　肾俞穴、命门穴、大椎穴、夹脊穴定位示意图

［操作］直刺 0.5～1 寸；可灸。

（13）太溪 Tàixī（KI3）

［归经］肾经。

［定位］足内侧内踝后方，内踝尖与跟腱之间的凹陷处（图 2-11）。

［主治］齿痛、耳鸣、耳聋，腰痛，失眠，遗精、阳痿、月经不调、小便频数等肾虚症状；咳嗽、气喘；下肢痿痹；消渴、便秘等阴虚病证。

［操作］直刺 0.5～1 寸；可灸。

（14）内关 Nèiguān（PC6）

［归经］心包经。

［定位］前臂掌侧，腕横纹上 2 寸，掌长肌腱与桡侧腕屈肌腱之间（图 2-12）。

［主治］心痛、心悸、胸闷，为心疾要穴；胃痛、呕吐、呃逆等胃腑疾患；失眠、癫狂痫；上肢痿痹。

［操作］直刺 0.5～1 寸；可灸。

（15）支沟 Zhīgōu（TE6）

［归经］三焦经。

［定位］前臂背侧，腕背横纹上 3 寸，尺骨与桡骨之间（图 2-14）。

［主治］便秘；胁肋痛；耳聋、耳鸣；热病。

［操作］直刺 0.5～1 寸；可灸。

（16）风池 Fēngchí（GB20）

［归经］胆经。

［定位］项部，枕骨下，胸锁乳突肌与斜方肌上端的凹陷处（图 2-15）。

［主治］目赤肿痛、鼻出血、耳鸣、耳聋等五官疾患；颈项强痛；中风、头痛、眩晕、感冒等内外风所致病证；失眠、癫狂痫。

［操作］向鼻尖斜刺 0.8～1.2 寸；可灸。穴位深部为延髓，严格掌握针刺角度与深度。

（17）太冲 Tàichōng（LR3）

［归经］肝经。

［定位］足背第 1、2 跖骨间隙间，跖骨底结合部前方凹陷处（图 2-16）。

［主治］头痛、眩晕、目赤痛、咽干、咽痛、易怒、胁痛、黄疸、小儿惊风等肝经火热病证；疝气、前阴痛、崩漏、月经不调、遗尿；下肢痿痹。

［操作］直刺 0.5～1 寸；可灸。

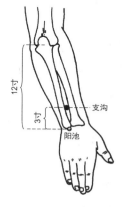

图 2-14 支沟穴、阳池穴定位示意图

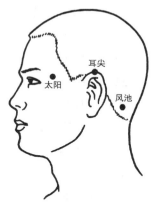

图 2-15 风池穴、太阳穴、耳尖穴定位示意图

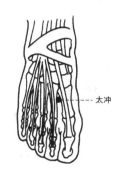

图 2-16 太冲穴定位示意图

（18）命门 Mìngmén（GV4）

［归经］督脉。

［定位］腰部，后正中线上，第2腰椎棘突下凹陷中（图2-13）。

［主治］遗精、阳痿、月经不调、闭经、带下病、不孕不育等泌尿生殖系统疾患；泄泻；腰脊强痛、下肢痿痹。

［操作］直刺0.5～1寸；可灸。

（19）大椎 Dàzhuī（GV14）

［归经］督脉。

［定位］后中线上，第7颈椎棘突下凹陷中（图2-13）。

［主治］热病、感冒；咳嗽、气喘；头痛项强、腰脊痛；风疹、痤疮。

［操作］俯伏坐位，向上斜刺0.5～1寸；可灸。

（20）百会 Bǎihuì（GV20）

［归经］督脉。

［定位］头部，当前发际正中上5寸，或两耳尖连线的中点处（图2-8）。

［主治］头痛、眩晕、耳鸣、鼻塞等头目疾患；昏迷、失眠、健忘、癫狂痫、痴呆等神志病；中风；脏器下垂，虚脱。

［操作］平刺0.5～0.8寸；可灸。升阳举陷用灸法。

（21）水沟 Shuǐgōu（GV26）

［归经］督脉。

［定位］面部，当人中沟的上1/3与中1/3交点处（图2-8）。

［主治］昏迷、晕厥、癫狂痫、中风，为急救要穴；腰脊强痛。

［操作］向上斜刺0.3～0.5寸，强刺激，或指甲掐按；不灸。

（22）关元 Guānyuán（CV4）

［归经］任脉。

［定位］下腹部，前正中线上，脐中下3寸（图2-9）。

［主治］虚劳、身瘦、中风脱证，为保健要穴；遗精、阳痿、月经不调、带下、不孕，遗尿、小便频数等泌尿生殖系统疾患；腹痛、腹泻、疝气等肠腹疾患。

［操作］直刺1～2寸；可灸。刺前应排空小便，孕妇慎用，保健多用灸法。

（23）中脘 Zhōngwǎn（CV12）

［归经］任脉。

［定位］上腹部，前正中线上，脐中上4寸（图2-9）。

［主治］胃痛、呕吐、腹胀、小儿疳积等脾胃病证。

［操作］直刺1～1.5寸；可灸。

2. 经外奇穴

（1）太阳 Tàiyáng（EX-HN5）

［定位］眉梢与目外眦之间，向后约一横指的凹陷处（图2-15）。

［主治］头痛、目疾、面瘫。

［操作］直刺或斜刺0.3～0.5寸，或点刺出血，可灸。

（2）耳尖 Ěrjiān（EX-HN6）

［定位］折耳向前，耳郭上方的尖端处（图 2-15）。

［主治］头痛、目赤痛、咽喉肿痛。

［操作］向下刺 0.3 ～ 0.5 寸，或点刺出血。可灸。

（3）夹脊 Jiájǐ（EX-B2）

［定位］当第 1 胸椎至第 5 腰椎棘突下两侧，后正中线旁开 0.5 寸，左右共 34 穴（图 2-13）。

［主治］胸 1 ～ 5 夹脊：心肺疾患、上肢病；胸 6 ～ 12 夹脊：脾胃、肝胆疾患；腰 1 ～ 5 夹脊：腰腹、下肢疾患。

［操作］稍向内斜刺 0.5 ～ 1 寸，或用梅花针叩刺；可灸。严格掌握进针的角度和深度，防止损伤内脏或引起气胸。

（4）十宣 Shíxuān（EX-UE11）

［定位］十指尖端，距指甲游离缘 0.1 寸，左右共 10 穴（图 2-12）。

［主治］昏迷、癫痫；高热、咽喉肿痛；手指麻木。

［操作］浅刺 0.1 ～ 0.2 寸，或点刺出血。

二、常用推拿手法简介

（一）摆动类手法

摆动类手法是指用指、掌、腕关节接触体表操作部位，通过前臂的主动摆动，做协调的连续摆动的一类手法。其代表性手法有一指禅推法、揉法等。

1. 一指禅推法

［定义］用拇指螺纹面、指端或拇指桡侧偏峰着力，通过前臂的主动摆动来带动拇指或拇指指间关节做屈伸往返运动的手法，称为一指禅推法。一指禅推法是一指禅推拿流派的代表手法，可演化为偏峰推法、屈拇指推法和缠法三种。

［作用］一指禅推法具有开窍醒脑、舒筋活络、祛瘀消肿、调和营卫、健脾和胃及调节脏腑功能等作用。

［临床应用］一指禅推法可适用于全身各部位，尤以经络穴位为佳，即所谓循经络、推穴道。常用于治疗内、外、妇、伤各科的多种病证，如头痛、眩晕、失眠等。

2. 揉法

［定义］用手指螺纹面、掌根或手掌鱼际着力吸定于一定治疗部位或某一穴位上，做轻柔缓和的环旋运动，并带动该处的皮下组织一起揉动的方法，称为揉法。揉法根据着力部位不同可分为鱼际揉法、掌揉法、指揉法和臂揉法 4 种。

［作用］具有疏通经络、行气活血、宽胸理气、健脾和胃、消肿止痛等功效。

［临床应用］用于治疗头痛、便秘、泄泻、四肢关节部位的软组织损伤、肿痛、肌肉酸痛等。也可用于美容及小儿推拿。

（二）摩擦类手法

摩擦类手法是指以手的掌面、指面或肘臂部贴附在体表，做直线或环旋移动，使之产生摩擦功力的一类手法。其做功形式可分为单向直线、往返直线、环形及弧形。包括摩法、擦法、推法、搓法、抹法等。

1. 摩法

〔定义〕用手掌掌面或食、中、无名三指相并附着于穴位或部位上，腕关节做主动环形有节律的抚摩运动的手法，称为摩法。可分为指摩法和掌摩法两种。

〔作用〕具有宽胸理气、和中健脾、消积导滞、调节胃肠功能及消瘀散结的作用。

〔临床应用〕摩法适宜在全身各部位操作，以胸腹部应用较多，如治疗咳喘、心悸、泄泻、便秘、月经不调、痛经、遗精等。

2. 擦法

〔定义〕用手掌、鱼际等部位紧贴体表一定的治疗部位，做直线来回摩擦，使产生的热能渗透到深层组织的手法，称为擦法。根据治疗部位或临床治疗需要，可分为掌擦法、鱼际擦法和小鱼际擦法 3 种。

〔作用〕具有行气活血、温通经络、祛风散寒、祛瘀止痛、宽中理气和健脾和胃的作用。

〔临床应用〕临床应用时应根据施术部位的不同和产生的温热效应的大小而有所选择。

3. 推法

〔定义〕以指或掌、肘等部位着力于施术部位上，做单向直线推动，称推法，又称平推法。推法一般分为拇指平推法、掌平推法、拳平推法和肘平推法 4 种。

〔作用〕具有疏通经络、理筋散结、宽胸理气、活血止痛、缓解痉挛的作用。

〔临床应用〕用于外感发热、腹胀便秘、软组织损伤等。

4. 搓法

〔定义〕用双手掌面夹住一侧肢体，做动作协调的交替搓动或往返搓动的手法，称为搓法。

〔作用〕具有行气活血、疏松筋肌、调和气血、疏肝理气、松动关节等作用。

〔临床应用〕适用于胁肋、四肢部位操作。常用于治疗胸胁痛、肢体酸痛、关节活动不利及肝郁气滞等。常作为治疗后的辅助手法和上肢操作的结束手法。

5. 抹法

〔定义〕用单手或双手手指螺纹面或掌面紧贴皮肤，做上下、左右、弧形、曲线或任意往返推动的手法，称为抹法。可分为指抹法和掌抹法两种。

〔作用〕具有舒筋活络、安神醒脑、开窍明目、行气活血的作用。

〔临床应用〕主要用于治疗感冒、头痛、眩晕、耳鸣、失眠、面瘫、肋间神经痛及肢体酸痛等。

（三）振动类手法

以较高的频率进行节律性的轻重交替振抖运动，持续作用于人体，使受术部位产生振动、颤动或抖动等运动形式，称为振动类手法。振动类手法主要包括抖法、振法。

1. 抖法

〔定义〕以双手或单手握住受术者肢体远端，做小幅度的连续抖动，称为抖法。临床根据施术部位不同可分为抖上肢法、抖下肢法及抖腰法 3 种。抖法使肢体产生连续抖动，是一种和缓、疏松的手法，能使作用部位感到放松、舒适。常作为四肢推拿结束时的放松手法，尤以上肢操作为常用。

［作用］具有疏通经络、通利关节、行气活血、松解粘连的作用。

［临床应用］抖肢体，主要用于缓解肌痉挛、松解关节粘连等；抖腰法主要使腰部产生松动，用于治疗腰背肌劳损、滑膜嵌顿等。

2. 振法

［定义］以掌或指附着于体表部位，施以高频率的快速振颤动作的方法，称为振法，也称振颤法。一般认为振法频率较高，而颤法频率稍低，但在操作时很难区别。本教材把颤法与振法合在一起描述。振法又可分为掌振法与指振法两种。

［作用］振法属于温补法。具有镇静安神、疏经通络、温中理气、消食导滞、调整胃肠功能的作用。

［临床应用］振法多用于阳虚气弱之证。

（四）挤压类手法

用指、掌或肢体其他部位垂直按压或对称挤压体表一定的治疗部位或穴位的手法，称挤压类手法。本类手法包括按、点、拿、捏、捻、拨和踩跷 7 种。

1. 按法

［定义］用拇指指面或掌面按压于一定的部位或穴位，逐渐用力深压，按而留之，称为按法。用指面着力的按压称指按法；用掌面着力的按压称掌按法；用肘关节着力的按压称肘按法。

［作用］具有疏通经络、镇静止痛、温经散寒、活血散瘀的作用。

［临床应用］指按法适用于全身各部，尤以经络、穴位常用，亦可用于肢体穴位。

2. 点法

［定义］以指端或关节突起部点压施术部位或穴位的手法，称点法。主要包括指点法（拇指端点法、屈拇指点法、屈食指点法）和肘点法。

［作用］具有较明显的舒筋通络、解痉止痛作用。对各种疼痛性疾病有较好的治疗作用。

［临床应用］临床上又称指端点法为"指针法"，可见点法有类似于针刺的作用。

3. 拿法

［定义］拇指螺纹面与其余手指指面相对用力，提捏或揉捏肌肤或肢体，称为拿法。根据拇指与相对用力的手指多少，可分为五指拿法、四指拿法、三指拿法和二指拿法 4 种。

［作用］具有疏经通络、解表发汗、活血行气、开窍醒神、镇静止痛的作用。

［临床应用］拿法临床应用比较广泛，常用于颈项部及四肢部位。

4. 捏法

［定义］用拇指与其他手指相对用力，在施术部位做对称性挤捏肌肤的手法，称为捏法。根据拇指与相对用力的手指多少，可分为五指捏法、三指捏法、二指捏法 3 种。

［作用］具有疏松肌筋、健脾和胃、消食导滞、疏通经络、行气活血等作用。

［临床应用］常用于消化系统、妇科等慢性疾患的治疗及小儿保健等。

5. 捻法

［定义］用拇、食指相对捏持治疗部位，适度用力，进行快速的捏揉捻搓动作，称为捻法。

［作用］具有理筋通络、消肿止痛、滑利关节等作用。

［临床应用］主要适用于四肢小关节。

6. 拨法

［定义］拨法又称"指拨法"。以指、肘等部位深按于治疗部位，进行单方向或来回拨动的手法，称为拨法。可分为拇指拨法、屈拇指拨法、三指拨法和肘拨法 4 种。

［作用］具有舒筋通络、消瘀散结、解痉止痛、松解粘连等作用。

［临床应用］拨法一般多适用于华佗夹脊穴、肩胛骨内侧缘、肱二头肌长头肌腱及短头肌腱、第三腰椎横突、腰肌侧缘、曲池等穴位或部位。

7. 踩跷法

［定义］以足掌前部按一定的技巧踩踏肢体的一定部位，并做各种动作，以防治疾病的方法，称为踩跷法。本法适用于腰骶部操作。

［作用］具有理筋整复、恢复腰椎生理弧度之功效。

［临床应用］踩跷法临床上仅用于腰部。

（五）叩击类手法

用手掌、拳背、手指或特制的器械有节奏地叩击、拍打体表的方法，称为叩击类手法。本类手法操作虽简单，但技巧性较强，须做到击打有力、收放自如、刚柔相济。叩击类手法种类较多，主要的代表手法有拍法、击法、叩法、弹法 4 种。

1. 拍法

［定义］用虚掌拍打体表一定的治疗部位，称拍法。拍法可单手操作，亦可双手同时操作。

［作用］具有舒筋通络、行气活血、宽胸理气等作用。

［临床应用］拍法常适用于肩背、胸背、腰臀部及下肢后侧。

2. 击法

［定义］用拳背或掌根、掌侧小鱼际、指尖及桑枝棒等击打体表施术部位，称为击法。可分为拳击法、掌击法、侧击法、指击法和棒击法 5 种。

［作用］具有宣通气血、疏经通络、活血止痛的作用。

［临床应用］用于治疗肢体疼痛、麻木不仁、风湿痹痛、疲劳酸痛等。

3. 叩法

［定义］以手指的小指侧或空拳的底部击打体表一定部位的手法，称为叩法。

［作用］具有舒筋通络、行气活血的作用。

［临床应用］叩法适用于头颈肩部及四肢部，用于治疗头痛头晕、颈项强痛、四肢酸痛等。

4. 弹法

［定义］以一手指的指腹紧压某一手指的指甲，用手指连续弹击施术部位的手法，称为弹法。

［作用］具有舒筋通络、活血止痛、祛风散寒的作用。

［临床应用］用于治疗头痛、头晕、颈项强痛、关节酸痛及消除精神紧张等。

（六）运动关节类手法

对关节做被动性活动，使关节产生伸展、屈伸或旋转的一类手法，称为运动关节类手法。

主要包括摇法、背法、扳法、拔伸法等。

1. 摇法

［定义］以患肢关节为轴心，引导肢体做被动环转运动的手法，称为摇法。主要应用于颈、腰及四肢关节。操作时，施术者一手固定被摇关节的近端，另一手握持关节的远端，做顺时针或逆时针方向的被动摇动。摇转的幅度应由小到大，动作和缓，用力稳定。操作时要因势利导，摇动的幅度不可超越关节的生理活动范围。动作切忌粗暴生硬。

［作用］具有舒筋通络、滑利关节的作用。

［临床应用］用于治疗关节损伤或关节活动不利等。

2. 背法

［定义］施术者与患者背靠背站立，术者将患者背起使其双足离地，对腰椎进行牵引、抖动和摇晃的方法，称为背法。

［作用］具有理筋整复、滑利关节、解除交锁的作用。

［临床应用］用于治疗急性腰扭伤、腰椎间盘突出症、慢性腰肌劳损、退行性腰椎炎及腰椎小关节紊乱或后关节滑膜嵌顿症等。

3. 扳法

［定义］用双手向同一方向或相反方向用力，使关节瞬间受力，做被动的旋转、屈伸、内收外展运动的手法，称为扳法，注意骨折者禁用。

［作用］具有松解粘连，整复关节错缝，恢复颈椎生理弧度，解除对神经、血管的刺激和压迫等作用。

［临床应用］用于治疗椎间盘疾病、小关节错缝、脊柱序列紊乱等。

4. 拔伸法

［定义］术者将患者肢体或关节的一端固定，在关节的另一端作持续牵拉，使其得到牵拉拔伸的方法，称为拔伸法。常用于颈椎、肩、腕（踝）、指（趾）等关节。

［作用］拔伸法可以拉开关节间隙，使痉挛的肌肉、肌腱等软组织得以放松，有松解软组织粘连、挛缩，解除关节间隙软组织嵌顿的作用，为关节的整复或功能恢复创造有利条件。

［临床应用］可用于治疗关节损伤或关节活动不利。

第四节　体质学说

体质，指不同个体在形态、功能及心理等方面表现出的个性化特征。体质学说是以中医理论为指导，研究体质的概念、形成、分类、特征及其对疾病发生、发展、演变过程的影响，并以此指导疾病的诊断、防治和康复的理论。它融合了医学、生物学、社会学和心理学，是医学科学的重要组成部分。体质的辨识在健康服务和管理中具有广泛的实用价值。

体质学说源于《黄帝内经》，在《灵枢·阴阳二十五人》《灵枢·通天》等篇章中，应用阴阳和五行学说对体质进行分类，较为详细地描述了各种体质人群的形貌、生理和心理特点。体质学说在后世得到了运用和发展，如宋代钱乙《小儿药证直诀》将小儿的体质特征概括为"成而未全""全而未壮"，历代医家的医案中常见"面青性急""质壮""色白"等具有体质意

NOTE

味的描述，将辨体质与辨证结合了起来。从 20 世纪 70 年代开始，随着对中医理论体系整体研究的逐步深入，中医体质学说的研究也得到重视，相继有《中医体质学》《体质病理学》《体质食疗学》《人体体质学》《体质病理学与体质食疗学实验研究》等著作问世，逐步完善丰富了体质学说的内涵。

一、体质的概念

体质是人体在生命过程中，由先天禀赋和后天获得所决定的表现在形态结构、生理功能和心理特征方面的综合的、相对稳定的固有特征，是在生长发育和衰老过程中所形成的与自然、社会环境相适应的人体个性特征。

人体正常生命活动是形与神的协调统一。一定的形态结构必然有相应的生理功能和心理特征，而良好的生理功能和心理特征是正常形态结构的反映，两者相互依存，相互影响。总之，体质由形态结构、生理功能和心理特征三个方面构成，不同个体在这三个方面都存在着一定的差异性。

形态结构的差异性反映在外部形态结构和内部形态结构两个方面。外部形态结构是体质的外在表现，内部形态结构是体质的内在基础，两者之间是密不可分的。人的体质特征在体表形态等方面存在差异。体表形态是个体外观形态的特征，包括体格、体型、体重、体姿、面色、毛发、舌象、脉象等。体格是反映人体生长发育水平、营养状况和锻炼程度的状态。体型是指身体各部位大小比例的形态特征。中医观察体型，主要观察形体之肥瘦高矮，皮肉之厚薄、坚脆，肤色之黑白、苍嫩等的差异，其中尤以肥瘦最有代表性。体型差异反映体质特征，朱丹溪在《格致余论·治病先观形色然后察脉问证论》中将体型与发病相联系，提出了"肥人湿多，瘦人火多"的观点。

形态结构是产生生理功能的基础，不同个体的形态结构特点决定着机体生理功能及对刺激反应的差异，而机体生理功能的个性特征，又会影响其形态结构，引起一系列相应的改变。因此，生理功能的差异是个体体质特征的重要组成部分，反映了个体在生长发育、生殖、水谷运化、呼吸吐纳、血液运行、津液代谢、精神意识思维等各方面的差异。同时，机体的防病抗病能力和自我调节能力等均是脏腑经络、精气血津液生理功能的反映，也是了解体质状况的重要内容。

心理是指客观事物在大脑中的反映，是感觉、知觉、情感、记忆、思维、性格、能力等的总称，属中医学神的范畴，心理特征是个体形态结构和生理功能的反映，存在差异性。不同形态结构的个体具有特定的心理倾向，而个体的不同生理功能活动也常常表现为特定的情感、情绪反应和认知倾向。人的心理特征不仅与形态结构、生理功能有关，而且与个体的生活经历以及所处的社会环境等也有密切的联系。同一类型个体在不同的环境氛围内可表现出不同的心理特征。如《灵枢·阴阳二十五人》中所论述的木、火、土、金、水 5 种类型特征的人共有25 种心理类型。心理特征在长期的生命过程中又影响着形态结构与生理功能，并表现出相应的行为特征。

二、体质的特点

体质是人体身心特征的概括，具有个体差异性、形神一体性、群体趋同性、相对稳定性、连续可测性、动态可变性和后天可调性等特点。

1. 个体差异性　个体差异性是体质学说研究的核心问题。由于个体的先天禀赋和后天因素不同，所形成的体质特征因人而异，并通过人体的形态结构、生理功能和心理特征的差异性而表现出来。

2. 形神一体性　中医学认为"神乃形之主，形乃神之宅"，形神合一是体质的基本特征之一。人的形貌特征、生理特征与心理特征具有一定的关联性，内外相应，形神相合，形体和精神思维活动在生理上相互依存，在病理上相互影响。

3. 群体趋同性　同一种族、同一地域、同一年龄群体，由于遗传背景、生存环境和生活习惯相同或相近，从而使人群的体质具有相同或类似的特点，形成体质的群体趋同性。

4. 相对稳定性　先天禀赋决定着个体体质的相对稳定性。个体秉承于父母的遗传信息，使其在生命过程中遵循某种既定的内在规律，呈现出与亲代类似的特征，这些特征一旦形成，不会轻易改变。在生命过程的某个阶段，体质具有相对的稳定性。

5. 连续可测性　体质的存在和改变在时间上呈现的不间断性决定了体质的连续性，体现于生、长、壮、老、已的全过程。偏于某种体质类型者，多具有循着这类体质固有规律逐步发展的趋势，这种趋势使体质具有可预测性。体质的这种可预测性，为体质状态干预及治未病提供了可行性。

6. 动态可变性　体质具有动态可变性，具体体现在两个方面：一是机体随着年龄变化呈现出特有的体质特点；二是机体由于居处条件、饮食习惯、精神因素、疾病损伤、针药治疗等因素的影响呈现出体质状态的变化。两者同时存在，相互影响，使体质具有动态可变性。

7. 后天可调性　体质的相对稳定与动态可变的特点为改善体质提供了前提。因此，采取后天有针对性的干预措施，可以使偏颇体质得以纠正或改善，降低对疾病的易感性，预防疾病的发生和发展，甚至从根本上改变体质，从而达到未病先防、既病防变的目的。

三、体质的形成

体质禀受于先天，获得于后天。体质的形成主要取决于先天因素和后天因素两个方面。

1. 先天因素　先天因素是体质形成的基础，决定着体质的相对稳定性与特异性。体质形成的先天因素主要与父母的生殖之精、血缘关系、生育年龄、养胎和妊娠期疾病等因素有关。

2. 后天因素　后天因素是人出生之后对生命体造成影响的各种因素的总和。后天因素包括饮食、生活起居、劳逸、精神情志、疾病损害、针药治疗等，这些因素共同塑造着体质的形成。如《素问·血气形志》所述，形乐志乐、形乐志苦、形苦志苦、形苦志乐等不同境遇的人，体质不同，容易罹患的疾病亦有区别。

四、影响体质的因素

体质筑基于先天，潜移默化于后天，体质的形成、发展和变化受到机体内外环境多种因素的共同影响。先天禀赋是体质形成的基础，决定着体质的相对稳定性和特异性。而体质的形成、发展与强弱在很大程度上还受其他各种因素的影响。

1. 先天禀赋　先天禀赋是指子代出生之前在母体内所禀受的一切，包括父母生殖之精、血缘关系、生育年龄、养胎和妊娠期疾病等因素。父母生殖之精的盈亏盛衰和体质决定着子代禀赋的厚薄强弱，影响其体质；父母的血缘关系、生育年龄可以直接导致子代体质的差异，如身体强弱、肥瘦、刚柔、高矮、肤色、先天性生理缺陷和遗传性疾病等。母体妊娠期间，注意饮食、起居、情志、劳逸等因素的调养，可使先天之精充盈，子代出生之后体质强壮而少偏性。如先天之精不足，禀赋虚弱或偏颇，可使小儿生长发育迟缓，影响身体素质和心理素质的健康发展。《医宗金鉴·幼科杂病心法要诀》曰："小儿五迟之证，多因父母气血虚弱，先天有亏，致儿生下筋骨软弱，行步艰难，齿不速长，坐不能稳，要皆肾气不足之故。"

2. 年龄因素 体质在生命过程中随着个体发育的不同阶段而不断发生变化，在生长、发育、壮盛、衰老、死亡的过程中，脏腑精气由弱到强，又由盛转衰，一直影响着人体的生理活动和心理变化，决定着人体体质的特点。《素问·上古天真论》《灵枢·天年》等都从不同角度论述了人体脏腑精气盛衰与年龄的关系。一般来讲，小儿因精气血津液尚未充盛，其体质特点是脏腑娇嫩，形气未充，易虚易实，易寒易热。成年人一般精气血津液充盛，脏腑功能强健，体质强壮。老年人由于脏腑功能活动的生理性衰退，精气神渐衰，体质特点多见虚实错杂，或虚多实少。

3. 性别差异 由于男女在性别上的差异，其形态结构、生理功能和心理特征也有所区别。男性多禀阳刚之气，体格较大，性格多外向、喜动、粗放；女性多禀阴柔之气，体格较小，性格多内向、喜静、细腻。此外，女子由于经、带、胎、产、乳等特殊生理过程，在月经期、妊娠期和产褥期其体质可发生一定的变化。

4. 饮食因素 "一饮一啄"都在点点滴滴地影响和塑造体质。如嗜食肥甘厚味可助湿生痰，形成痰湿体质；嗜食辛辣则易化火灼津，形成阴虚火旺体质；过食生冷寒凉会损伤脾胃，形成阳虚体质。

5. 劳逸所伤 劳逸结合有利于人体身心健康，保持良好的体质。过度劳作，则易于损伤筋骨，消耗气血，导致脏腑精气不足，功能减弱，形成虚性体质，《素问·举痛论》曰："劳则气耗。"而过度安逸，长期养尊处优，四体不勤，则可使气血运行不畅，筋肉松弛，脏腑功能减退，而形成痰瘀体质。

6. 情志因素 情志和调，可使气血调畅、脏腑功能协调。反之，突然强烈或长期持久的情志刺激，会影响人之神与气，影响人的心理模式和脏腑气化特征，造成体质的变化。如忧愁日久，郁闷寡欢可导致"肝郁质"。

7. 地理因素 《素问·异法方宜论》详细论述了地域方土不同，形成了东、南、西、北、中五方人的不同体质。因此，不同地域的人群在体质上有差异性。一般而言，北方人形体多壮实，易形成阳虚寒湿体质；东南之人形体多瘦弱，易形成阴虚湿热体质；濒海临湖之人，易形成多湿多痰体质。

8. 疾病及针药等其他因素 疾病是促使体质改变的一个重要因素。一般来说，大病、久病之后常使体质虚弱。热毒性质的病证容易导致体质向热盛、阴虚的方向变化，寒性的病证容易导致体质向寒盛、阳虚的方向变化，某些脏腑的病证会导致相应脏腑虚损的体质特点。

药物和针灸能够调整脏腑气血阴阳之盛衰及经络气血之偏颇，用之得当，将会收到补偏救弊的功效，使病理体质恢复正常；用之不当，或针药误施，将会加重损害，使体质由壮变衰，由强变弱。

五、体质的分类

多种因素的共同作用而形成了不同的体质。因此，对体质进行分类研究，掌握体质的差异规律及特征，对临床实践具有重要的指导意义。

1. 阴阳分类法　理想体质是阴阳平和之质，《素问·调经论》曰："阴阳匀平……命曰平人。"在机体阴阳动态的消长变化之中，会出现或偏阴或偏阳的状态。因此，人体正常体质大致可分为阴阳平和质、偏阳质和偏阴质 3 种类型。

（1）阴阳平和质　阴阳平和质是阴阳协调的、最理想的体质类型。体质特征是身体强壮，胖瘦适度；面色与肤色虽有五色之偏，但明润含蓄；目光有神，性格开朗随和；食量适中，二便通调；舌红润，脉和缓有神；夜寐安和，精力充沛，反应灵活，思维敏捷；自身调节和对外适应能力强。

具有这种体质特征的人，不易感受外邪，很少生病。即使患病，多为表证、实证，且易于治愈，康复亦快，有时会不药而愈。如果后天调养得宜，无暴力外伤及不良生活习惯，其体质不易改变，多长寿。

（2）偏阳质　指具有亢奋、偏热、多动等特性的体质类型。体质特征是形体适中或偏瘦，但较结实；面色多略偏红或微苍黑，或呈油性皮肤，性格外向，喜动好强，易急躁，自制力较差，食量较大，消化吸收功能健旺；大便易干燥，小便易黄赤，平时畏热喜冷，或体温略偏高，动则易出汗，喜冷饮，唇、舌偏红，苔薄易黄，脉多滑数，精力旺盛，动作敏捷。具有这种体质特征的人，对风、暑、热等阳邪的易感性较强，受邪发病后多表现为热证、实证，并易化燥伤阴，皮肤易生疮疡，内伤杂病多见火旺、阳亢或兼阴虚之证，容易发生眩晕、头痛、心悸、失眠及出血等病证。

（3）偏阴质　指具有抑制、偏寒、喜静等特征的体质类型。体质特征是形体适中或偏胖，但较弱，容易疲劳，面色偏白而欠华，性格内向，喜静少动，或胆小易惊，食量较小，消化吸收功能一般，平时畏寒喜热，或体温偏低，精力偏弱，动作迟缓，反应较慢，性欲偏弱。具有这种体质特征的人，对寒、湿等阴邪的易感性较强，受邪发病后多表现为寒证、虚证，表证易传里或直中内脏，冬天易生冻疮，内伤杂病多见阴盛、阳虚之证，容易发生湿滞、水肿、痰饮、瘀血等证。

2. 九种体质　2009 年中华中医药学会发布了《中医体质分类与判定》，根据个体的形体特征、常见表现、心理特征、发病倾向和对外界环境的适应能力等，将常见体质划分为九种类型。

（1）平和质（A 型）　该型体质阴阳气血调和，体形匀称健壮，肤色润泽，目光有神，唇色红润，不易疲劳，精力充沛，耐受寒热，睡眠良好。性格随和开朗。平素患病较少。对自然环境和社会环境适应能力较强。

（2）气虚质（B 型）　该型体质元气不足，肌肉松软不实。平素语音低弱，气短懒言，容易疲乏，精神不振，易出汗。性格内向，不喜冒险。易患感冒、内脏下垂等病，病后康复缓慢。

（3）阳虚质（C 型）　该型体质阳气不足，平素畏冷，手足不温，喜热饮食，精神不振，舌淡胖嫩。性格多沉静、内向。易患痰饮、肿胀、泄泻等病，感邪易从寒化。

（4）阴虚质（D型）　该型体质阴液亏少，体形偏瘦。常手足心热，口燥咽干，喜冷饮食，大便干燥。性情易急躁，外向好动。感邪易从热化，不耐受暑、热、燥邪。

（5）痰湿质（E型）　该型体质痰湿凝聚，体形肥胖，腹部肥满松软。面部皮肤油脂较多，多汗且黏，胸闷，痰多，口黏腻或甜。性格温和、稳重，善于忍耐。对梅雨季节及潮湿环境适应能力差。

（6）湿热质（F型）　该型体质湿热内蕴，常面垢油光，易生痤疮，口苦口干，身重困倦，大便黏滞不畅或燥结，小便短黄。易患疮疖、黄疸、热淋等病，男性易阴囊潮湿，女性易带下增多。

（7）血瘀质（G型）　该型体质血行不畅，肤色晦暗，易出现瘀斑，口唇暗淡，舌暗或有瘀点，舌下络脉紫暗或增粗，脉涩。易烦，健忘。易患癥瘕及痛证、血证等。

（8）气郁质（H型）　该型体质气机郁滞，以形体偏瘦者为多。常神情抑郁，情感脆弱，烦闷不乐。性格内向不稳定，敏感多虑。易患脏躁、梅核气、百合病及郁证等。对精神刺激适应能力较差。

（9）特禀质（I型）　该型体质先天失常，以生理缺陷、过敏反应等为主要特征。过敏性疾病患者，常见哮喘、风团、咽痒、鼻塞、打喷嚏等特征。遗传性疾病患者，如血友病、唐氏综合征等，常有垂直遗传、先天性、家族性等特征。胎传性疾病患者，如五迟、五软等，多具有母体影响胎儿个体生长发育及相关疾病特征。对外界环境适应能力差。

六、体质学说的应用

体质与病因、发病、病机、辨证、治疗及养生预防均有密切的关系，体质的差异性在很大程度上决定着疾病的发生发展、转归预后的不同，可作为个性化治疗的依据。

1. 预测疾病倾向　体质反映了机体自身阴阳寒热的盛衰偏倾，决定着个体对某些病邪的易感性、耐受性。偏阳质者易感受风、暑、热之邪而耐寒，偏阴质者易感受寒湿之邪而耐热。清代吴德汉《医理辑要》曰："要知易风为病者，表气素虚；易寒为病者，阳气素弱；易热为病者，阴气素衰；易伤食者，脾胃必亏；易劳伤者，中气必损。"一般而言，小儿脏腑娇嫩，体质未壮，易患咳喘、腹泻、食积等病证。年高之人，五脏精气多虚，体质转弱，易患痰饮、咳喘、眩晕、心悸、消渴等病证。肥人或痰湿内盛者，易患中风、眩晕等病证。瘦人或阴虚之体，易罹肺痨、咳嗽等病证。

2. 阐明发病机制　疾病发生与否主要取决于邪正的盛衰，正气不足是发病的内在根据，而体质是正气盛衰偏颇的反映。一般而言，体质强壮者，正气旺盛，抗病力强，邪气难以侵入致病；体质羸弱者，正气虚弱，抵抗力差，邪气易于乘虚入侵而发病。《灵枢·论勇》曰："有人于此，并行并立，其年之长少等也，衣之厚薄均也，卒然遇烈风暴雨，或病或不病。"

内伤杂病的发病亦与体质密切相关。个体体质的特殊状态或缺陷是内伤杂病发生的关键性因素。《灵枢·本脏》曰："愿闻人之有不可病者，至尽天寿，虽有深忧大恐，怵惕之志，犹不能减也，甚寒大热，不能伤也；其有不离屏蔽室内，又无怵惕之恐，然不免于病者，何也？"疾病发生，除由正邪斗争的结果决定外，还受环境、饮食、遗传、年龄、性别、情志、劳逸等多方面因素的影响，这些因素均可影响个体体质的状态，导致疾病的发生。

3. 阐释病理变化　体质决定病机的从化。从化，即病情随体质而变化。由于体质的特殊性，不同的体质类型有其潜在的、相对稳定的倾向性，可称为"质势"。人体遭受致病因素的作用时，即在体内产生相应的病理变化，而且不同的致病因素具有不同的病变特点，这种病理变化趋势，称为"病势"。病势与质势结合就会使病变性质发生不同的变化。这种病势依附于质势，顺从体质而发生的转化，称为质化，亦称从化。《医门棒喝·六气阴阳论》曰："邪之阴阳，随人身之阴阳而变也。"从化的一般规律：素体阴虚阳亢者，功能活动相对亢奋，受邪后多从热化；素体阳虚阴盛者，功能活动相对不足，受邪后多从寒化；素体津亏血耗者，易致邪从燥化；气虚湿盛者，受邪后多从湿化。

体质还可影响疾病的传变。具体体现在两个方面：其一，通过影响正气强弱，决定是否传变。体质强壮者，正气充足，抗邪能力强，病势虽急，但不易传变；体质虚弱者，正气不足，抗邪能力弱，邪易深入，病情多变或加重，甚至发生重症或危症。其二，通过决定病邪的"从化"而影响传变。如，素体阴虚阳亢者，感邪多从阳化热；素体阳虚阴盛者，则邪多从阴化寒。

4. 指导临床辨证　体质是辨证的基础，体质的差异性决定着发病后临床证候类型的倾向性，证候的特征中包含着体质的特征，即感受相同的病邪或患同一种疾病，因个体体质的差异可表现出阴阳、表里、寒热、虚实等不同的证候类型，即同病异证。相反，感受不同的病邪或患不同的疾病，因体质相同，可表现为相同或类似的证候类型，即异病同证。同病异证与异病同证主要以体质差异为生理基础。

5. 指导疾病治疗　体质是辨证治疗的基础。体质有阴阳之别、强弱之分、偏寒偏热之异，在疾病的治疗中，无论是药物治疗、针刺艾灸还是康复调理，患者的体质状态都是确立治疗方案的重要依据，即"因人制宜"。

（1）辨体施药，权衡性味　体质有寒热虚实之异，药物有四气五味之偏，故应视体质不同而选择用药。阴阳平和质者宜视病情权衡寒热补泻，忌妄攻蛮补；体质偏阳者宜甘寒、酸寒、咸寒、清润，慎辛热温散、苦寒沉降；体质偏阴者宜温补益火，慎苦寒泻火；素体气虚者宜补气培元，慎耗散克伐；痰湿质者宜健脾化湿，慎阴柔滋补；湿热质者宜清热利湿，慎滋补厚味；瘀血质者，宜疏通气血，慎固涩收敛等。体质强壮者，对药物耐受性强，剂量宜大，用药可峻猛；体质瘦弱者，对药物耐受性差，剂量宜小，药性宜平和。

（2）辨体针灸，治法各异　针灸施治根据体质应有补泻之分。体质强壮者，多发为实证，当用泻法；体质虚弱者，多发为虚证，当用补法。一般体质强壮者，对针石、火焠的耐受性强，体质弱者，耐受性差；肥胖体质者，对针刺反应相对迟缓，进针宜深，刺激量宜大，多用温针艾灸；瘦弱体质者，对针刺敏感，进针宜浅，刺激量相应宜小，少用温针艾灸。

（3）辨体康复，善后调理　康复调理根据体质施以不同方法，包括饮食调养、精神调摄等。如体质偏阳者初愈，应慎食狗肉、羊肉、桂圆等温热及辛辣之品；体质偏阴者初愈，应慎食龟鳖、熟地黄等滋腻之物和五味子、诃子、乌梅等酸涩收敛之品。

6. 指导养生防病　养生防病是根据不同体质采用相应的养生方法和防病措施，纠正其体质之偏，以达到预防疾病、延年益寿的目的，包括顺时摄养、精神调摄、起居有常、劳逸适度、饮食调养及运动锻炼等，贯穿衣食住行的各个方面，故养生防病方法因体质而异。

七、体质学说在健康服务与管理中的运用

体质学说在健康服务与管理中有独特价值。个性化的健康管理和服务要根据个体的特异性展开，而对个体特异性的识别和描述是关键。体质学说为个体特异性的识别提供了有效的方法，不论生理的方面还是心理的方面，体质学说都能提供一套有效的术语和系统的思维方法。

对于非疾病状态的人群，辨别体质有助于预见其疾病罹患的倾向性、邪气的易感性，为疾病的预防提供有效建议和管理措施。如阳虚体质者，对寒邪易感，易患心阳虚、脾阳虚、肾阳虚等病证，需要在防范寒湿邪气、相应疾病的提前预防中特别留意和重视，为其提供弥补体质缺陷、改变体质的饮食、起居、情绪、运动、衣着等方面的健康管理建议，防范健康中的隐患，有效地"治未病"。

对于疾病罹患状态或处于康复状态的患者，辨别体质有助于患者认识疾病产生的体质基础，将对体质的调整与疾病的治疗与康复结合起来，提升治疗和康复的效率，甚至达到根治的目标。很多慢性病的形成都有其长期的起居模式、情绪状态、饮食偏好等方面的影响，改变这些生活习惯就是重新塑造体质土壤，改变疾病发生的基础条件。

在具体实践中，任何一种体质分类模式是有局限的，需要将阴阳、五行、九种体质等多种方法结合起来，才能找到最准确的某个具体患者体质核心特征的描述方法，提出有效的管理办法。

【复习思考题】

1. 怎样理解"肺朝百脉"？
2. 肝主疏泄与肝主藏血的关系如何？
3. 为什么说"肾为先天之本"？
4. 胆为什么既是六腑之一，又属于奇恒之腑？
5. 胃的主要生理功能有哪些？
6. 试分析骨与髓的关系。
7. 如何理解"津血同源"和"血汗同源"？有何临床意义？
8. 举例说明腧穴的三类治疗作用。
9. 如何在健康服务与管理中运用体质学说？

第三章　中医病因学

病因，即致病的因素，又称病邪、病原。常见的中医病因包括外感六淫、疠气、七情内伤、饮食失宜、劳逸失度、外伤、虫兽、金刃及痰饮、瘀血、结石等。随着时代的发展及科技的进步，电击伤、火器伤、核磁辐射、环境污染等一些新的病因也不断涌现。中医病因学是研究病因分类及各种病因的性质、致病特点、发病途径及其临床表现特征的系统理论，是中医学理论体系的重要组成部分。

扫一扫，查阅本章数字资源，含PPT等

整体观是中医学理论体系的核心思想，它同样也体现在对病因的认知方面。疾病与健康是人体两种相对的状态，健康是人体的内环境维持在一种相对稳定的平衡状态，一旦人体内的这种动态平衡被打破会导致疾病状态。因此，凡是能打破人体内环境相对稳定平衡状态的因素都是潜在的病因。

历代医家在长期临床实践观察的基础上，结合中国传统哲学思辨，逐渐形成了具有独特视角的中医病因理论。早在《黄帝内经》时期，将病因分为阴阳两类。《素问·调经论》曰："夫邪之生也，或生于阴，或生于阳。其生于阳者，得之风雨寒暑；其生于阴者，得之饮食居处，阴阳喜怒。"东汉时期，张仲景在《金匮要略》中将病因归纳为三类："一者，经络受邪，入脏腑，为内所因也；二者，四肢九窍，血脉相传，壅塞不通，为外皮肤所中也；三者，房室、金刃、虫兽所伤。"是基于疾病的发病部位对病因进行分类。宋代医家陈言在《三因极一病证方论》中提出"三因学说"，指出"六淫，天之常气，冒之则先自经络流入，内合脏腑，为外所因；七情，人之常性，动之则先自脏腑郁发，外形于肢体，为内所因；其如饮食饥饱，叫呼伤气，金疮踒折，疰忤附着，畏压溺等，有悖常理，为不内外因"。这种把致病因素与发病的途径结合的病因分类方法，进一步完善中医病因学说，对后世产生了深远影响，并一直沿用至今。

不同病因的性质与致病特点不同，作用于人体后所表现出的临床症状也存在较大差异。在临床上可以通过望、闻、问、切四诊收集患者的临床资料加以综合分析判断，从而推测病因。总之，审证求因是中医临床探求病因的常用方法。

第一节　外感病因

外感病因是指由于外界自然环境变化，超出人体适应能力，邪从口鼻或肌表入侵人体，引发疾病的一类病因。外感病因主要包括六淫与疠气两大类。

一、六淫

（一）基本概念

风、寒、暑、湿、燥、火（热）是自然界的六种气候变化，通常情况下并不致病，又称六气。当六种气候变化异常，超出人体的适应能力时，才会导致疾病的发生，此时称为六淫或六邪，"淫"有太过或泛滥之意。气候变化异常是相对的：一是某地域的气候与以往同时期相比较而言，气候变化明显异于同一地区以往同一时期，可造成人群中的外感疾病的患病率明显上升；二是与个人的身体适应能力相对而言，个体的适应能力弱，在正常气候变化条件下也可出现外感病证。

（二）性质与致病特点

六淫是由于外界自然环境变化超出人体适应能力而致病的邪气，因此具有一些共同的性质与致病特点，具体如下。

1. 外感性 由于六淫病邪多从口鼻或皮毛入侵人体，多侵犯肌表，起病时多表现为病位较浅的表证，因此，六淫所致之病也称外感病。

2. 季节性 六淫的发生具有明显的季节性。一般而言，春季多风，夏季多暑热，秋季多燥，冬季多寒，长夏多湿。

3. 地域性 由于我国幅员辽阔，不同地域气候特征也迥然有异，东南沿海多湿热，西北高原多燥寒，因此，六淫致病也具有明显的地域特征。

4. 相兼性 六淫为病既可单独入侵人体致病，也常常数邪相兼为病，如风寒、风热、寒湿、风寒湿、风湿热等。

此外，六淫之邪进入人体内后，其病理性质往往还会因患者体质的不同而发生转化，如风寒化热、湿热伤阴化燥等。

（三）各自的性质与致病特点

六淫之邪属性不同，入侵人体致病后临床症状也不相同，各有特点。根据患者的临床症状，采用取类比象的方法加以分析，归纳出六淫的性质与致病特点。如感受风邪致病常表现为恶风、瘙痒、走窜性疼痛、眩晕等，这些症状与自然界风的动摇不定、善动不居、轻扬开泄的特点相类似。

1. 风邪 指入侵人体致病后其症状具有善动不居、轻扬开泄等特点的外邪。

风为春季主气，致病多见于春季，也可见于其他季节。风邪的性质与致病特点如下。

（1）风为阳邪，其性开泄，易袭阳位 风邪具有发散、轻扬、开泄、向上、向外等特点，性质属阳。风性开泄是指风邪易伤人腠理，致卫表不固、开阖失司而见汗出、恶风等症；此外，风邪入侵，最易侵犯肌表、头面等人体属阳的部位，可见头晕、头痛、身痒、面目浮肿等症。正如《素问·太阴阳明论》所说："伤于风者，上先受之。"

（2）风善行而数变 风邪致病，临床症状常表现为善动不居、游移不定的特点，如游走性的关节疼痛；风疹出现的皮肤瘙痒、痒无定处、时作时止等。此外，风邪致病常常起病急骤、变化迅速，如风邪入侵头面而突然出现口眼㖞斜；风水证突然出现头面一身浮肿等。

（3）风性主动 风邪所致疾病的临床症状往往还表现出动摇不定的特点，如视物旋转、肌肉抽动，甚至角弓反张等。

（4）风为百病之长　在外感六淫邪气致病的过程中，常常以风邪为先导。由于风性轻扬开泄，易致腠理疏松，其他邪气常依附于风乘虚而入。因此，风邪多与其他邪气相兼为病。如《临证指南医案·风》曰："盖六气之中，惟风能全兼五气……盖因风能鼓荡此五气而伤人，故曰百病之长。"此外，虽然风为春季主气，但四季皆有，其发病的概率也大，故而风邪还有"百病之始"的说法。

2. 寒邪　指致病后其症状具有寒冷、凝滞、收引等特点的外邪。

寒为冬季主气，寒邪致病也多见于冬季。但其他季节也可因气温骤降而出现寒邪致病。夏季因贪凉喜冷而感受寒邪发病也很常见。根据寒邪入侵的路径不同又有伤寒与中寒之别，伤寒是指寒邪入侵肌表；中寒则是指寒邪从口鼻而入，直中脏腑。

寒邪的性质与致病特点如下。

（1）寒为阴邪，易伤阳气　从阴阳的属性来看，寒为阴气盛，故寒为阴邪。阴阳相互制约，寒邪入侵人体后与阳气相争，影响人体阳气的正常布散，人体阳气也在邪正斗争的过程中被不断耗伤。寒邪入侵肌表，卫阳被遏，可见恶寒、发热、无汗等；若寒邪直中胃肠，则可见脘腹冷痛、呕吐、泄泻等。

（2）寒性凝滞　寒与热相对，在寒冷环境下，物质具有凝固，运动迟滞的趋势，寒邪入侵人体后，体内经气、津液、血液等物质也会出现凝结、运行迟滞而出现疼痛。究其原因，乃由寒邪损伤人体阳气，温煦失司，津液凝滞，血液瘀滞，经气不通，不通则痛。因寒所致的疼痛具有鲜明的特点：一是疼痛剧烈；二是得温则减、遇寒则剧。

（3）寒性收引　在自然条件下，大多数物体都存在热胀冷缩的规律。寒邪入侵人体，可使气机收敛、腠理闭塞、血脉筋肉挛缩，出现无汗、手足筋脉拘急疼痛等症状。

3. 暑邪　指在夏季入侵人体致病后其症状表现为炎热、升散、兼湿等特点的外邪。

暑为夏季主气。与其他六淫外邪相比较，暑邪致病具有更鲜明的季节性，多发于农历夏至、立秋之间，特别是夏至节气之后的三伏天，是一年之中最为炎热的季节，一些高温环境作业者如建筑工人、农业田间劳作者、环卫工人等特殊群体最易感受暑邪而致病。

暑邪的性质与致病特点如下。

（1）暑为阳邪，其性炎热　暑为夏季火热之气，其性质属阳，入侵人体后也多表现出发热、面目红赤、心烦、口渴、舌红、脉洪大等阳热症状。

（2）暑性升散，易伤津耗气，上扰心神　暑为阳热之邪，其性升发外散，常易伤津耗气、上犯头目、内扰心神。因此，暑邪致病常可见头晕、目眩、胸闷、心烦，甚则神昏；暑热逼迫津液外出则汗出过多、口渴喜饮；暑热耗气则出现神疲气短、四肢乏力、倦怠等。

（3）暑多夹湿　暑季气候炎热，潮湿多雨，湿热交蒸，故暑湿往往相兼入侵人体致病。临床上除暑邪阳热症状外，还常可见身热不扬、汗出不畅、胸闷呕恶、大便稀溏、大便黏滞不爽、舌苔腻等症。

4. 湿邪　指入侵人体致病后其症状具有黏滞、重着、趋下等特点的外邪。

湿为长夏主气，故湿邪为病多见于长夏，但四季皆可见。长夏又称"季夏"，为夏季最末一个月，时值夏秋之交，在我国大部分地区为多雨之季，气候潮湿，因而湿邪最易为病。但湿邪也是四季均有，特别是在江南与华南地区，春夏两季雨水充沛，湿邪致病广泛。

湿邪的性质与致病特点如下。

NOTE

（1）湿为阴邪，易伤阳气，阻遏气机 湿为水所化，故为阴邪。湿邪入侵人体后，与人体阳气相争而将其耗损。脾在五行属土，主运化水湿，喜燥而恶湿，因此，湿邪入侵，最易困阻脾阳，致其运化失司，出现胸闷、腹胀、泄泻、浮肿、小便不利等临床症状。

（2）湿性重浊 "重"即沉重，指湿邪入侵人体致病后临床症状多有沉重的特征，如头身困重如裹、四肢倦怠等。"浊"即秽浊，是指湿邪致病后的排泄物及分泌物秽浊。如大便稀溏腥臭、小便浑浊、咳痰稠浊、目眵增多、汗出如油等。

（3）湿性黏滞 "黏"指黏腻不爽，"滞"指滞涩不畅。湿性黏滞主要表现在两方面：一是指湿邪致病后的临床症状黏腻不爽，如大便里急后重、小便滞涩不畅、痰涎黏滞难出、口中黏腻不爽、舌苔腻等；二是指湿邪所致疾病缠绵难愈。湿邪为病，起病缓、病程长，且易反复发作，缠绵难解。湿易伤脾，阻滞气机，脾运失司，内湿又起，内外合邪，难以祛除；此外，湿邪易与他邪相兼为病，如风湿、寒湿、湿热、暑湿等，致病广泛，病机复杂，难以速愈。

（4）湿性趋下，易袭阴位 湿与水同类，同属阴邪，有趋下之性，入侵人体致病也多发生于腰以下部位。如湿疹、浸淫疮、脚气、水肿等。《素问·太阴阳明论》言："伤于湿者，下先受之。"

5. 燥邪 指入侵人体致病后其症状表现为干燥、收敛等特点的外邪。

燥是秋季主气，燥邪为病也多见于秋季。秋季处于夏、冬二季之间，其气清肃，气候干燥。但初秋因禀夏末余热之气，与燥气相合，入侵人体，发为温燥；深秋则感初冬之寒气，与燥相合，入侵人体，发为凉燥。

燥邪的性质与致病特点如下。

（1）燥性干涩，易伤津液 燥与湿相反，其性干涩。燥邪侵及人体之后，最易损伤人体津液，导致各种干燥、涩滞的症状，如鼻咽干燥、口渴唇干、皮肤干涩、毛发干枯、大便干结、小便短少等。

（2）燥易伤肺 燥为秋季主气，肺喜润而恶燥。燥邪侵袭人体，自口鼻而入，也多先伤及肺，致肺失宣降，肺津亏损，出现咳嗽胸痛、干咳少痰，甚或痰中带血、口燥咽干、鼻腔干涩出血等症状。

6. 火（热）邪 指入侵人体致病后其症状表现为炎热升腾等特性的外邪。

火热之气旺于夏季，但季节性不明显，故火热之邪致病，四季皆可发生。火与热同类而异名，皆为阳邪。但其区别主要有二：一是程度不同，火为热之极，热为火之渐；二是临床表现存在差异，火聚而热散。火邪致病，临床症状多集中在局部如肌肤疮疡，热邪为病则多表现为弥散性全身发热等。

火热之邪的性质与致病特点如下。

（1）火热为阳邪，其性炎上 火热之性燔灼、升腾上达，入侵人体后，多表现出阳热偏盛之实热证，如高热、汗出、脉洪数等，其症状出现的部位也多见于头面部，如口舌生疮、头胀痛、目赤肿痛等。

（2）火热易伤津耗气 火热之邪致病，热淫于内，一是直接煎熬耗伤津液，二是逼迫津液外出为汗，汗出津伤，如口渴喜饮、咽干舌燥、大便干结、小便短赤等症；汗出过多，气随津脱，又可导致元气耗伤。此外，"壮火食气"，火热炽盛还能直接耗伤元气，患者临床表现见神疲、乏力、气短、四肢倦怠等症。

（3）火热易扰神　心主藏神，五行属火，故火热之邪入侵人体，最易扰动心神，可见心烦、失眠，甚至神昏、谵语、狂躁不安等症。

（4）火热易生风动血　火热之邪入侵，燔灼津液，筋脉失养，临床出现肢体震颤、抽搐、角弓反张等症状，又称热极生风；热入营血，迫血妄行，致血不循常道，溢出脉外，则可出现吐血、衄血、便血、尿血、皮肤发斑、妇女崩漏等各种出血症状。

（5）火热易致疮疡　"热胜则肉腐"，火热之邪入里，蕴结血肉，可致血肉腐坏形成疮疡，临床可见局部皮肉红、肿、热、痛。

二、疠气

疠气也是一种外感病因，疠气的发生与气候变化密切相关，但又别于六淫之邪，具有独特的致病特点。

（一）基本概念

疠气是指一类具有强烈传染性及致病性的外感病邪。因其所致之病严重，进展迅速，"如有鬼厉之气"而得名。疠气又有"疫气""疫毒""戾气""乖戾之气"等别称。疠气入侵人体所致之病称疫疠病，又称瘟疫、疫病及瘟病等。疫疠致病种类繁多，如时行感冒、痄腮（流行性腮腺炎）、疫毒痢、霍乱、鼠疫、天花、疟疾、严重急性呼吸综合征（SARS）、新型冠状病毒感染（Covid-19）等。

疠气多通过空气、水源等途径传播，从口鼻而入侵犯人体致病，也可随饮食污染、蚊蝇老鼠、虫兽叮咬、皮肤接触、血液及性传播等。

（二）性质与致病特点

1. 发病急骤，病情危笃　疠气致病力极强，入侵人体后，正邪相争剧烈，一经发病便可迅速表现出恶寒、高热、神昏、生风、动血、吐泻交加等危重症状。相较于六淫外邪，其发病更为急骤，来势凶猛，病情险恶，病情危笃，病死率高。

2. 传染性强，易于流行　疠气具有很强的传染性与流行性，可通过空气、水源、食物等不同的途径在人群中传播。疠气流行之时，涉疫区域内，无论男女老少、体质强弱，触之皆可发病。如《诸病源候论》所说："人感乖戾之气而生病，则病气转相染易，乃至灭门。"

3. 一气一病，症状相似　疠气入侵人体，作用于脏腑组织，发病具有一定的特异性。不同种类的疠气，所致疫病的病位不同，临床症状及发病规律也存在差异，而同一种疠气在人群中所引发的疫病，则在病位、病性及发展与转化规律等方面类似。如新型冠状病毒感染，多自口鼻侵及肺脏，临床也多见头身酸痛、恶寒、发热、鼻塞、流涕、咽痛、咳嗽、咳痰难出、胸闷、气喘，严重者出现高热、神昏、喘息、气憋，甚或死亡。

（三）影响因素

疠气的产生与流行涉及多种因素，主要包括如下几种。

1. 气候因素　自然环境中的气候反常变化是疠气发生与流行最常见的因素。如冬季应寒而反温或过度寒冷、秋季应燥而反湿，或久旱无雨，或阴雨连绵，反常气候有利于疠气的滋生及传播。

2. 环境因素　自然环境中如空气、水源、土壤等的污染，饮食卫生习惯不良也是导致疠气滋生，疫疠病流行的重要因素，如霍乱、疫毒痢等。

3. 预防措施不当 由于疠气容易在人群中传染，对患者进行有效隔离，保护易感人群，是预防疠气较有效的方法。如果预防隔离措施不当，则易造成疠气的流行与传播。

4. 社会因素 稳定和谐的社会环境是有效预防疠气流行的保障。如果社会动荡不安，战乱频繁，百姓居无定所，饥饱失常，则易致疠气的滋生与流行。历史上战乱年代多有疫疠流行发生。

第二节　内伤病因

内伤病因是指人体因情志、饮食、劳逸等异常，导致气血津液失调、脏腑功能失常而发病的致病因素。有别于外感病因，内伤病因多直接伤及内脏，按照其邪气来源、入侵途径、致病特点可分为七情内伤、饮食失宜、劳逸失度等三个方面。

一、七情内伤

（一）基本概念

七情，是人体对内外环境变化应答产生的七种正常的情志活动，即喜、怒、忧、思、悲、恐、惊的总称，一般情况下不会导致疾病。当七情过激或持续时间过久，超越了人体正常的生理和心理适应能力，或因人体正气亏虚，对情志活动的适应调节能力下降，引起人体脏腑功能失常、气机失调才会导致或诱发疾病而成为致病因素，称为"七情内伤"。七情内伤致病，因其直接伤及内脏，可导致或诱发多种身心疾病和情志病。

（二）致病特点

七情内伤致病与人体的内外环境密切相关，除与情志本身反应强度、持续时间有关外，还与个人体质有密切关系。七情内伤的致病特点为直接伤及内脏、影响脏腑气机、多发为情志病、影响病情变化4个方面。

1. 直接伤及内脏

（1）心神先受之　"心藏神"，神即指人的精神思维活动，由于心能统领五志，故五志过极皆能伤心。所谓："心者，五脏六腑之大主也，精神之所舍也。"因此七情的产生，都是在心神的统领下，各脏腑精气阴阳协调作用的结果。故七情内伤致病，首先影响心神，产生异常的思维活动和精神状态。喜乐过度，可致精神涣散不藏，神志失常，临床多见心悸、失眠、健忘，甚则出现精神失常等症状；恐惧过度，可致神气惊散，神不守舍，临床多见惊悸不安、慌乱失措，甚则神志错乱、二便失禁等症状。

（2）损伤相应之脏　七情内伤可损伤相应之脏。

心在志为喜，过喜则伤心：适度的喜乐，能调和血气、通利营卫，《素问·举痛论》曰："喜则气和志达，营卫通利。"但过度的喜乐或喜乐过久，则可损伤心气，心气耗伤，则人不喜而生悲。《灵枢·本神》曰："心气虚则悲，实则笑不休。"

肝在志为怒，过怒则伤肝：通常情况，怒是机体在受到不良情绪刺激时引起的情志变化，属于肝正常的生理活动，故当怒则怒，怒而有节，对机体的影响有度。但怒而无节，则可致气血逆乱，阳气升发太过而致病，《灵枢·百病始生》曰："忿怒伤肝。"肝藏血，若肝的阴血不足，导致阳气偏亢，若稍受刺激，则易发怒。

脾在志为思，过虑则伤脾：思，即思虑、思考，是人的精神意识思维活动的一种状态，与脾的生理功能有关。脾气健运，气血充盛，则思虑、思考功能正常。但当过度思虑或所思不遂时，可影响机体的气血失调而致病，临床多见思虑太过伤脾或因脾虚而不耐思虑，《素问·阴阳应象大论》曰："思伤脾。"

肺在志为悲为忧，过悲或忧则伤肺：悲伤、忧愁属于非良性刺激的情志活动，与肺的生理功能有关。忧愁过度会损耗人体之气，因肺主气，所以忧愁过度首先伤肺，《素问·举痛论》曰："悲则气消。"反之，当机体肺气虚弱，对外界的刺激耐受能力降低，也易产生忧愁的情志变化。

肾在志为恐，过恐则伤肾：恐，即恐惧、胆怯，是人们对事物或现象惧怕时的一种精神状态，与肾的生理功能有关。过度的恐惧、胆怯，可导致肾气不固，气泄于下，临床可见二便失禁，甚则引起肾精衰竭，正如《素问·阴阳应象大论》曰："恐伤肾。"而机体先天肾气不足，对外界的不良刺激耐受能力下降，也会引起恐惧、胆怯等情志变化。

2.影响脏腑气机 七情分属五脏，内伤七情可影响脏腑功能，主要通过影响脏腑气机，导致脏腑气血阴阳失调而出现相应的临床表现。《素问·举痛论》曰："百病生于气也，怒则气上、喜则气缓、悲则气消、恐则气下……惊则气乱……思则气结。"

（1）**怒则气上** 指暴怒损伤肝致病，其特点为气机上逆。暴怒导致肝气上逆，甚则血随气逆、并走于上。临床表现为头胀头痛，胸中气满，面红目赤，甚则呕血、昏厥猝倒、不省人事等症，正如《素问·生气通天论》曰："大怒则形气绝，而血菀于上，使人薄厥。"《素问·举痛论》曰："怒则气逆，甚则呕血及飧泄。"亦可因肝气横逆，影响脾胃，临床见嗳气、食欲不振、腹痛腹泻等症。

（2）**喜则气缓** 指过喜损伤心致病，其特点为心气涣散。过喜导致心气涣散不收、心神不宁、神不守舍，甚者可致心神暴脱。临床表现为喜笑不休、精神不集中、心悸失眠或失神狂乱，正如《灵枢·本神》曰："喜乐者，神惮散而不藏。"甚则见气息微弱、大汗淋漓、脉微欲绝等症，正如《淮南子·精神训》曰："大喜坠阳。"

（3）**思则气结** 指过度思虑损伤脾致病，其特点为气机郁结。过度思虑，导致脾气郁滞、失于健运、气机升降失职。临床表现为不思饮食、面色萎黄、腹胀腹满、便溏等症。《景岳全书·杂证谟·虚损》曰："脾气结则为噎膈，为呕吐，而饮食不能运。食不运则血气日消，肌肉日削，精神日减，四肢不用……"

（4）**悲则气消** 指悲忧太过损伤肺致病，其特点为气机消耗。悲忧太过，导致肺气耗伤、意志消沉。临床表现为气短懒言、精神不振、意志消沉、神疲乏力等症。《素问·举痛论》曰："悲则心系急，肺布叶举，而上焦不通，荣卫不散，热气在中，故气消矣。"亦可见悲忧太过，致使气机收敛，肺失宣降，出现胸闷太息、咳嗽喘促等症。《灵枢·本神》曰："忧愁者，气闭塞而不行。"

（5）**恐则气下** 指恐惧太过损伤肾致病，其特点为气机下陷。过度恐惧或长期处于恐惧中，可致气机下陷，肾封藏失职，肾精不固。临床表现为腰膝酸软、二便失禁，甚则遗精等症。《灵枢·本神》曰："恐惧不解则伤精，精伤则骨酸痿厥，精时自下。"

（6）**惊则气乱** 指猝然受惊损伤心致病，其特点为气机逆乱。猝然受到惊吓，心无所倚，可致心神不定，心气紊乱，气血运行失调。临床表现为心悸不安、惊慌失措，甚则神志错乱、语无伦次等症。《素问·举痛论》曰："惊则心无所倚，神无所归，虑无所定，故气乱矣。"

人体正常情志活动中，脏腑之气的升降出入发挥着重要作用。过度或长期异常的情志活动可影响脏腑气机的变化，导致精气血津液代谢失常而致病。如情志内伤，气机郁结导致气滞，进一步郁而化热、化火；或气机郁滞引起血行不畅导致血瘀；气机郁滞引起津液不布聚湿成痰。因此，内伤七情引起的气机失调，可进一步导致瘀血、痰饮等病理产物的形成而致病。

3. 多发为情志病　情志病是指因七情异常刺激导致脏腑功能失常、气血阴阳失调而表现出来的病证，其发病原因常与情志刺激有关。正常情况下，人体对情志刺激具有调节作用，保持动态平衡，以维持人体正常活动。当情志过度异常，脏腑不能调节气机变化，导致气血阴阳失调，引发精神心理病证，如癫证、狂证等疾病；或是诱发体内原有的病证，如眩晕、胸痹等疾病；或是其他疾病致病但具有情志异常表现的病证，如消渴、癥积、肝胆疾病等疾病，都有情志异常的表现，其病情演变亦随情志异常变化而变化。

4. 影响病情变化　七情活动对病情的演变具有正反两方面影响：一是有利于疾病趋于康复。情绪积极乐观向上，精神保持愉悦恬淡，可使脏腑气机平衡，气血运行顺畅，有利于疾病的好转乃至痊愈。二是加重病情。情绪消沉，悲观失望，或七情异常变化，人体不能及时调节，可加重脏腑气机的紊乱、气血阴阳的失调，加重病情，甚则恶化。了解七情变化对病情的影响，对把握病情发展变化，增加心理干预，有一定临床意义。

二、饮食失宜

（一）基本概念

饮食是人体从外界环境中汲取生命活动所需精微物质的重要来源，具有濡养脏腑、化生精气血津液的功效，与人体健康与生存息息相关。正如《素问·脏气法时论》曰："五谷为养，五果为助，五畜为益，五菜为充，气味和而服之，以补精益气。"饮食不节、饮食不洁等饮食失宜可导致以脾胃为主的脏腑功能失调，或正气损伤而诱发疾病。张仲景《金匮要略》中载："凡饮食滋味以养于生，食之有妨，反能有害……若得宜则益体，害则成疾，以此致危。"由饮食失宜引起的内伤疾病常称为"饮食内伤"。

（二）致病方式

饮食失宜致病与饮食的方式存在密切关系，不当的饮食方式可损伤脾胃，造成脾胃功能失常而致病。饮食失宜致病的方式主要有饮食不节、饮食不洁、饮食偏嗜 3 种情况。

1. 饮食不节　指饮食不能节制，摄取过多或过少的食物，以致损伤脾胃，导致疾病的产生。

（1）过饥　指摄食过少，如饥而不得食，或节食过度，或因七情内伤而不思饮食，或不能按时饮食等。《灵枢·五味》曰："谷不入，半日则气衰，一日则气少矣。"人体长期处于过饥状态，气血生化乏源，导致脏腑经络失于濡养，人体功能活动衰退而致病，临床可见面色苍白、全身虚弱、消瘦等症。另外因人体气血生化不足，正气亏虚，抗邪能力减弱，外邪易侵入机体而致病。

此外，过度节食或摄食过少，胃腑失于水谷充养致胃气受损，临床可见纳呆脘闷、胃脘疼痛等症；若刻意抑制食欲，又可发展成厌食等较为顽固的心身疾病。儿童发育期，若饮食过少、严重挑食、厌食可致营养不良，则影响正常的生长发育。

（2）过饱　指饮食摄入过多，如暴饮暴食等。《素问·痹论》曰："饮食自倍，肠胃乃伤。"长期超过脾胃运化能力，可导致疾病的产生。因饮食过饱，食物停滞于胃中，出现食伤脾胃，临床可见脘腹胀满疼痛、嗳腐吞酸、厌食纳呆等症；因长期饱食，损伤脾胃功能，脾胃运化不足，导致痰湿内生，临床可见腹胀、大便黏腻不爽或腹泻、身体困重，甚则肥胖等症；因饮食停滞日久，郁而化热致病，临床可见消渴、小儿疳积等病。因长期暴饮暴食导致胃肠功能受损，筋脉瘀滞致病，临床可见胃脘疼痛、痔疮便血等症，如《素问·生气通天论》曰："因而饱食，筋脉横解，肠澼为痔。"

此外，过饱致病多见于小儿。小儿喂养过量，易伤脾胃，运化失职，气血精微不能濡养脏腑，久则可致疳积，临床可见小儿身体消瘦、面色萎黄、头发枯黄、腹大青筋、大便完谷不化等症。

2. 饮食不洁　指食用不洁净、腐败变质或有毒的食物而引起胃肠道疾病的发生。因食用不洁、腐败变质的食物，导致胃肠功能异常，临床可见脘腹疼痛、恶心呕吐、泄泻等症；因食用寄生虫污染过的食物，如蛔虫、蛲虫等，导致各种寄生虫疾病的发生，临床可见腹痛时作、嗜食异物、面黄肌瘦、磨牙等症；因食用被疫毒污染的食物，可发生某些传染性疾病，如痢疾、霍乱等病；因进食有毒之品，如农药、硝酸盐等，或有毒动植物，可出现中毒表现，轻则脘腹疼痛、呕吐腹泻，重则可致死亡，正如《金匮要略·禽兽鱼虫禁忌并治》曰："秽饭、馁肉、臭鱼……食之皆伤人……六畜自死，皆疫死，则有毒，不可食之。"

3. 饮食偏嗜　指过于偏向喜好某种性味的食物，或长期专食某些食物。人体的生长发育及生命活动需要各种各样的营养物质，长期偏爱某种食物，可导致人体内营养的缺乏，或引起气血阴阳失调，进而导致疾病的发生。饮食偏嗜包括寒热偏嗜、五味偏嗜、食类偏嗜、嗜酒成癖等。

（1）寒热偏嗜　寒热指食物的寒热自然属性。良好的饮食习惯要求食物寒热适中，即不寒、不热，如《灵枢·师传》曰："食饮者，热无灼灼，寒无沧沧。寒温中适，故气将持，乃不致邪僻也。"若长期偏爱生冷寒凉食物，则易损伤人体脾胃阳气，导致寒湿内生或里寒内盛，临床可见腹部冷痛、大便泄泻、畏寒肢冷等症；若长期嗜好辛温燥热之品，则易使胃火炽盛、胃肠积热，临床可见口干口渴、消谷易饥、便秘或酿成痔疮等症。

（2）五味偏嗜　五味指食物的酸、苦、甘、辛、咸五种味道。在五种性味当中，不同性味具有不同的阴阳偏性，如《素问·至真要大论》曰："辛甘发散为阳，酸苦涌泄为阴。"五味根据与五脏的亲和程度强弱，分入于五脏，如《素问·至真要大论》曰："夫五味入胃，各归所喜，故酸先入肝，苦先入心，甘先入脾，辛先入肺，咸先入肾。"若长期偏嗜某种性味的食物，则会导致相应的脏气旺盛，久之可导致脏腑功能失调，从而产生相应的疾病，如《素问·五脏生成》曰："多食咸，则脉凝泣而变色；多食苦，则皮槁而毛拔；多食辛，则筋急而爪枯；多食酸，则肉胝䐢而唇揭；多食甘，则骨痛而发落。"《素问·生气通天论》曰："味过于酸，肝气以津，脾气乃绝；味过于咸，大骨气劳，短肌，心气抑；味过于甘，心气喘满，色黑，肾气不衡；味过于苦，脾气不濡，胃气乃厚；味过于辛，筋脉沮弛，精神乃央。"因此，饮食五味须调和适当，不可偏嗜，才能使人体骨骼强健、筋脉柔和、气血通畅。

（3）食类偏嗜　是指长期偏爱某种或某类食物，甚则不食某种或某类食物，久之导致脏腑

NOTE

功能失职，营养失衡，进而引起疾病的发生。若长期喜食肥甘厚味，一方面易引起营养过剩，易导致肥胖、消渴等疾病；另一方面，损伤脾胃，痰浊内生或化热，易致眩晕、中风、胸痹等，如《素问·奇病论》曰："肥者令人内热，甘者令人中满。"若长期喜食精细食物，可致胃肠蠕动减弱，造成便秘等症。若长期偏嗜某种食物，导致体内营养缺乏而致病，如长期缺少碘的摄入，导致瘿瘤的发生；缺乏维生素 A，导致夜盲等症。

（4）嗜酒成癖　酒性辛热，少服可活血通经，若长期或过量嗜酒，易损伤脾胃功能，聚湿、生痰，日久郁而化热，造成各种疾病的产生，临床可见口苦、口腻、腹胀纳呆，甚则变生癥积等。亦可引起酒精中毒，轻者可见异常行为及意识障碍，严重者可危及生命。

三、劳逸失度

（一）基本概念

劳逸是指人体劳倦及安逸的总称，是人体正常活动的生理需要及养生之道。正如《备急千金要方·道林养性》曰："养生之道，常欲小劳，但莫疲及强所不能堪耳。"劳逸失度是指机体长期处于过于劳倦或过于安逸的状态，导致人体脏腑功能失职、气血阴阳运行失常。劳逸失度亦属于内伤病的致病因素之一。

（二）致病特点

劳逸失度，均能致病，或以过劳为主，或以过逸为主。过劳包括劳力过度、劳神过度和房劳过度三个方面。过逸包括体力过逸和脑力过逸两个方面。

1. 过劳

（1）劳力过度　又称"形劳"，指较长时间的过度用力，劳伤形体，积劳成疾。

劳力过度的致病特点主要表现在两个方面：一是过度劳力而耗气，损伤内脏的精气，尤易耗伤肺脾之气，临床表现为少气懒言、四肢困倦、精神不振、形体消瘦等症，如《素问·举痛论》曰："劳则气耗。"二是过度劳力而伤形，损伤肌肉筋骨等形体组织，久而积劳成疾。如《素问·宣明五气》曰："久立伤骨，久行伤筋。"

（2）劳神过度　又称"心劳"，指思虑过度，劳伤心脾，积劳成疾。心藏神，脾主思，劳神过度必耗伤心血，损伤脾气，临床表现为心神失养引起的心悸、健忘、失眠、多梦，以及脾失健运引起的纳少、腹胀、便溏等症。

（3）房劳过度　又称"肾劳"，是指房事太过，或手淫过度，或妇女早孕多育等，以致肾精损伤。肾为先天之本，肾藏精，主生髓，肾精不宜过度耗泄。若房事不节，过度耗伤肾精，损伤元气，甚则出现未老先衰之象，临床表现为腰膝酸软、眩晕耳鸣、精神萎靡，或男子性功能减退、遗精早泄，甚或阳痿，女子月经失调、带下过多等症。如《素问·生气通天论》曰："因而强力，肾气乃伤，高骨乃坏。"

2. 过逸　包括体力过逸和脑力过逸。

（1）体力过逸　指长期不进行体力活动，或者卧床过久，人体气机失于畅达，可使人体脏腑经络及精气血津液神的失常而引起疾病发生。人体日常生活需要适当的劳动，才能保持脏腑功能旺盛、气血流畅、阳气振奋。长期不进行体力劳动和体育锻炼，可导致气血不畅，脾胃功能减弱，出现食少腹胀、精神不振、肌肉软弱，或肥胖等症，久则进一步影响气血运行和津液代谢，形成气滞血瘀、水湿痰饮内生等病变，或继发其他疾病。此外，长期不从事体力劳动，可导致脏腑经络功能减退，正气虚弱，临床表现为心悸、气喘、汗出胸闷等症，或抗邪无力、易感外邪而致病。如《素问·宣明五气》曰："久卧伤气，久坐伤肉。"

（2）脑力过逸　指长期懒于用脑或用脑过少，心神废用，功能渐弱。积极而合理的脑力劳动，有利于调动脏腑的生理功能。长期脑力过逸可导致记忆力减退、反应迟钝、精神萎靡等症，甚或导致脏腑功能失调而百病丛生。

此外，内伤病因致病具有以下共同的特点：一是自戕性。内伤病因多为人体自身摄生失宜，纵恣不能知节所致。如忧患不止、嗜欲无穷、饮食偏嗜、吸烟酗酒、纵欲过度、贪图安逸、起居作息无规律等。清代高士宗《医学真传》明确指出："人身本无病也，凡有所病皆自取也。或耗其精，或劳其神，或夺其气，种种皆致病之由……若脏腑经络原有不足，又不知持重调摄，而放纵无常，焉得无病？"二是渐进性。内伤病因中虽情志剧变、饮食骤伤、劳力过重等可引起疾病，而多数情况下，内伤病因对人体的影响多具有持久性，即持续一定时间后才逐渐显现出明显的症状。三是虚损性。内伤病因多导致气血津液失调、脏腑功能失常而致病，久之容易出现气血虚弱，脏腑功能减退，故内伤疾病多伴有不同程度的虚损性病变。四是综合性。内伤病因的形成常具有复杂性，某一个体可能同时存在多种内伤致病的因素，而各种因素之间又可以相互影响。如七情内伤的形成，常受个人体质、社会、环境影响，同时也受不良的行为、饮食失宜等多方面因素的影响。

总之，无论内伤七情、饮食失宜还是劳逸失度导致的内伤疾病，均与环境、社会、心理等诸多因素有关。因此，若想机体健康，则要求做到七情变化适度、饮食正常、劳逸适宜。正如《素问·上古天真论》曰："上古之人，其知道者，法于阴阳，和于术数，饮食有节，起居有常，不妄作劳，故能形与神俱，而尽终其天年，度百岁乃去。"

第三节　病理产物性病因

在疾病发生发展过程中，人体阴阳失去动态平衡，脏腑气血功能失调，产生痰饮、瘀血、结石等病理性产物，引发新的病证。这些病理产物停留于体内又可作为新的病因，引起新的病理变化，故又称为"继发病因"或"内生实邪"。

一、痰饮

（一）基本概念

痰饮是人体水液代谢障碍所形成的病理产物，属继发性病因，较稠浊者称为痰，较清稀者称为饮。痰饮有有形之痰和无形之痰，以及广义痰饮和狭义痰饮的分别。

1. 有形之痰与无形之痰　有形之痰，指视之可见，闻之有声，或触之可及之痰，如咳嗽吐痰、喉中痰鸣、痰核等。无形之痰，指只见其征象，不见其形质之痰，如眩晕、癫狂等，虽然无形质可见，但用祛痰药治疗有效。

2. 广义痰饮与狭义痰饮　广义痰饮泛指一切水液代谢障碍所形成的病理性产物。根据所处位置的不同可分为痰饮、悬饮、溢饮、支饮四大类。其中留滞于肠胃的即狭义痰饮。

（二）形成

痰饮的形成多与肾、脾、肺、三焦等脏腑功能失调有关。肾司水液，为一身阳气之根，若肾气不足，蒸化不利，或不能温煦脾阳，运化不及，导致水液停滞，发为痰饮。《金匮要略》曰"病痰饮者，当以温药和之""夫短气有微饮，当从小便去之，苓桂术甘汤主之，肾气丸亦主之"。

脾主运化，若脾气不足，失于健运，则水谷不能化为精微，反而化湿生痰，变为痰饮。故有"脾为生痰之源"的说法。

肺主宣发，通调水道，若肺气不足，失于宣发，导致脾上输而来的水液及水谷精微不能宣发于外，而留滞于肺，化为痰饮。故有"肺为贮痰之器"的说法。

三焦为水道，主通行水液，若三焦气化不利，则水液泛于肌肤，发为水肿，称为溢饮。

一切外感内伤因素导致肾、脾、肺、三焦等脏气功能失常均可导致痰饮。

（三）致病特点

痰可随着气机的升降变化而流行全身，机体内外无所不至；饮则多积于胃肠、胸胁、胸膈、皮肤等处，而生诸病证。临床表现因痰饮停滞的部位不同而各有特征，而临床上痰饮也有其共同的致病特点。

1. 阻滞气血运行   痰饮流注经络，易阻滞经脉致经脉不通、气血不畅，或脏腑功能失调，出现肢体不利、关节屈伸受阻，甚至偏瘫等。

2. 影响水液代谢   痰饮本为水液代谢失常产生的病理产物，但是痰饮一旦形成之后，可作为一种继发性致病因素反过来作用于人体，进一步影响肺、脾、肾、三焦等脏腑的功能活动，影响水液代谢。如痰湿困脾，可致水湿不运；痰饮阻肺，可致宣降失职，水液不布；痰饮停滞下焦，可影响肾、膀胱的蒸化功能，从而进一步导致水液停蓄。因此，痰饮致病能影响人体水液的输布与排泄，使水液进一步停留于体内，加重水液代谢障碍。

3. 扰乱神明，蒙蔽清窍   心神生性清净，而痰饮为浊物。痰浊上扰，易蒙清阳，临床常见症状包括头晕头痛、精神萎靡不振，甚或出现神志不清之证，如癫、狂、痫等。

4. 致病广泛，变化多端   痰饮在机体内可流行各处，随气升降，故其致病范围极为广泛。痰饮属阴邪，不仅易阻遏阳气，且由此引发的疾病多缠绵难愈，临床症状更是纷繁复杂，不少属于疑难病证，故有"顽痰怪症""怪病多痰"之说。

二、瘀血

（一）基本概念

瘀血是体内血液停积而形成的病理产物，属继发性病因，包括体内瘀积的离经之血，以及因血液运行不畅，停滞于经脉或脏腑组织内的血液。

（二）形成

血液正常运行的基本条件：①心行血、脾统血、肝藏血、肺助心行血等脏腑功能正常；②气的推动、温煦、固摄作用发挥正常；③脉道通利、血液充盈等。若五脏功能失常，气血功能失调，经脉不通，血液运行障碍可致瘀血形成。

1. 血出致瘀   各种外伤均可直接形成瘀血，如跌打损伤、手术创伤等，致使脉道破裂，血溢出脉外成为离经之血，化为瘀血。

2. 气滞致瘀　气行则血行，气滞则血瘀。情志不遂导致肝气郁结，周身气机不利，血脉约束，血行不畅而生瘀血。

3. 血寒致瘀　血得温则行，得寒则凝。寒邪入血，致血液凝涩，血行不畅，而生瘀血。

4. 血热致瘀　热侵入营血之后，导致血热互结；或津血被火热之邪煎熬而凝滞，血行不畅形成瘀血。

5. 气虚致瘀　气为血之帅，若气虚无力推动血液，则血行滞缓，日久血液凝滞黏稠形成瘀血。

6. 津亏致瘀　津液是血液的组成成分，若津液大量丢失，如剧烈吐泻、灼伤等，津液亏损而导致血液黏稠、运行滞涩，从而出现瘀血。

（三）致病特点

瘀血的形成，不仅影响全身或局部气血运行发生病变，并且瘀血已经失去了本身血液具有的濡养作用。以下几个方面可反映瘀血的共同致病特点。

1. 阻碍气机升降　瘀血凝滞脏腑经脉，导致气的升降出入功能失常。血能载气，气能行血。故瘀血常与气滞并见，而气滞又可使瘀血加重。

2. 血脉运行受阻　瘀血形成后，无论停留何处，都将影响血脉的通利及机体相关脏腑的功能。如心脏血运不佳，易引发心绞痛、胸闷；若四肢血液循环受阻，可引起疼痛、麻木等症；若头部血脉运行不畅，会出现头晕头痛、视物不清，严重者甚至出现偏瘫、中风等；若瘀血致脉络损伤，则可致血逸脉外，症见出血、血色发紫有凝块等。

3. 阻碍新血生成　瘀血在体内停留时间过长，导致身体营养物质供应不足，无法生成新血。长期瘀血者可出现肌肤甲错、毛发不荣等气血不能濡润肌肤的症状。

4. 病位固定，病证繁多　瘀血致病相当广泛，因瘀阻的部位和形成瘀血的原因不同，其临床症状各异。例如，瘀血留滞于肺，可见呼吸不畅、胸痛喘咳，甚或咳出粉红泡沫样痰液；瘀血留滞于心，心血瘀阻而致心胸隐隐刺痛等症；瘀血阻于肝脉，则见肝区疼痛拒按，夜间疼痛尤甚，舌质瘀紫或紫暗，脉涩。

（四）症状特点

瘀血致病的共同症状特征如下。

1. 疼痛　通常表现为刺痛，痛处固定，昼轻夜重。

2. 肿块　固定不移。如果位于体表，可以看到局部的青紫、浮肿和隆起；若肿物位于体内则触摸有硬感，且有明显压痛。

3. 出血　夹有瘀块，血色紫暗。

4. 色诊　面色及口唇爪甲均有明显青紫色，舌质有明显瘀斑瘀点等。

5. 脉诊　常见涩、结、代脉等。

三、结石

（一）基本概念

结石为砂石样的病理产物，通常在体内局部形成并停滞导致疾病的发生。形态大小均有特征，并不统一。

（二）形成

结石的形成主要涉及如下几种因素。

1. 饮食不当　如空腹过量食入果枣等，致使胃的受纳通降功能受阻，尤其未去皮的新鲜柿子，进食后易在胃中凝结，则为胃结石；平素喜爱吃生冷食物或偏好油腻辛辣重口味者，脾胃长期负担过重，气机不畅，有碍运化水谷之功，从而蕴结湿热痰浊于胆，久而久之可形成胆结石；若湿热不去，蕴结下焦，可形成膀胱结石、肾结石等。另外，结石的形成可能也会受到某些地区水质的影响。

2. 情志内伤　长期郁郁寡欢，或平素情绪波动较大，影响肝主疏泄功能，导致肝胆气滞，胆汁疏泄不利，瘀积于内无法正常排出，久之可导致胆结石。

3. 其他因素　外感风寒暑湿燥火，或安逸少动、正气不足等，也可影响脾气运化、肝气疏泄，痰湿湿热易从中生，导致结石。另外，虫体或虫卵通常易成结石，如蛔虫侵入胆道或感染其他寄生虫等。结石的发生与人的年龄、性别、体质、生活习惯等有一定关系。如年长或平素体弱多病者长期过量服用某些药物，损伤人体正气，机体失衡，或药物及其代谢物在体内残留无法及时排出，均可诱发结石，其中以肾结石、胃结石等最为常见。

（三）致病特点

1. 多发于肾、膀胱、肝、胃、胆等脏腑　肝主疏泄，胃主通降，肝胃之气舒畅，则胆汁排泄正常；肾与膀胱相互为用，共司水液蒸腾气化之功。由此可见，胆汁、食物、尿液等宜疏通排泄而不宜壅塞涩滞。若胆、胃、肝、肾、膀胱等脏腑功能失调，则好发结石。

2. 易阻气机，伤及脉络　湿热痰瘀郁蒸，化为结石留滞体内，阻碍气机，阻遏气血津液的正常运行，则身体可因此发生疼痛胀闷难耐之症。病情轻者，如肾结石、膀胱结石嵌滞局部，损伤脉络致尿血；病情较重者，如胆道或输尿管结石嵌滞于狭窄部位常出现剧烈绞痛。

3. 病程较长，轻重不一　痰浊湿热在体内经过长时间煎熬，沉积成结石。因此由结石而发的疾病一般病程比较长，病情的轻重也有不同。若在比较狭窄的地方发生梗死，形成的结石较大，则会导致剧烈疼痛且频繁发作，症状明显；若未见明显不适症状，则表明结石较小，在不影响日常生活的前提下，通常无须手术治疗。

4. 阻塞通道，疼痛多发　结石留滞于体内，气血流通不畅，不通则痛。严重者会发生剧烈绞痛，或向邻近部位放射，常伴冷汗淋漓、恶心欲吐。

总而言之，疼痛无疑是各种结石共同的常见症状。结石停聚体内，痰浊湿热交裹难化，从而气滞日久，必及于血，加之痰瘀互结，必定损伤脏腑，壅塞脏腑气机。

第四节　其他病因

中医病因中，另有外伤、寄生虫、药邪、医过、胎传、内生毒邪等病因，皆能造成气血津液的亏损，损伤脏腑形体，形成多种病证。因该类致病因素不同于外感、内伤及病理产物性致病因素，因此归为其他病因。

一、外伤

外伤是指人体受外力或外在因素作用所造成的损伤。例如枪弹伤、跌打损伤、金刃割伤及冻伤、虫兽咬伤，化学物品、电击及烧烫等意外因素造成的机体损伤也属于外伤范畴。外伤多损伤肌肤、血脉及筋骨等部位。

1. 外力损伤　枪弹伤、金刃所伤、挤压、跌打损伤，伤势较轻时仅损伤皮肉血脉，受伤部位因血行不畅而致瘀，出现疼痛、青紫、血肿；受伤较重则可伤及筋骨、内脏，造成骨折或筋肉撕裂，甚至导致内脏破损，血不循经而出血过多，最终气随血脱，导致死亡。创伤后亦可导致毒邪内攻，引发感染，损及全身脏腑，导致严重病变。

2. 烧烫伤　也称水火烫伤，主要指由高温，包括热液（水、汤、油等）、蒸汽、火焰等导致的人体损伤。受伤部位可出现各种症状。症状较轻时，因热毒侵袭皮肤肌表，创面可出现红肿、灼痛并形成水疱。症状较重时，火毒侵入营血，内攻脏腑，伤津耗液，患者出现壮热烦躁、口干喜饮、尿少尿闭等症，更甚者大量耗伤津液而致亡阴亡阳。

3. 冻伤　是由于寒冷潮湿作用引起的人体局部或全身损伤。轻时可造成皮肤一过性损伤，重时可致永久性功能障碍。局部冻伤多发生在手、足、耳郭、鼻尖和面颊部。寒性凝滞收引，致使局部经脉拘挛，气血运行不畅，可见皮肤苍白、冷麻，继而肿胀青紫、痒痛灼热，甚则皮肉溃破紫黑，形成冻疮。全身性冻伤，多因阴寒过盛，致使阳气受损，温煦及推动血液运行作用减弱，而出现寒战，体温逐渐下降，面色苍白，唇舌、指甲青紫，感觉麻木，神疲乏力，呼吸减弱，脉迟细，神昏，嗜睡等症，如救治不及时，可导致死亡。

4. 虫兽伤　指虫兽等各类动物伤害人体，例如虫蚁叮咬、蛇蝎蜇咬及猛兽、疯狗咬伤。虫兽所伤，或皮肤血络受损，血行不畅或血不循经则表现为肿痛、出血；或毒邪内陷，严重损伤脏腑；或出血过多，危及生命。

5. 电击伤　是指人体与电源直接接触或遭受雷击后电流进入人体，造成机体组织损伤和功能障碍。触电部位因电流通过时产生热能而呈现不同程度的烧伤、血肿，伤者表现为暂时或长时间不省人事、面色青紫或苍白，或惊厥、痉挛、僵直，甚或心跳呼吸停止，而致死亡。

二、寄生虫

寄生虫是指寄生于人体内的多细胞无脊椎动物及单细胞原生生物。寄生虫在人体内生存、繁殖，消耗机体气血津液，损伤脏腑，从而导致疾病的发生。寄生虫的种类繁多，如疥螨、血吸虫及引起疟疾的疟原虫等。人体通常通过进食被虫卵污染的水源、食物或皮肤接触等途径感染寄生虫。

1. 蛔虫病　中医很早就有蛔虫病的记载，《黄帝内经》称其为"长虫"。蛔虫致病多表现为脐周疼痛、恶心呕吐或夜间磨牙等症状，常伴随发育迟缓、面黄肌瘦等症状。该病还可引起蛔虫性肠梗阻、胆道蛔虫病等并发症。

2. 蛲虫病　《诸病源候论》首次出现蛲虫病的名称。蛲虫多寄生于儿童的肠道内。蛲虫病多表现为肛门周围瘙痒，尤以夜间为甚，久病可导致人体脾胃、气血损伤。

3. 钩虫病　钩虫，又称"伏虫"。钩虫幼虫侵犯肌肤初期，可见手足皮肤局部奇痒；成虫寄生于小肠，以吸食宿主的血液为生，因此影响机体脾胃运化功能而见腹痛、食欲不振；日久耗伤人体气血，而出现神疲乏力、心悸气短等症状。

4. 绦虫病　绦虫，也称"寸白虫""白虫"。多因食用未煮熟的猪、牛肉而患绦虫病。绦虫寄生于人体肠道，多数患者大便中可见带状虫体节片，其他临床症状不明显。但绦虫幼虫可寄生于人体脑部、心脏等重要器官，严重危害患者健康，因此应及时治疗。

5. 血吸虫病　血吸虫，古代文献多称其为"蛊毒"。该病因感染日本尾蚴而引起，因其寄生于机体门静脉系统而致病。急性血吸虫病多表现为恶寒发热，出现皮疹，腹痛腹泻等症状；慢性及晚期血吸虫病，因气血阻滞可见腹水、肝脾肿大等症。

三、药邪

药邪是指因药物炮制不当、使用不规范而导致疾病的发生。药物加工不当或医生不熟悉药物功效、常用剂量、不良反应、配伍禁忌等药物特点，导致药物使用不合理，或患者没有遵医嘱用药，均可造成疾病。

（一）形成

1. 炮制不当　中药成分复杂，常常一药多效，未经炮制或炮制不规范的中药易致中毒。

2. 配伍不当　配伍合理的药物可发挥更好的治疗作用，若配伍不当，将会产生不良反应，甚至导致中毒。因此用药时，应遵守"十八反""十九畏"的配伍禁忌。

3. 用药过量　中药使用剂量过大，尤其部分有毒性的药物使用过量，易导致不良反应；或用药时间过长，也会发生不良反应。因此临床使用时应遵守用量规定，同时应告知患者应遵医嘱用药。

4. 用法不当　某些药物使用须遵循特殊要求及禁忌。例如妇女妊娠时应避免使用易导致流产的峻下、破血及有毒性的药物。某些药物应先煎久煎以缓和药物毒性，如附子：久煎的附子，其毒性成分乌头碱水解为乌头原碱，使得其毒性大大减少。若用法不当，可导致不良反应或产生他疾。

（二）致病特点

1. 中毒　药物过量使用、服用有毒药物时间过长或误服有毒药物均会导致中毒。中毒程度较轻可出现恶心呕吐、舌麻流涎、头晕、心悸等症状；中毒程度较重，可出现嗜睡，或烦躁、黄疸、肌肉震颤、出血、昏迷，甚至死亡。

2. 过敏　由于个体体质差异或遗传倾向的不同可引发药物过敏，轻则出现荨麻疹、哮喘、恶心呕吐等情况，重则可见昏厥。

3. 加重病情，变生他疾　药物使用不当，不仅对疾病的治疗毫无益处，还会加重病情，甚至引发新的疾患。药邪致病的程度、急缓与药物种类有一定关系。轻者停药后可缓解，重者损伤脏腑，甚至导致死亡。

四、医过

医过，又称医源性致病因素，是指因医生的过失而加重病情或引发他疾的一类致病因素。

（一）形成

医过的形成可归为言行不当、处方草率、诊治失误 3 种情况。

1. 言行不当　医生和蔼的态度，积极向上的言语可增强患者战胜疾患的信心，利于患者的康复。相反态度冷漠、言语失当，或将应暂时保密的病情草率地扩散，加重患者精神负担，影响疗效，加重病情，甚至产生新的病证。

2. 处方草率　医生在诊治疾病时行为草率、处方中使用药物别称、处方字迹不清晰，轻者导致药物错发，延误患者病情，重者将造成严重的医疗事故。

3. 诊治失误　医生诊断有误，辨证失准，均是重要的医源性致病因素。如用药时犯"虚虚""实实"之戒，针灸治疗时刺伤重要脏器等。

（二）致病特点

1. 易致情志异常波动　医生的不当言行或态度生硬，可导致患者依从性降低，或情志出现异常波动，引起气血逆乱致使病情进展或变化复杂，甚至引发医患矛盾。

2. 加重病情，变生他疾　医生的言行失当，或诊治失误，均会延误患者治疗、加重病情或变生他疾，甚至导致患者死亡。

五、胎传

胎传是指禀赋与疾病通过母体作用而影响胎儿，导致疾病的产生。胎传包括胎弱与胎毒。由胎传引起的疾病称为胎病。

1. 胎弱　也称为胎怯、胎瘦。胎弱可有多种表现，如五迟、五软、解颅、皮肤脆薄、毛发不生、神慢气怯、面黄肌瘦、腰膝酸软等。胎弱的病机与禀受于父母精血的异常相关，同时也与妊娠时母亲的情志失调、饮食起居不当紧密相关。

2. 胎毒　是指婴儿在母亲腹中时，受母体毒火，导致胎儿出生后出现某类疾病，如湿疮、痘疹等。胎毒多因父母嗜食辛辣，或五志过极，或母体感受寒热邪气等，而致胎毒内蕴，传于胎儿而成。

由胎传所致的疾病，是可以防治的。同时注意护胎与孕期卫生，有利于胎儿的正常生长发育，对避免发生胎传疾病也有重要的意义。

六、内生毒邪

内生毒邪是指由于各种病因导致机体脏腑功能紊乱，酿生出具有强烈致病性的一类特殊致病因子。如火毒、湿毒、水毒、丹毒、疮毒等，涉及痈疽、中风、眩晕、血证、消渴、痴呆、尿毒、癥积等诸多病种。内生毒邪具有寒、湿、热等性质，但又不同于一般的寒邪、湿邪、热邪，属于极而生变的一种病理产物性致病因素。多见于疾病的深重阶段，普遍具有致病广泛、复杂多变、凶险暴烈、易攻脏腑、顽恶深伏、扰神闭窍等致病特点。

在疾病谱不断变宽的今天，追踪重大疾病、慢性病、难治病、新病种等众多新问题发生发展的演变轨迹，发现现代病因病机呈现多种要素复聚的特点，如痰瘀互结、"气滞导致血瘀，因瘀致毒，因毒致变"的瘀毒互结，又如"血脉瘀滞，因瘀致病，因病致郁"之瘀毒郁互结等理论，对中医临床实践具有重要的指导作用。

【复习思考题】

1. 六淫共同的致病特点有哪些？

2. 何谓风邪？其性质和致病特点如何？

3. 何谓湿邪？其性质和致病特点如何？

4. 生活中常见的过劳有哪些情形？

5. 七情对脏腑气机的影响如何？

6. 痰饮是如何形成的？有何致病特点？

7. 何谓药邪？其致病特征如何？

第四章　中医病机学

病机是指疾病发生、发展和变化的内在机制，中医病机学包含了运用中医学理论研究和阐释疾病发生、发展和变化的内在机制及规律所形成的基本认识。主要包括两个方面：发病原理和基本病机。"病机"一词首见于《黄帝内经》，《素问·至真要大论》曰："谨候气宜，无失病机。"明辨病机是诊治疾病的关键。

扫一扫，查阅本章数字资源，含PPT等

第一节　发病原理

中医学认为疾病的发生主要和正气与邪气两个方面相关。发病，是正邪相争的结果。正气不足是疾病发生的内在根据；邪气是发病的重要条件；正邪相搏的胜负决定发病与否，并影响着病证的性质和疾病的发展与转归。

一、正气、邪气与发病

疾病的发生主要与正气和邪气相关，《素问·刺法论》曰："正气存内，邪不可干。"正气一般包含形体脏腑结构的完整、气血津液等生命物质的充足，以及机体各项功能的和谐有序等方面。正气的作用主要表现在抗病能力、自愈能力、调节适应能力等方面。邪气，泛指各种致病因素，主要包括风寒暑湿燥火六淫之邪、疫疠邪气、情志内伤、劳逸损伤及各种病理产物（如痰饮、瘀血、结石）等。以上各种因素都能够损伤人体的正气，破坏脏腑组织器官的功能活动及形态结构，影响人体精气血津液的生成、代谢、输布，导致疾病的发生。

（一）正气不足是疾病发生的内在因素

脏腑功能正常，精气血津液生成、运行正常，则正气充足，卫外固密，人体抗病能力强，不易受病邪侵犯，疾病则无从发生；或虽有邪气侵犯，正气亦能及时祛邪外出而免于发病。由于人体正气虚弱，不能固护肌表，邪气乘虚而入，导致疾病发生。《素问·评热病论》曰："邪之所凑，其气必虚。"《灵枢·百病始生》曰："风雨寒热不得虚，邪不能独伤人。卒然逢疾风暴雨而不病者，盖无虚，故邪不能独伤人。"因此，在人体发病过程中，正气不足是疾病发生的内在条件。在发病过程中，人体正气的抗邪能力并非无限度，若邪气过盛，超出了人体耐受的限度，仍然可以发病。

（二）邪气是发病的重要条件

中医学虽然强调正气在人体发病过程中的主导地位，但是并不排除邪气对疾病发生的重要作用。一般情况下，邪气只是发病的条件，而非决定发病与否的关键或唯一因素。在特殊情况下，如疫疬之邪气致病，邪气在发病中起主导作用，因为疬气是一类具有强烈传染性的邪气，对人体危害较大，不论老幼强弱，均易感染致病。正如《素问·刺法论》所云："五疫之至，皆相染易，无问大小，病状相似。"还有诸如外伤、中毒、情志刺激、高温等各种致病因素，即使正气强盛，也易受其害。

（三）正邪斗争的结果决定是否发病

在疾病的发病过程中，正气不足是内在因素，邪气是重要条件，邪气一旦伤人，机体的正气必然奋起抗邪，邪正相争贯穿着整个发病过程。正气与病邪斗争的结果，不仅决定疾病的发生与否，也关系到发病的轻重缓急和疾病的预后转归。

1. 决定发病与否　包括正胜邪退及邪胜正负两种情况。

（1）正胜邪退不发病　正气充足，或抵御外邪入侵，或祛邪外出，或防止内生病邪的产生，机体不受邪气的侵害，不出现临床症状和体征，故不发病。

（2）邪胜正负则发病　邪气亢盛，致病力强，超越了正气的抗邪能力，外邪得以侵入人体，或内生病邪亢盛，进一步损害机体，造成机体阴阳失调，或脏腑功能异常，或心理活动障碍，或脏腑组织的形质损伤，出现临床症状和体征，发生疾病。

2. 决定证候类型　疾病发生后，其证候类型、病变性质、病情轻重、进展与转归，都与邪正胜负有关。正盛邪实，多形成实证；正虚邪衰，多形成虚证；邪盛正虚，多形成较为复杂的虚实夹杂证或危重症。感邪轻而正气强，病位表浅，病情轻，疗效和预后好；感邪重而正气弱，易于传变，病位较深，病情重，疗效和预后差。

二、内外环境因素与发病

疾病的发生，除了和正气、邪气密切相关，还受到机体内、外环境的影响。外环境主要包括自然环境和社会环境；内环境主要是指体质特点、脏腑经络等功能状态。内外环境均会影响疾病的发生及转归、预后等。

（一）自然环境变化与发病

"天人相应"是中医学的重要观点。《灵枢·岁露》曰："人与天地相参也，与日月相应也。"其中"天"包含气候变化、地域特点等方面。人生存于不同的自然环境下，会受到不同的气候、地域等影响，发病也各不相同。

1. 季节气候与发病　四季气候变化各有不同，春季气候多风，天气逐渐变暖，故易生风温病；夏季气候炎热，又有暑湿，湿热熏蒸，易生暑热或湿热病；秋季气候干燥，易生燥病；冬季气候寒冷，易生寒病等。在一些季节，部分疾病容易发生，如麻疹、百日咳、感冒等多于冬春之季流行，痢疾、泄泻等多发生于夏秋之交。如果自然界气候变化频繁，人体难以适应，易感邪发病。

2. 地域特点与发病　我国幅员辽阔，地理环境千差万别，各地有着不同的气候特点及水土差异，影响人群的体质特点及疾病的发生，导致出现地域多发病和常见病。如北方气候寒冷，人体体质多刚强，腠理常闭少开，多为寒邪致病；东南沿海气候温暖，人体腠理多开而少闭，生病多以湿热为患。

（二）社会生活环境变化与发病

个体的生长、生活和发展离不开一定的社会环境，包括家庭、学校、工作和社交等方面。

不良的生活、工作环境对人体健康影响极大。久居嘈杂之地，易受滋扰而出现睡眠等问题；久居阴冷之地，易被寒湿邪气所伤；通气不良，粉尘过多的环境，易出现肺脏疾患或皮肤疾患；生活用水、土地等受到污染，亦可导致人体疾病的发生。人的社会地位、家庭环境如果发生比较剧烈的变化，会导致疾病的发生。《素问·疏五过论》有云："尝贵后贱，虽不中邪，病从内生。"

三、疾病的发病途径与类型

正气、邪气及其内外环境的变化导致疾病的发生，但任何疾病的发生，无论外感疾病或内伤疾病，均有相应的发病途径和不同的发病类型，了解疾病的发病途径及其发病类型，可以帮助我们更好地进行干预。

（一）感而即发

感而即发又称为猝发、顿发，多种致病因素均可感而即发，如外感六淫、疫疠邪气等伤人致病，情志剧烈改变或精神刺激致病，虫蛇、寄生虫等咬伤致病及意外跌落、交通意外等各种外伤致病等。

外感六淫、疫疠邪气多是从皮毛、口鼻而入，侵犯肌表，邪正相争致病；情志剧烈的刺激导致脏腑气血逆乱而突然发病；毒物、毒虫损伤使人短时间内发生中毒反应，甚至致人死亡；急性外伤，如金刃、枪弹、跌打损伤、坠落等均可直接损伤机体组织、脏腑气血，迅速发病。

（二）徐发

徐发又称为缓发，多指感邪之后缓慢起病。常见于七情内伤、饮食失节、劳逸过度、病理产物积聚等引起脏腑、气血功能失常，甚至脏器组织结构损伤，因此发病时间较长，较少出现突然发作。

（三）其他发病形式

除了感而即发和徐发，还有继发、复发等不同的发病形式。

1. 继发　一般指的是在原有疾病基础上继发新的病变。原有疾病可能表现为慢性发病，继发病变多以原发病为前提，表现为急性起病。如胁痛，若失治或久治不愈，日久可继发"积""臌胀"。又如眩晕长期反复发作，遇情志刺激可能突发为中风之病。小儿脾胃虚弱，消化不良或虫积日久，则可继发"疳积"等。

2. 复发　一般是指原病再度发作或反复发作。原发病复发或反复发作，病情变化会更为复杂，包括各种诱因或病因导致复发，如《素问·热论》中"热病少愈，食肉则复，多食则遗"所说的即"食复"。病后饮食调养非常关键，一旦饮食不节，可助病势再燃，或致疾病日久难愈。劳复主要提示病后要注意休养生息，一旦过早操劳，动形耗气，或房事不节，精气更伤，或劳神思虑，损及气血，均可致余邪再度猖獗而疾病复发。如新型冠状病毒感染后迅速劳作或过度运动而出现心肌炎等。药复多指用药不当，补之过早、过急，则易导致邪留不去，引起疾病复发。还有疾病过程中重感致复，指的是复感外邪，如原病经过一个发展阶段之后，病变虽已进入静止期，但余邪并未尽除，而正气损伤未复，复感新邪而诱使原病复发。其他因素还包括精神因素、地域环境、护理不当等，可以导致疾病的复发或加重。最后还有自复，多指机体在疾病过程中，无劳损、饮食、药物、情志等因素致复发，亦无外感新邪引发，而自行复发者。多与正气亏虚，无力祛余邪外出，使邪气暗长，旧病复发有关。

第二节　基本病机

病机，指的是疾病发生、发展、变化的机制。基本病机主要包括邪正盛衰、阴阳失调、精气血津液失常等几个方面。

一、邪正盛衰

邪正盛衰是指人体正气和邪气在疾病过程中相互斗争所发生的盛衰病理变化。邪正斗争的彼此消长，不仅关系疾病的发展与转归，还决定着疾病的虚实变化。主要表现为邪盛和正衰两个方面。

（一）虚实病机

1.实　主要是指邪气亢盛而正气未衰的一种病理变化，以邪盛为主要矛盾方面。常见于外感六淫、疫疠之邪等疾病初中期及内伤饮食、虫积，或痰饮、瘀血等病理产物致病过程。由于邪气亢盛，正气未衰，正邪相争剧烈，表现出一系列以亢奋、有余、不通为特征的实性病理变化，如发热、谵语、声高气粗、腹痛拒按、咳痰喘、二便不畅等，伴见舌红、苔厚腻或腐腻、脉实有力等，即"邪气盛则实"。

2.虚　指正气虚弱而邪气不盛，是以正气亏虚为主要矛盾的病理变化。正气不足主要包括精、气、血、津液等物质的亏损，以及脏腑、经络等生理功能的衰退等，多发生于外感疾病的后期，或消耗性疾病后期。在疾病发生及其演变过程中，机体正气衰弱，邪气不盛，正邪相争无力，表现出一系列以功能衰退、虚弱等为主要特征的虚性病理变化，即所谓"精气夺则虚"。常见症状有神疲倦怠、乏力懒言、动则气喘、盗汗、自汗、畏寒肢冷、面色淡白、形体消瘦等。

（二）虚实变化

在一些慢性的、复杂的疾病中，邪正双方的消长盛衰，还可能呈现出多种病理状态。如邪气过盛而损及正气，或正气本虚而致实邪内生或复感邪气者，表现为既有虚又有实的病变，即"虚实夹杂"。以邪实为主，兼有正气不足者，为"实中夹虚"。以正虚为主兼有痰饮、水湿、瘀血、结石、宿食等实邪停留，或复感邪气者，称为"虚中夹实"。如素有脾阳虚的患者，复感外邪，可见腹胀、腹泻、食欲减退、四肢困重、头身疼痛等症。

一般情况下，病变的本质和现象大多一致，在特殊情况下，会表现出"虚实真假"的病理状态，如邪气亢盛，结聚体内，阻滞经络，气血不能通达于外，表现为四肢逆冷、面色无华等似虚非虚的假象，即"大实有羸状"；或因正气虚弱已极，推动无力，而出现腹胀、喘满等似实非实的假象，则为"至虚有盛候"。因此分析病机的虚实变化，必须准确把握疾病的虚实性质，全面了解疾病过程中的邪正盛衰变化。

二、阴阳失调

阴阳失调，是指阴阳消长失去平衡协调而导致阴阳偏盛、阴阳偏衰的病理状态。在疾病过程中，机体因各种致病因素（六淫、情志、饮食等）的影响及邪正斗争的动态变化，导致阴阳的动态平衡遭到破坏，形成以寒、热为主要特征的临床表现。阴阳失调的病理变化，主要包括阴阳的消长异常和阴阳的互根关系失调，主要有阴阳偏盛和阴阳偏衰两个部分。

（一）阴阳偏盛

阴阳偏盛是指阴邪或阳邪过于亢盛的病理状态，属于"邪气盛则实"的病理变化。邪气侵犯机体，必然各从其性，外感阴寒病邪或内生的阴寒病理产物积聚，则出现阴偏盛；外感阳热病邪或某些因素导致脏腑阳气亢盛的邪气则表现为阳偏盛。"阳胜则热，阴胜则寒"明确指出阳偏盛和阴偏盛的病机特点。

1. 阳偏盛　是指机体在疾病过程中阳气偏盛，功能亢奋，热量过剩的病理状态。病机特点为"实热"。阳偏盛的成因多是感受阳热邪气；或外感阴邪，从阳化热；或由于七情内伤，五志过极而化火；或因痰湿、瘀血、燥屎积聚等郁久化热所致。

阳以热、动、燥、干为特点，阳偏盛时的表现有壮热、面红目赤、烦躁、狂言、口渴喜冷饮、脉滑数等。《素问·阴阳应象大论》云："阳胜则热。"不同脏腑受邪，则根据脏腑生理功能和特性有不同的表现，如常见心火、肝火、胃火等。而"阳胜则阴病"是阳偏盛病变的发展趋势。阳偏盛日久则伤阴，从而导致不同程度的阴液耗损，出现口舌干燥、小便短少、大便燥结等症状，如果进一步发展，大量耗伤人体的阴液则表现为阴虚之证。

2. 阴偏盛　是指机体在疾病过程中阴气偏盛，机体脏腑功能障碍或减退，产热不足的病理状态。病机特点为"实寒"。阴偏盛的成因多是感受阴寒邪气，或过食生冷之物，或阴寒性病理产物积聚，寒阻阳气，从而导致阳不制阴，阴寒内盛。

阴以寒、静、冷、湿为特点，阴偏胜时的表现有形寒肢冷、手足厥冷、水肿、口淡不渴、舌淡胖苔白滑、脉沉迟等。《素问·阴阳应象大论》云："阴胜则寒。"不同脏腑受邪，则根据脏腑生理功能和特性有不同的表现，常见心、肝、脾和肾等脏腑损伤。"阴胜则阳病"是阴偏盛病变的发展趋势。阴偏盛导致不同程度的阳气耗损，出现面色白而虚浮、小便清长、大便稀溏等寒盛伤阳的症状。若进一步发展，机体的阳气严重受损，可出现阳衰。

（二）阴阳偏衰

阴阳偏衰，是指人体内阴或阳处于虚衰的状态，为"精气夺则虚"的病理变化，亦称阴阳亏损。阴阳偏衰是在疾病过程中，因邪正之间的斗争，机体的精、气、血、津液等精微物质亏损，或是脏腑、经络等生理功能衰退所形成的。当阴或阳一方衰少不足时，不能制约另一方而导致对方的相对偏盛，而形成"阳虚则阴盛""阳虚则寒"，"阴虚则阳亢""阴虚则热"的一系列病理变化。

1. 阳偏衰　指机体在疾病过程中，因阳气虚损，脏腑功能活动减退或衰弱，温煦不足的病理状态。其病机特点为"虚寒"。阳偏衰多因慢病或久病，阳气耗损，或机体先天不足，或后天失调，或饮食劳倦损伤等所致。阳气不足多见于心、脾、肾三脏，尤其肾阳虚衰在此病机中占有极其重要的地位，其症状表现为畏寒肢冷、喜暖喜热饮、精神不振、困倦、喜卧等。

2. 阴偏衰　指机体在疾病过程中，精、血、津液等精微物质受损不足，阴不制阳，导致阳气相对偏旺，功能活动虚性亢奋的病理状态。其病机特点为"虚热"。阴偏衰的形成多由先天禀赋不足或后天失调，或外感阳热病邪伤阴，或因五志过极化火伤阴，或久病耗伤阴液，或因过食燥热之品，日久伤阴等所致。阴液不足以肺、肝、肾三脏为多见，尤其肾阴不足在阴偏衰的病机中占有相当重要的地位。阴不制阳，虚热内生，症状表现为低热、潮热、盗汗、五心烦热或骨蒸劳热、口燥咽干、尿短少、大便燥结等。

三、精气血津液失常

精、气、血、津液的失常是指精、气、血、津液的生成不足、运行失常，以及相互关系失常表现的各种病理变化。因此，精、气、血、津液的失常也是分析多种临床疾病病机的基础。

（一）精的失常

精的失常包括精亏和精瘀两个方面。

1. 精亏　主要是指肾精不足。若机体先天禀赋不足，或后天脾胃失养，或房劳过度耗损肾精，或久病及肾，均可致肾精不足。肾精亏损的病变，多与生长、发育、生殖等相关，临床表现为小儿生长发育异常，成年人体弱多病、早衰、女子不孕、男子精少不育、眩晕、耳鸣、腰酸、精神不振、健忘等症。

2. 精瘀　是指男子精滞精道、排精障碍。

（二）气的失常

气的失常主要包括气的不足及气机失调两个方面的病理变化。气的不足或功能减退称为气虚；而气机失调主要包括气滞、气逆、气陷、气闭、气脱等。

1. 气虚　指元气不足，脏腑组织功能活动减退的病理状态。气虚形成的原因多为先天禀赋不足；或后天失养，生化不足；或慢病、久病耗气过多；或脾、肺、肾等脏腑的功能失调，气的生成减少。气不足常表现为推动无力、固摄失职、气化不足等，可见精神倦怠、气短懒言、自汗、易感外邪等。气不足进一步发展，还可影响精、血、津液的生成不足、运行迟缓、固摄无力。

2. 气机失调　气机失调主要是指气运行不畅和气升降出入失常的病理变化，包括气滞、气逆、气陷、气闭、气脱 5 个方面。

（1）气滞　为气机阻滞，运行不畅的病理状态。主要因情志郁结，或痰湿、虫积、食积、瘀血、结石等有形实邪阻滞，或外邪困阻，或脏腑功能障碍，影响气的正常流通，引起局部或全身的气机不畅所致。

（2）气逆　为气升之太过，下降不及致气逆于上的病理状态。多因情志、饮食，或外邪侵犯，或痰浊壅滞所致。气逆病变多见于肺、胃、肝等脏腑。

（3）气陷　是在气虚的基础上，以气的升举无力为主要特征的病理状态。脾气主升，气陷病变与脾气关系密切，通常称为"中气下陷"或"脾气下陷"。

（4）气闭　是气机郁闭，外出受阻，气不外达，出现突然闭厥的病理状态。多因情志过极，气郁心胸，或外邪闭阻，痰浊壅滞，肺气闭塞，气道不通等所致。

（5）气脱　是气虚至极而致亡脱危象的病理变化。主要是在疾病过程中，正不胜邪，或正气持续衰弱，气不内守而外脱，出现全身性功能衰竭的病理状态。

3. 血的失常　主要包括血不足和血行失常两个方面。"血主濡之"，血的不足导致血的濡养作用减退，称为"血虚"；血行失常包括血运行迟缓而致血瘀，或血液妄行而溢出脉外的出血等。

（1）血虚　血虚常见的成因有两个方面：一是耗损太过，如大出血等导致失血过多，新血未能及时生成补充；慢病或久病不愈，营血日渐消耗；二是生成不足，脾胃虚弱，运化无力，化生不足，或肾精亏损，精髓不充，精不化血等。血虚时，血脉空虚，濡养不足，而见全身或局部的失荣失养等一派虚弱表现，如面、唇、爪甲淡白无华，以及乏力、倦怠、懒言、健忘、形体羸瘦、心悸、健忘、手足麻木、两目干涩、视物不清等症。

（2）血行失常　血行失常，主要包括血瘀和出血两个方面。血瘀是指血行迟缓或瘀滞不畅的病理状态。最常见的血瘀成因有气滞、气虚；寒邪入血，血寒而凝滞不通；邪热入血，煎熬津血，黏稠而不行；痰浊等阻闭脉络，气血瘀阻不通等。血瘀可以出现在局部，也可见于全身。可见局部刺痛，固定不移，甚至形成肿块，面、唇、舌、爪甲、皮肤青紫色暗等症。出血是指血液不循常道，溢出脉外的病理变化。常见的出血原因有外感阳热邪气入血，迫血妄行；或气虚固摄无力；或外伤损伤脉络；或瘀血阻滞导致血不循经等。表现为吐血、咳血、便血、尿血、月经过多、鼻衄、齿衄、肌衄等症。火热之邪迫血妄行，或外伤损伤脉络者，其出血较急、颜色鲜红、血量较多；气虚固摄无力的出血，其病程较长，且出血色淡、量多或少；瘀血阻滞，脉络破损的出血，多色紫暗或有血块等。

4. 津液失常　是指津液生成不足和津液输布排泄障碍的病理变化。

（1）津液不足　津液不足是指机体内津液亏少，导致脏腑、组织、清窍失于濡润滋养而表现为干燥等病理状态，也称为阴津不足。多因外感阳热病邪；或情志化火，热邪灼伤津液；或发热多汗、剧烈吐泻、多尿、失血；或过用辛燥之物等引起津液耗伤所致。津和液在性状、分布、生理等方面均有不同，故临床表现也存在着一定的差异。如夏季多汗少尿，或口渴引饮，或口、鼻、皮肤干燥等，均以伤津为主。如温热病后期伤阴液，症见形瘦肉脱、舌光红无苔、手足震颤等，便以脱液为主。津和液本为一体，但伤津时未必有脱液，脱液时则必兼伤津。因此说"伤津乃脱液之渐，脱液乃津液干涸之甚"。

（2）津液输布、排泄障碍　津液的输布和排泄障碍是指津液在代谢过程中不能正常输布和排泄，导致津液停聚于体内的病理变化。常因饮食不节、外感六淫、七情内伤等导致脾、肺、肾、膀胱、三焦等脏腑功能失调所致。津液的输布和排泄障碍相互影响、互为因果，最终导致痰饮水湿的产生，又加重肺、脾、肾等脏腑的功能失调，影响气血的运行，从而形成综合性的病理改变。

总之，精、气、血、津液之间密切相关，任何一项失常，都可能对其他三者产生影响，导致其关系失调，临床常见气滞血瘀、气虚血瘀、气血两虚、气不摄血、气随血脱、津血两伤、精气亏损、精血两虚、津亏血瘀、血瘀水停等多种病理变化。

除了以上基本病机，还有内生五邪病机、脏腑经络失常病机等。

【复习思考题】

1. 简述中医学发病的原理。

2. 简析血瘀与瘀血的联系？

3. 何为阴偏盛？其成因、病机特点和临床表现如何？

NOTE

第五章　中医诊断学

中医诊断学是指在中医整体观念指导下，诊察收集病情资料，判断疾病或健康，辨别证候的一门学科。其中诊察病情、收集病情资料的方法，称为诊法，包括望、闻、问、切四法，简称"四诊"。

中医理论认为人体是一个有机整体，脏腑通过经络与形体官窍相互联系，脏腑生理病理变化的征象都可反映在外，即"有诸内者，必形诸外"。因此可以通过体表外在症状、体征推测体内脏腑病证，通过细微征象判断整体状态，在认识正常生理状态基础上辨别太过或不及的病理变化，这就是中医诊断学的三个基本原理——司外揣内、见微知著和以常衡变。

疾病的病情错综复杂，变化多端，医生需要遵循整体审查、四诊合参和病证结合的三个原则：从整体上把握疾病，四诊并用全面收集病情资料，辨病与辨证相结合，这样才能抓住疾病的本质。

第一节　望　诊

望诊是指医生对患者整体的神、色、形、态和局部及排出物等，进行有目的的观察，以了解健康状况，测知病情的方法。

望诊的注意事项：一是在充足柔和的自然光线下进行，若自然光线不足可采用日光灯，注意避开有色光源的干扰；二是诊室温度适宜，有利于患者皮肤、肌肉自然放松，气血调畅；三是充分暴露受检部位，以便完整细致地进行观察。

一、全身望诊

全身望诊又称整体望诊，是指医生对患者神气、色泽、形体及姿态的整体观察，以了解机体精气的盛衰、脏腑功能的强弱，作为病证诊断的依据。

（一）望神

神是人体的主宰，它支配着人体的生命活动。神产生于先天之精，依赖后天水谷精气的充养，以气血津液为主要物质基础。精、气、血、津液化生于五脏，五脏功能正常则精、气、血、津液充足，神得所养，体健神旺。若脏腑功能失调，精、气、血、津液亏虚，或运行布散失常，则神失所养。因此，通过望神可以了解脏腑功能的盛衰及精、气、血、津液之盈亏，判断疾病的轻重及预后等。

望神，是通过观察人体生命活动的外在表现来判断健康状态、分析病情的方法。神的状态具体反映在人的眼神、面色、神情、体态、饮食、言语、呼吸、舌象等多个方面。其中，目为五脏六腑精气会聚之处，因此观察两目是望神的重点。

临床上一般根据人体的外在表现，将神的状态概括为得神、少神、失神、假神及神乱5类，作为判断病情的轻重、预后的重要依据。

1.得神　又称"有神"，临床表现为神志清楚，言语清晰；目光明亮，精彩内含；面色荣润，表情自然；肌肉不削，体态自如；动作灵活，反应灵敏；呼吸均匀。得神提示精气充盛，体健神旺，是健康的表现；若病而有神，则表明脏腑功能不衰，精气未衰，病多轻浅，预后良好。

2.少神　又称"神气不足"，临床表现为精神不振，嗜睡健忘；目光乏神，双目少动；面色淡白少华；肌肉松弛，倦怠乏力，动作迟缓；少气懒言，食欲减退。少神多由精气不足，脏腑功能减退所致，常见于病情较轻、疾病恢复期的患者或素体虚弱者。

3.失神　又称"无神"，可见于久病虚衰或邪盛神乱的重病患者。

（1）精亏神衰而失神　临床表现为精神萎靡，意识模糊；目暗睛迷，瞳神呆滞，或目翻上视；面色晦暗无华，表情淡漠；肌肉瘦削，大肉已脱，动作迟缓滞涩；循衣摸床，撮空理线；呼吸异常，气息微弱。提示人体精气大伤，脏腑功能严重受损，功能衰竭，预后不良。

（2）邪盛扰神而失神　神昏谵语或昏聩不语，语謇肢厥；或猝倒神昏，两手握固，牙关紧急，二便闭塞。多因邪陷心包，内扰神明；或肝风夹痰，蒙蔽清窍，皆属病情危重。

4.假神　是指久病、重病患者，精气本已极度衰竭，突然出现神气暂时"好转"的假象，古人喻为"回光返照""残灯复明"。临床表现为本已神志不清，却突然精神转佳，语言不休，想见亲人；本已目光晦暗，却突然目似有光而浮光暴露；本已面色晦暗枯槁，却突然颧红如妆；本已久病卧床不起，却忽思下床活动；本已久不能食，突然食欲大增。假神提示脏腑精气极度衰竭，正气将脱，阴阳即将离决，为临终前的征兆。

5.神乱　指神志意识错乱失常。临床常表现为焦虑恐惧、狂躁、淡漠、痴呆等，多见于癫、狂、痫、痴呆等病。患者表现为焦虑不安、心悸不宁，或恐惧胆怯、不敢独处一室等，多由心胆气虚、心神失养所致，可见于脏躁等病。狂躁妄动、胡言乱语、打人骂詈、不避亲疏者，多属阳证，常见于狂病，多由痰火扰神所致。表情淡漠、神志呆滞、喃喃自语、哭笑无常、悲观失望者，多属阴证，常见于癫病、郁病、痴呆等，多由气郁痰凝、蒙蔽心神，或先天禀赋不足所致。突然昏倒、口吐涎沫、两目上视、四肢抽搐、醒后如常者，属痫病，多由肝风夹痰，蒙蔽清窍所致。

（二）望色

望色是通过观察全身肌肤的颜色和光泽，以了解病情的诊察方法。

皮肤色泽是脏腑气血外荣之象。血液之盈亏与运行情况，常反映于皮肤颜色；脏腑精气之盛衰，则主要体现于皮肤光泽。若脏腑精气充盛，气血充盈、畅达，滋养肌肤、面部，则色泽明润含蓄；脏腑功能失调，气血不足，肌肤、面部失于滋养，则皮肤色泽会出现相应变化。故望色可推测脏腑气血盛衰，辨别疾病的性质，判断预后。面部经脉丰富，不仅"心主血脉，其华在面"，其他脏腑精气也通过经络上荣于面，故望色的重点是望面色。

根据面色表现健康与否，将面色分为常色、病色。

1.常色　即正常人的面色，其特征是明润、含蓄。明润，即面部皮肤光明润泽，是有神气的表现，提示人体精充神旺，气血津液充足，脏腑功能正常。含蓄，即面部色泽隐藏于皮肤之内而不特别显露，是精气内蕴的表现。由于体质禀赋、季节、气候、环境等的不同，常色又有主色、客色之分。

（1）主色　主色是指个体与生俱来的，一生不变的肤色。主色具有种族特征，例如黄种人的面色为红黄隐隐、明润含蓄，但因禀赋等原因可有偏青、赤、黄、白、黑的差异。

（2）客色　因季节、气候、地域等外界因素的不同而发生相应变化的面色，称为客色。例如面色在春季稍青、夏季稍赤；日照较多者面色偏黑，日照较少者面色偏白等。

2. 病色　即疾病状态下面部的色泽变化。病色的特征是色泽晦暗（面色枯槁晦暗，是精气虚衰的表现）、暴露（某种面色异常明显，是病色外现或真脏色的表现）。观察病色的关键，在于辨别五色善恶及五色主病。

（1）五色善恶　凡病色光明润泽者为善色，说明虽病而脏腑精气未衰，预后良好。凡病色晦暗枯槁者为恶色，提示脏腑精气衰败，胃气不能上荣，多见于久病重病，预后不佳。

（2）五色主病　根据青、赤、黄、白、黑五种不同的面色变化，诊察疾病的方法，称为五色主病，又称为"五色诊"。

1）青色　主寒证、气滞、血瘀、疼痛、惊风。

面色淡青或青黑，多属寒盛、痛剧。突见面色青灰，口唇青紫，肢冷脉微，多属心阳不振，心脉痹阻。久病面色与口唇青紫，多属心气、心阳虚衰，心血瘀阻，或肺气闭塞，呼吸不利。面色青黄（又称苍黄），多属肝郁脾虚、血瘀水停。小儿眉间、鼻柱、唇周发青，多属惊风或惊风先兆。

2）赤色　主热证、戴阳证。

满面通红，多属实热证；两颧潮红，多属虚热证。久病、重病面色苍白，时而泛红如妆、游移不定，属戴阳证，多因久病阳气虚衰，阴盛格阳，虚阳上越所致。

3）黄色　主脾虚、湿证。

面色黄而枯槁，称为萎黄，多属脾胃虚弱所致。面色黄而虚浮，称为黄胖，属脾虚湿蕴所致。面目一身俱黄，称为黄疸。黄色鲜明如橘皮者，属阳黄，多因湿热为患；黄色晦暗如烟熏者，属阴黄，多因寒湿为患。

4）白色　主虚证、寒证、失血、亡阳。

面色淡白无华，唇舌色淡，多见于血虚或失血者。面色㿠白虚浮，多属阳虚水泛。面色苍白，多属亡阳、气血暴脱或阴寒内盛。

5）黑色　主肾虚、寒证、水饮、血瘀、疼痛。

面色黧黑晦暗，多属肾阳虚；面黑干焦，多属肾阴虚；眼眶周围发黑，多属肾虚水饮或寒湿带下；面色黧黑，肌肤甲错，多由瘀血日久所致。

（三）望形态

望形态是通过观察患者形体胖瘦强弱及动静姿态，以诊察病情的方法。

人体是有机统一的整体，形体强弱、动静变化，与脏腑精气盛衰及气血运行密切相关。脏腑阴阳气血的失常，在外可表现为形态的异常。因此望形态可以判断正气之盛衰、邪气之消长和病邪之性质。不同的形态又能体现体质的差异，提示某些疾病发病的倾向性、转化性。

望形态包括望形体、望姿态两个方面。

1. 望形体 指观察形体之胖瘦强弱及体质形态等，以诊察疾病的方法。

（1）强弱胖瘦 ①体强：形体强壮。表现为骨骼健壮，胸廓宽厚，肌肉充实，皮肤润泽。提示内脏坚实，气血充盛，抗病力强而少病，或患病易治，预后较好。②体弱：形体衰弱。表现为骨骼细小，胸廓狭窄，肌肉瘦削，皮肤不荣。提示内脏虚弱，气血不足，抗病力弱而易病，或患病难治，预后较差。③体胖：其体形特征是"肉盛于骨"，脂肪偏多，表现为头圆、颈短粗、肩宽平、胸厚短圆、大腹便便等。若胖而能食，肌肉坚实，神旺有力者，为形气有余，是精气充足、身体健康的表现；肥而食少，肉松皮缓，神疲乏力者，多属形盛气虚，是阳气不足、多痰湿的表现。④体瘦：其特征是肌肉消瘦。形瘦之人常表现为头颈细长、肩狭窄、胸狭平坦、腹部瘦瘪、体形瘦长。若形瘦食多，为中焦火炽；形瘦食少，是中气虚弱；若消瘦伴五心烦热、潮热盗汗，为阴虚内热；若久病卧床不起、骨瘦如柴者，为脏腑精气衰竭，病属危重。

（2）体质形态 体质是指个体在生长发育过程中形成的形态结构、生理功能和心理活动方面的特殊性，在一定程度上反映了机体脏腑经络、气血阴阳盛衰的禀赋特点。观察体质形态的特点，有助于了解不同个体对疾病的易感性、转化性及预后转归。体质形态一般可分为阴脏人、阳脏人、平脏人3种基本类型。

阴脏人：多阳虚阴盛，体形矮胖，头圆颈短粗，肩宽胸厚，身体姿势多后仰，平时喜热恶凉。其特点是阳气较弱而阴气偏旺，患病易从阴化寒，多寒湿痰浊内停。

阳脏人：多阴虚阳盛，体形偏于瘦长，头长颈细长，肩窄胸平，身体姿势多前屈，平时喜凉恶热。其特点是阴气较亏而阳气偏旺，患病易从阳化热，导致伤津耗阴。

平脏人：又称阴阳和平之人，体型介于阴脏人和阳脏人两者之间。其特点是阴阳平衡，气血调匀，在平时无寒热喜恶之偏，是大多数人的体质类型。

2. 望姿态 指通过观察患者的动静姿态及肢体异常动作，以诊察疾病的方法。不同疾病可表现出特有的动静姿态或异常动作，因此观察患者的姿态，可以判断疾病的性质和邪正的盛衰。

（1）坐态 坐而喜俯，少气懒言，多属气虚体弱。坐而仰首，伴咳喘痰多，多属痰饮停肺，肺气壅滞。但卧不能坐，坐则晕眩，不耐久坐，多为肝阳化风，或气血俱虚。但坐不得卧，卧则咳逆，多为肺气壅滞，气逆于上，或心阳不足，水气凌心。

（2）卧态 卧时面常向里，喜静懒动，身重不能转侧，多属阴证、寒证、虚证。卧时面常向外，躁动不安，身轻自能转侧，多属阳证、热证、实证。仰卧伸足，掀去衣被，多属实热证。蜷卧缩足，喜加衣被，多属虚寒证。坐卧不安多见于烦躁或腹满胀痛。

（3）立态 站立不稳，其态似醉，伴眩晕，多属肝风内动或气血亏虚。不耐久站，站立时常欲倚物支撑，多属气血虚衰。站立时常以手抍心、闭目不语，多见于心虚怔忡。以手护腹、俯身前倾，多见于腹痛。

（4）步态 行走之际，突然停步不前、以手护心，多为胸痹、真心痛。以手护腰、弯腰曲背、行动艰难，多为腰腿病。行走时身体振动不定，多为肝风内动或筋骨虚损。

二、局部望诊

局部望诊是在全身望诊的基础上，根据诊病的需要，对患者的某些局部进行深入、细致的观察，可进一步了解病情，补充全身望诊的不足，有利于诊察全身和局部的病变。

（一）望头面

1. 望头部

（1）形态　小儿头形过大，智力低下者，多因先天不足，肾精亏损，水液停聚于脑所致。头形过小，智力低下者，多为先天不足，肾精亏损。小儿前额左右突出，头顶平坦，外观头颅呈方形者，为方颅畸形，多见于佝偻病等。

（2）囟门　囟门迟闭，骨缝不合，称为"解颅"，多因肾气不足或脾胃虚弱，常见于佝偻病患儿。囟门下陷者，称为"囟陷"，多属虚证，见于先天不足或吐泻伤津病证等。囟门高突，称为"囟填"，多属实热证或因颅内水液停聚所致。

（3）头发　应注意观察头发的疏密与色泽。头发稀疏，色黄干枯者，多为精血不足。突然片状脱发，脱落处显露头皮而无自觉症状者为"斑秃"，多为血虚受风。青年白发若伴健忘腰酸者属肾虚，伴心悸失眠者为劳神伤血。小儿发结如穗，面黄形瘦腹大，多见于疳积。

2. 望面部

（1）面肿　眼睑浮肿，多为水肿病。其中仅见面部浮肿，发病迅速者，为阳水，多因外感风邪，肺失宣降所致。

（2）腮肿　一侧或两侧腮部以耳垂为中心肿起，边缘不清，局部灼热疼痛，称为"痄腮"。

（3）口眼㖞斜　患侧口角下垂或歪斜，多因面部一侧经脉不和，气血不畅，肌肉受损，收缩无力所致。单纯口眼㖞斜，而无半身不遂者，为口僻；若口眼㖞斜，兼半身不遂者，为中风。

（二）望五官

1. 望目　《灵枢·大惑论》将目的不同部位分属于不同脏腑，后世医家据此发展为"五轮学说"，即瞳仁属肾，称水轮；黑睛属肝，称风轮；白睛属肺，称气轮；目眦及血络属心，称血轮；眼睑属脾，称肉轮。观察目的变化，可推测相应脏腑的病变和邪气性质。

（1）目色　全目赤肿为肝经风热，目眦色赤为心火，白睛色赤为肺火，白睛发黄为黄疸，目眦淡白为血虚。

（2）目形　目窠微肿如新卧起之状，是水肿病初起。目窠内陷，为亡阴脱液，或脏腑精气衰竭之象。喘而眼突为肺胀，眼突而颈肿属瘿病。睑缘肿起结节如麦粒者，为针眼；胞睑漫肿，红如涂丹者，为眼丹，二者皆因风热邪毒或脾胃蕴热上攻于目所致。

（3）目态　两目上视，不能转动者，为"戴眼反折"；双目凝视前方不能转动者，称"瞪目直视"；黑睛斜向一侧，称"横目斜视"。三者均有眼球固定的特点，多为肝风内动牵动目系的惊风、痉厥，或精脱神衰危候。瞳仁散大，多为濒死危象，亦见于绿风内障、药物中毒。瞳仁缩小，多因肝胆火炽、药物中毒等所致。

2. 望耳

（1）耳部色泽　正常人耳郭红润，外形对称，是气血充足的表现。耳郭焦黑干枯，多属肾精亏虚；耳郭淡白，多属气血亏虚；耳轮红肿，多属肝胆湿热或热毒上攻；耳轮青黑，多见于阴寒内盛或有剧痛；小儿耳背有红络，耳根发凉，多为麻疹先兆。

（2）耳部形态　正常人耳郭厚大，是肾精充足的表现。耳薄小者，多为肾虚；耳轮红肿者，多为肝胆湿热上蒸；耳轮甲错者，多属久病血瘀。

（3）耳道分泌物　耳内流脓，称"脓耳"，多因肝胆湿热蕴结所致。日久不愈者，多属肾阴亏虚，虚火上炎。

3. 望鼻

（1）鼻的色泽 正常人鼻色红黄隐隐，明润光泽，提示脾胃之气充足。鼻头色青为阴寒腹痛；鼻头色黄为湿热；鼻头色白为气血亏虚；鼻头色赤为脾肺蕴热。

（2）鼻的形态 鼻头红肿，多属肺胃蕴热或血热；鼻头色赤有小丘疹，久之色紫变厚，称"酒渣鼻"，多为肺胃热盛；鼻翼扇动，新病者多为邪热壅肺或痰饮停肺所致，久病多属肺肾精气虚竭的危重症。

（3）鼻内分泌物 鼻流清涕，多属外感风寒；鼻流浊涕，多为外感风热；涕黄质黏量少，或伴有血丝，多为燥邪所致；若久流腥臭浊涕，为"鼻渊"，属湿热蕴蒸；阵发性流清涕量多如注，伴喷嚏频作，为"鼻鼽"，多属肺虚不固，风寒乘虚侵犯；鼻腔出血，为"鼻衄"，多因燥热灼伤鼻络所致。

4. 望口唇

（1）口唇色泽 正常唇色淡红而明润，是脾胃充足，气血调匀的表现。唇色淡白多主血虚；唇色深红多主实热；唇红绛而干多为热伤津液；唇色青紫多为瘀血内停；小儿环口发青，为惊风先兆；口唇呈樱桃红色多见于煤气中毒。

（2）口唇形态 唇内和口腔黏膜出现灰白色小溃疡，周围红晕，局部灼痛，为口疮，多因心脾积热上蒸；若久发不愈者，为虚火上炎。口唇干燥皲裂者，为津液耗伤。口角流涎，多因脾虚湿盛，或中风口歪，不能收摄所致。口开不闭多主虚证；口闭不开为"口噤"，多属实证。

5. 望齿龈

（1）牙齿 正常人牙齿洁白、润泽、坚固，是肾精旺盛，津液充足的表现。牙齿黄垢，多为胃浊熏蒸；牙齿干燥，为胃阴耗伤；牙齿松动，齿根外露，多为肾虚；齿如枯骨，为肾阴枯涸；牙关紧急，多属肝风内动。

（2）牙龈 正常人齿龈淡红润泽，是胃气充足，气血调畅的表现。牙龈红肿，多为胃火炽盛；龈微肿不红，为虚火上炎；齿龈出血，为齿衄，属胃火或虚热；牙龈腐烂，牙齿脱落者为"牙疳"，多因邪毒留滞，积毒上攻所致。

6. 望咽喉 咽喉红肿疼痛，属外感风热或肺胃有热；若咽部嫩红，肿痛不甚，属阴亏火灼。咽喉一侧或两侧喉核红肿疼痛，甚则溃烂出现黄色脓样膜状物或脓点，刮之易去，为"乳蛾"，属肺胃热毒蕴结；久病不愈者，多由肾阴亏虚，虚火上炎所致。咽部有灰白色膜，擦之不去，重擦出血，随即复生者，是"白喉"，为疫毒蕴积肺胃，上蒸咽喉所致。

（三）望颈项

颈项前部称颈，后部为项。颈项是经脉上达头面必经之处，呼吸、饮食的要道。故观察颈项部，对局部及某些全身病证的诊断具有一定意义。

1. 外形变化 正常人的颈项两侧对称，活动自如，男性喉结突出，女性不显。望颈项主要观察有无肿块、结节及其部位、形态、大小等。

（1）瘿瘤 颈前颌下喉结处结块肿大，一侧或两侧，或大或小，随吞咽移动，称"瘿瘤"。多因肝气郁结，气结痰凝所致，或与地方水土有关。

（2）瘰疬 颈侧颌下有肿块如豆，累累如串珠，称"瘰疬"。多由肺肾阴虚，虚火灼津为痰，或感受风热时毒，气血壅滞，结于颈项所致。

2. 动态变化

（1）项软   颈项软弱，抬头无力，称"项软"。若见于小儿，多属先天不足，肾精亏虚；若久病见之，多属气血大伤，肌肉失养之痿病。

（2）项强   后项强硬，俯仰不利，转动不便，称"项强"。伴恶寒，发热，脉浮者，多为风寒侵袭太阳经脉。伴高热神昏者，多为温病热极生风。若睡后觉项强不舒，肩背疼痛者，常为"落枕"，多因睡姿不当所致。

（3）颈脉异常   安静时颈侧人迎脉搏动较常人明显，多见于肝阳上亢或血虚重证。颈脉怒张者，多为心血瘀阻，肺气壅滞及心肾阳衰，水气凌心。

（四）望四肢

心主血脉，肺主皮毛，脾主四肢肌肉，肝主筋，肾主骨，四肢又为手足三阴、三阳经脉循行之处，望四肢主要可以诊察五脏和循行于四肢的经脉病变。

1. 四肢萎缩   指某一肢体或四肢肌肉消瘦、萎缩、松软无力。多因肺热伤津，或湿热浸淫、气血亏虚，肢体失养所致。

2. 肢体肿胀   若肢体肿胀，兼红肿疼痛，多为热壅血瘀所致；若足跗肿胀或浮肿，多见于水肿；下肢肿胀，皮肤粗厚如象皮，多见于丝虫病。

3. 膝部肿大   膝部红肿热痛，屈伸不利，多见于热痹，为风湿郁久化热所致。若膝部肿大，而股胫消瘦，形如鹤膝，称"鹤膝风"，多因寒湿久留，气血亏虚所致。

4. 小腿青筋   指小腿青筋暴露，形似蚯蚓，多因寒湿内侵，络脉血瘀，或长期站立，血运不畅所致。

5. 下肢畸形   直立时两踝并拢而两膝分离，为膝内翻，又称"O"形腿或罗圈腿；两膝并拢而两踝分离，为膝外翻，又称"X"形腿。若踝关节呈固定内收位，称足内翻；若踝关节呈固定外展位，称足外翻。上述畸形皆属先天不足，肾气不充，或后天失养，发育不良。

（五）望二阴

前阴为生殖和排尿器官；后阴指肛门，为排便之门户。前阴为肾所司，宗筋所聚，太阴、阳明经所会，阴户通于胞宫并与冲任二脉密切相关，肝经绕阴器，故前阴病变与肾、膀胱、肝关系密切。后阴为肾所司，大肠主传导糟粕，脾主升，可升托内脏，故后阴病变与脾、胃、肠、肾关系密切。

1. 望前阴   望男性前阴应注意观察阴茎、阴囊和睾丸是否正常，有无硬结、肿胀、溃疡和其他异常改变。对女性前阴的诊察要有明确的适应证，由妇科医生负责检查。

2. 望后阴   患者取侧卧位，望诊时应注意观察肛门周围有无脓肿、痔疮、裂口、瘘管外口、脱垂、息肉及肛周湿疹等。

（1）肛裂   肛门皮肤与肛管黏膜有狭长裂伤，排便时疼痛流血。多因热结肠燥或阴虚津亏，大便燥结坚硬，努力排便而撑裂。

（2）痔疮   肛门内、外生有紫红色柔软肿块，突起如峙，为痔疮。多因肠中湿热蕴结或血热肠燥，或久坐、负重、便秘等，使肛门部血脉瘀滞而成。

（3）脱肛   直肠黏膜或直肠反复脱出肛门外，常因大便、咳嗽、用力而脱出。轻者便时脱出，便后缩回；重者脱出后不能自回，须用手慢慢还纳。多因脾虚中气下陷所致。

（4）肛痈   肛门周围局部红肿疼痛，甚至破溃流脓者为肛痈。多因湿热下注，或外感邪毒阻于肛周所致。

（六）望皮肤

皮肤为一身之表，内合于肺，卫气循行其间，十二正经的皮部和孙络循行、分布于此，有保护机体的作用。因此望皮肤可以诊察肺和其他脏腑的疾病。

1. 色泽异常　皮肤鲜红成片，色如涂丹，边缘清楚，灼热肿胀者，为丹毒，多由风热化火，或湿热化火而成。面目、皮肤、爪甲俱黄者，为黄疸，多因外感湿热、疫毒、寒湿，肝胆失于疏泄所致。四肢、面部等处出现白斑，大小不等，界限清楚者，称为"白驳风"，多因风湿侵袭，气血失和，血不荣肤所致。

2. 形态异常　皮肤虚浮肿胀，为水湿泛滥。皮肤干瘪枯燥，多为津液耗伤，或精血亏虚。皮肤干枯粗糙，纹理交错，状若鱼鳞，称"肌肤甲错"，多为血瘀所致。

3. 皮肤病证

（1）望水痘　皮肤出现椭圆水疱，表浅易破，大小不等，陆续出现，浆薄如水，晶莹透亮，不结厚痂，不留瘢痕。此为外感时邪所致，属儿科常见传染病。

（2）望斑疹　斑与疹不同。斑，点大成片，散见于皮肤下，摸之不碍手，压之不退色，色红或紫暗。多因邪热亢盛，内迫营血而发，或气虚不摄，血溢肌肤所致。疹，形小如粟粒，高出肌肤，抚之碍手，压之退色，色红或淡红。疹有麻疹、风疹等不同，多因外感麻毒时邪、风邪等所致。

（3）望白㾦　即皮肤上出现的白色小疱疹，高出皮肤，晶莹如珠，根部肤色不变，擦破流水，多分布于颈项胸腹，偶见于四肢，消失时有皮屑脱落。多因湿温或暑温病中湿热郁蒸肌肤，汗出不彻，蕴蒸而成。凡白㾦晶莹饱满，颗粒清楚，是津气充足，正能胜邪，湿热外达之顺证；若见色白而枯，干瘪无浆，则为津气不足，正不胜邪，邪毒内陷之逆证。

（4）望痈疽疔疖　痈、疽、疔、疖是体表皮肤常见的外科疮疡疾患。应注意观察其形色特点，并结合其他兼症，以辨其阴阳、寒热、虚实。

痈：肌肤局部红肿高起，根盘紧束，伴有焮热疼痛，属阳证，多因热毒内蕴，经络阻塞，气血壅滞不通，热盛肉腐而成。

疽：无头疽患处漫肿无头，肤色不变，不热少痛，属阴证，多因气血亏虚，寒痰凝滞而成；有头疽患部初起有粟米样脓头，红肿疼痛剧烈，好发于皮肤厚韧之处，多因外感湿热，内有脏腑蕴毒，气血凝滞所致。

疔：形细如粟米状，根脚坚硬而深，麻木或发痒，顶白，痛甚，多因嗜食膏粱厚味，致脏腑蕴热，复感毒邪，内外合邪，气血凝滞而成。疔易发于颜面手足，容易因挤压而走黄危及生命。

疖：形小而圆，生于皮肤浅表，红肿热痛不甚，容易化脓，脓溃即愈，多因暑湿郁阻肌肤，或湿热蕴积脏腑，外发肌肤，使气血壅滞而成。

三、望小儿食指络脉

望小儿食指络脉是通过观察小儿两手食指掌侧前缘络脉（静脉）的形色变化，以诊察疾病的方法。此法适用于 3 岁以内的小儿。

小儿食指络脉为手太阴肺经的分支，与寸口脉同属于手太阴肺经，故望小儿食指络脉与诊成人寸口脉原理基本相同。寸口为脉之大会，能反映人体脏腑气血阴阳的盛衰变化。三岁以内的幼儿寸口脉短小，诊脉时容易哭闹，影响脉象的准确性，但幼儿皮肤薄嫩，食指络脉易于暴露，便于观察，故常以望小儿食指络脉辅助或代替脉诊。

1. 观察方法   家长抱小儿向光亮处，医生用左手握小儿食指末端，以右手拇指推小儿食指掌侧前缘，从指尖向指根方向推动数次，用力适中，使络脉显露，便于观察。

2. 三关定位   食指络脉分风关、气关、命关三关。食指第一节（掌指横纹至第二节横纹之间）为风关，食指第二节（第二节横纹至第三节横纹之间）为气关，食指第三节（第三节横纹至指端）为命关。

3. 临床意义   小儿正常食指络脉，隐隐显露于风关之内，色浅红。病变时根据其出现部位、颜色和形状的异常变化，判断其临床意义。

（1）三关分布   根据食指络脉现于三关的部位，判断邪气的浅深及病情轻重。络脉显现于风关，是邪气入络，提示邪浅病轻；络脉透过风关至气关，提示邪气入经，邪深病重；络脉过气关达命关，提示邪入脏腑，病情危重；络脉透过风、气、命三关直达指尖，称"透关射甲"，提示病情凶险，预后不佳。

（2）色泽变化   络脉色深浓者病重，色浅淡者病轻。色紫红者主内热；色鲜红者主外感表证；色青者主惊风或痛证；色淡白者为脾虚、疳积；色紫黑者主血络郁闭，病属危重。

（3）隐显深浅   络脉浮而显露，为病邪在表，见于外感表证；络脉沉隐不显，为病邪在里，见于内伤里证。

（4）形状变化   正常络脉多是斜形、单支，粗细适中。络脉渐长为病进，日渐缩短为病退。络脉增粗，多属热证、实证；络脉弯细，多属寒证、虚证。

四、望排出物

望排出物是观察患者分泌物、排泄物的形、色、质、量的变化，以诊断病情的方法。分泌物主要是指官窍所分泌的液体，如泪、涕、唾、涎等，具有濡润官窍的作用；排泄物是人体排出的代谢废物，如大便、小便等；人体有病时所产生的某些病理产物，如痰、呕吐物等也属排出物范畴，其形、色、质、量也与病情密切相关。此处主要介绍望痰、涎、涕、唾和呕吐物，其余部分可参考其他章节。

望排出物变化总的规律是色白、质稀者，多属虚证、寒证；色黄、质稠者，多属实证、热证。

1. 望痰涎涕唾

（1）望痰   痰色白而清稀，为寒痰，多因寒邪伤阳，气不化津，或脾失健运，湿聚成痰所致。痰色黄而黏稠，为热痰，多因热邪偏盛，煎熬津液所致。痰色白、清稀而多泡沫，为风痰，多因外受风寒所致。痰白滑量多、易咳，为湿痰，多因脾失健运，聚湿成痰所致。痰少而黏、难咳，属燥痰，多因燥邪犯肺，耗伤肺津所致。痰中带有血丝，血色鲜红，多因燥邪犯肺，或肝火犯肺，或阴虚火旺，灼伤肺络所致。咳吐脓血腥臭脓痰为肺痈，多因热毒蕴肺，肉腐血败而成。

（2）望涎   口角清涎淋沥者，多因脾虚不能摄津。小儿口流清涎量多，称"滞颐"，为脾胃虚寒所致。睡中流涎，多为脾虚不摄，或胃中有热，或宿食内停、痰热内蕴所致。

（3）望涕　鼻塞流清涕，为外感风寒；鼻流黄涕或浊涕，为外感风热；鼻流清涕，喷嚏不止，遇冷即发作，称"鼻鼽"，多由肺气亏虚，卫表不固，风寒外袭所致；涕稠腥臭难闻，或流黄水，反复发作，经久不愈，称"鼻渊"，多为湿热邪毒蕴阻鼻窍所致。

（4）望唾　多唾而稀，多为胃寒，或肾阳虚气化失司，水液上泛所致；多唾而黏，多因宿食、湿阻等，致胃气上逆所致。

2. 望呕吐物　呕吐物清稀无臭，多为寒呕，多因脾胃阳虚，或寒邪犯胃所致。呕吐物秽浊酸臭，多为热呕，多因胃有积热，或肝火犯胃所致。呕吐物酸腐，夹有未消化食物，多属伤食，多因饮食失节，食滞不化所致。呕吐清水痰涎，伴口干不欲饮，头晕胸闷，为痰饮中阻，多由脾阳失运，水饮停积而成。呕吐黄绿苦水，多因肝胆湿热，肝气犯胃所致。呕吐鲜血，多因胃腑蕴热，或肝火犯胃，或阴虚火旺，络破血溢所致。

五、望舌

望舌，又称舌诊，是通过观察舌象以了解病情的诊察方法，是最具中医特色的诊法之一。

（一）舌的形态结构及舌诊原理

1. 舌的形态结构　舌的上面为舌背，下面为舌底。舌体又称舌质，舌体的前端称为舌尖，舌体的中部称为舌中，舌体的后部、人字形界沟之前称为舌根，舌体两侧称为舌边。舌体的正中有一条不甚明显的纵行沟纹，称为舌正中沟。舌底系带两侧的舌静脉称为舌下络脉，舌系带终点两侧的舌下肉阜，左为金津，右为玉液，分别是胃津、肾液上潮的孔道。

2. 舌诊的原理　舌象与脏腑、经络、气血津液有着密切的联系。五脏六腑都直接或间接地通过经络、经筋与舌相联系，舌的肌肉为脾胃所主，舌的血脉为心脏所主，舌苔乃胃气所生，津液系肾胃津液上潮所致。舌体的形、质、色与气血的盛衰和运行有关，舌苔和舌质的润燥与津液的盈亏有关。因此观察舌象的变化，对于诊察病情有重要意义。

3. 舌面脏腑分候　脏腑病变反映于舌面有一定的分布规律。舌尖属心肺，舌边属肝胆，舌中属脾胃，舌根属肾。

（二）舌诊的方法与注意事项

1. 舌诊方法　患者取坐位或仰卧位，头略扬起，自然地将舌伸出口外，舌体放松，舌面平展，舌尖略向下，尽量张口使舌体充分暴露。先望舌质，再望舌苔，最后观察舌下络脉。望舌苔时，为了鉴别舌苔有根、无根，以及是否属于染苔等，可进行刮舌和揩舌。刮舌时，用消毒压舌板的边缘，在舌面上由舌根向舌尖刮3～5次。揩舌时用消毒纱布裹手指上，蘸少许生理盐水在舌面上揩抹数次。

2. 舌诊的注意事项　光源以白天充足柔和的自然光线为最理想，自然光线不足可用日光灯代替，注意避开有色光源。避免伸舌过久、过度用力，导致影响舌色和舌形。观察舌苔应注意染苔和口腔因素对舌的影响，如牙齿残缺造成同侧舌苔偏厚、镶牙导致舌边留下齿痕等。

（三）舌诊的内容

望舌主要观察舌质和舌苔两方面的变化。望舌质主要包括舌体的神、色、形、态及舌下络脉；望舌苔主要诊察苔质和苔色情况。

正常舌象的特征：舌质淡红、明润，舌体大小适中、柔软灵活，舌苔均匀、薄白、湿润，简称为"淡红舌，薄白苔"。提示胃气旺盛，气血津液充盈，脏腑功能正常。正常舌象受年龄、性别、体质、禀赋等的影响，可有生理性改变。

1. 望舌质

（1）望舌神

荣舌：舌质滋润，红活鲜明，舌体灵动自如，为有神之荣舌，是脏腑气血充盛，生机旺盛之象，虽病亦属善候。

枯舌：舌质干枯，色泽晦暗，活动不灵，为无神之枯舌，是脏腑气血阴阳衰败，邪气壅盛之象，病势危重，预后不良。

（2）望舌色

淡红舌：舌体淡红润泽，白中透红，为脏腑功能正常，气血和调，胃气充盛的表现，见于健康人，或病情轻浅，气血未伤。

淡白舌：比正常舌色浅淡，白色偏多红色偏少。若舌色淡白，干枯少津，称为枯白舌。主阳虚、气血两虚。枯白舌主亡血夺气。淡白而润，兼舌体胖嫩，多为阳虚；舌色淡白，舌体瘦薄，主气血两虚。

红舌：较正常舌色红，甚至呈鲜红色。主实热、阴虚。舌红苔黄，多属实热证；舌体瘦小，鲜红少苔，或有裂纹，或光红无苔，为虚热证。

绛舌：较红舌颜色更深，或为暗红色。主里热亢盛、阴虚火旺。绛舌多由红舌进一步发展而成。绛色越深，热邪越甚。

青紫舌：全舌呈现紫色，或局部见青紫、斑点，均称为青紫舌。青紫舌主血行瘀滞。

（3）望舌形

老、嫩舌：舌质坚敛苍老，纹理粗糙或皱缩者为老舌；舌质娇嫩，纹理细腻者为嫩舌。舌质老嫩是辨别疾病虚实的重要指标之一。老舌多见于实证，嫩舌多见于虚证。

胖、瘦舌：舌体比正常舌大而厚，伸舌满口，称为胖大舌；舌体肿大满嘴，甚至不能闭口，不能缩回，称为肿胀舌；舌体比正常舌瘦小而薄，称为瘦薄舌。胖大舌多主水湿内停、痰湿热毒上泛。瘦薄舌多主气血两虚、阴虚火旺。

点、刺舌：点，指突起于舌面的红色或紫红色星点。刺，指舌乳头突起如刺，摸之棘手，称为芒刺舌。点刺舌主脏腑热盛，或血分热盛。一般点刺越多，邪热越甚。

裂纹舌：舌面上出现各种形状的裂沟，裂沟中并无舌苔覆盖。多主邪热炽盛、阴液亏虚、血虚不润、脾虚湿侵。若素体舌面上就有较浅的裂纹，裂纹中有苔覆盖，且无不适者，称先天性舌裂，应与病理性裂纹鉴别。

齿痕舌：舌体边缘有牙齿压迫的痕迹。主脾虚、湿盛。舌淡胖大而润，舌边有齿痕，多属阳虚水湿内停；舌质淡红而舌边有齿痕，多为脾虚。舌淡红而嫩，舌体不大而边有轻微齿痕，可为先天性齿痕舌，病中见之提示病情较轻，多见于小儿或气血不足者。

（4）望舌态

强硬舌：舌失柔和，板硬强直，屈伸不利，不能灵动。多见于热入心包，或高热伤津，或风痰阻络。

痿软舌：舌体软弱无力，不能随意伸缩回旋。主气血两虚，或阴虚。

歪斜舌：舌体不正，伸舌时舌体偏向一侧。多见于中风或中风先兆。

震颤舌：舌体震颤抖动，不能自主。多为肝风内动之象，可因热盛、阳亢、阴亏、血虚等动风所致。

短缩舌：舌体卷短、紧缩，不能伸长，甚至舌不抵齿。病中见舌短缩，是病情危重的表现，多因寒凝筋脉、热极动风、气血亏虚、肝风夹痰所致。此外，先天性舌系带过短亦可见舌短缩。

吐弄舌：舌伸于口外，不即回缩者，称为吐舌；舌反复吐而即回，或舌舔口唇四周者，称为弄舌。一般均属心脾有热，或智力低下者。

（5）舌下络脉　将舌尖翘起，舌系带两侧可见青紫色脉络，即为舌下络脉。正常人的舌下络脉不迂曲，无分支或瘀点。舌下络脉短细，周围小络脉不明显，舌色偏淡者，多属气血不足，脉络不充。舌下络脉迂曲、分叉、结节，或颜色青紫、绛红，或小络脉增生等改变，皆为血瘀的征象。

2. 望舌苔　舌苔指舌面上的一层苔状物，由胃气蒸化谷气、食浊上潮舌面而成。正常舌苔表现为薄白均匀，干湿适中，舌面的中部和根部稍厚。望舌苔内容包括苔质和苔色两方面。

（1）望苔色　苔色主要有白苔、黄苔、灰黑苔3类。

白苔：为舌苔之本色，是最常见的苔色，其他苔色均可由白苔转化而成。白苔为正常舌苔，病中多主表证、寒证。

黄苔：舌苔呈现黄色，多主热证。苔色越黄，提示邪热越甚。淡黄苔为热轻，深黄苔为热重，焦黄苔为热极。

灰黑苔：苔色浅黑，称为灰苔；苔色深灰，称为黑苔。灰黑苔由白苔或黄苔转化而成，多在疾病持续发展到一定程度后出现。苔质的润燥是辨别灰黑苔寒热属性的重要指征。舌苔灰黑而湿润多主里寒重证，舌苔灰黑而干燥多主里热重证。灰黑色越深，病情越重。

（2）望苔质

1）薄、厚苔　透过舌苔能隐隐见到舌质者，为薄苔；不能透过舌苔见到舌质者，为厚苔。舌苔厚薄主要反映邪正的盛衰和邪气之浅深。薄苔主表证，亦见于平人；厚苔主里证，常见于痰湿、食积。

舌苔由薄转厚，提示邪气渐盛，或表邪入里，为病进；舌苔由厚转薄，或舌上复生薄白新苔，提示正气胜邪，或内邪消散外达，为病退。舌苔的厚薄转化，一般是渐变的过程。如薄苔突然增厚，提示邪气极盛，迅速入里；厚苔骤然消退，舌上无新生舌苔，为正不胜邪，或胃气暴绝。

2）润、燥苔　舌苔润泽有津，干湿适中，不滑不燥，称为润苔。舌面水分过多，伸舌欲滴，扪之湿滑，称为滑苔。舌苔干燥，扪之无津，甚则舌苔干裂，称为燥苔。苔质干燥而粗糙，扪之碍手，称为糙苔。润苔为体内津液未伤，滑苔为水湿内聚，燥苔多提示体内津液已伤，糙苔可由燥苔进一步发展而成，多见于热盛伤津之重证。

3）腻、腐苔　苔质致密，颗粒细小，融合成片，如涂油腻，紧贴舌面，揩之不去，为腻苔。苔质疏松，颗粒粗大，如豆腐渣堆积舌面，根底松浮，揩之易去，为腐苔。腻腐苔多因湿浊、痰饮、食积所致。

4）剥落苔　舌苔全部或部分脱落，脱落处可见舌底光滑无苔，称为剥苔。舌苔多处剥脱，舌面仅斑驳残存少量舌苔者，为花剥苔；舌苔全部剥脱，舌面光滑如镜者，为镜面舌；舌苔不规则地剥脱，边缘凸起，界限清楚，形似地图，部位时有转移者，为地图舌。舌苔剥脱处，舌面不光滑，仍有新生苔质颗粒，或舌乳头可见者，称为类剥苔。剥落苔多主胃气匮乏，胃阴大伤，或气血两虚，亦是全身虚弱的一种征象。

舌红苔剥为阴虚，舌淡苔剥或类剥苔，多为血虚或气血两虚；舌苔花剥，为邪实阴虚。地图舌，为湿热伤阴；镜面舌色红绛者，为胃阴枯竭；镜面舌色淡白者，主营血大亏。舌苔从全到剥，提示胃之气阴不足，正气渐衰；舌苔剥脱后，复生薄白之苔，为邪去正胜，胃气渐复之佳兆。

辨舌苔的剥落应与先天性剥苔加以区别。先天性剥苔是生来就有的剥苔，其部位常在舌面中央人字沟之前，呈菱形，多因先天禀赋所致。

5）真、假苔　舌苔紧贴于舌面，刮之难去，刮后仍留有苔迹，不露舌质，为有根苔，此属真苔。若舌苔不紧贴舌面，容易刮脱，刮后舌面光洁者，为无根苔，即假苔。

病之初期、中期，舌见真苔且厚，为胃气壅实，病较深重；久病见真苔，提示胃气尚存。新病出现假苔，乃邪浊渐聚，病情较轻；久病出现假苔，是胃气匮乏，不能上潮，病情危重。

第二节　闻　诊

闻诊是通过听声音和嗅气味以了解健康状况，诊察病情的方法。听声音是凭听觉，采集患者语声、语言、呼吸、咳嗽、呕吐、呃逆、嗳气、太息、喷嚏、呵欠、肠鸣等各种声响。嗅气味是凭嗅觉，采集患者身体、分泌物、排出物散发的异常气味及病室的气味。

一、听声音

听声音是指听辨患者语声、语言、气息的变化，以及咳嗽、呕吐、肠鸣等声响，以判断脏腑功能与病变性质的诊病方法。听辨声音不仅可以诊察发音器官的病变，还可以根据声音的变化，进一步诊察体内各脏腑的变化。

（一）正常声音

正常声音具有发声自然，声调和谐，语言流畅，应答自如，言与意符等特点。为气血充盈、发音器官和脏腑功能正常的表现。

（二）病变声音

病变声音，是指疾病反映在语声、语言及人体其他声响方面的变化，除生理变化和个体差异外的声音，均属病变声音。

1. 发声　指患者在病变过程中说话的声音及呻吟、惊呼等异常声响。通过声音的变化来判断脏腑的虚实、正气的盛衰、邪气的性质及病情的轻重。

一般而言，凡语声高亢，洪亮有力，声音连续者，多属阳证、实证、热证，是阳盛气实，功能亢奋的表现；语声低微细弱，断断续续，少气懒言者，多属阴证、虚证、寒证，多由禀赋不足，气血虚损所致。

（1）语声重浊　指发出的声音沉闷而不清晰或似有鼻音，又称为声重。多为外感风寒，或湿浊阻滞，以致肺气不宣，鼻窍不利所致。

（2）音哑与失音　语声嘶哑者为音哑；语而无声者为失音，古称为"喑"。两者病因病机基本相同，前者病轻，后者病重。新病音哑或失音者，多因外感风寒或风热袭肺，或痰浊阻肺，肺气不宣，清肃失司所致，属实证，即所谓"金实不鸣"。久病音哑或失音者，多因各种原因导致阴虚火旺、肺气不足，或津亏肺损，声音难出，属虚证，即所谓"金破不鸣"。

（3）惊呼　指患者突然发出的惊叫声。其声多突发、急骤而尖厉，神色惊恐，多为剧痛或惊恐所致，或见于精神失常。

2. 语言　语言的异常，主要是心神的病变，常见有以下几种。

（1）谵语　指神志不清，语无伦次，声高有力。多由邪热内扰神明所致，属实证。见于邪入心包、阳明腑实证、痰热扰乱心神等。

（2）郑声　指神志不清，语言重复，时断时续，语声低弱模糊。多因久病脏气衰竭，心神散乱所致，属虚证。见于危重病晚期。

（3）独语　指自言自语，喃喃不休，见人则止，首尾不续。多因心气不足，神失所养，或气郁痰阻，蒙蔽心神所致，属阴证。多见于癫病、郁病。

（4）错语　指神志清楚而语言时有错乱，错后自知。证有虚实之分，虚证多因心气不足，神失所养，多见于久病体虚或老年脏气虚衰之人；实证多为痰浊、瘀血、气郁等阻碍心神。

（5）狂言　指精神错乱，语无伦次，狂躁妄言，呼号骂詈。多因情志不遂，气郁化火，痰火互结，内扰神明所致，属阳证、实证。多见于狂病、伤寒蓄血证等。

（6）言謇　指神志清楚、思维正常，但语言不流利，或吐字不清。病中语言謇涩，每与舌强并见者，多因风痰阻络所致。见于中风之先兆或中风后遗症。

3. 呼吸　指诊察患者呼吸气息的频率、强弱、粗细、高低等。一般呼吸气粗，疾出疾入者，多属实证；呼吸气微，徐出徐入者，多属虚证。

（1）喘　指呼吸困难、短促急迫，甚至张口抬肩，鼻翼扇动，难以平卧。发作急骤，呼吸深长，声高息粗，唯以呼出为快，形体强壮，脉实有力者，为实喘。多为风寒袭肺或痰热壅肺、痰饮停肺，肺失清肃，肺气上逆或水气凌心射肺所致。起病缓慢，声低气怯，息短不续，动则喘甚，唯以深吸为快，形体羸弱，脉虚无力者，为虚喘。多为肺气不足，肺肾亏虚，气失摄纳所致。

（2）哮　指呼吸急促似喘，喉间有哮鸣音，常反复发作，缠绵难愈。多因痰饮内伏，复感外邪而诱发；也可因久居寒湿之地，或过食酸咸生冷等而诱发。喘不兼哮，但哮必兼喘。喘以气息急迫、呼吸困难为主；哮以喉间哮鸣声为特征。临床上哮与喘常同时出现，所以常并称为哮喘。

（3）短气　指呼吸气急短促，气短不足以息，似喘而不抬肩，喉中无痰鸣音。虚证短气，常兼有形瘦神疲、声低息微等，多因体质虚弱或元气亏损所致；实证短气，常兼有呼吸声粗，或胸部窒闷，或胸腹胀满等，多因痰饮，胃肠积滞，气滞或瘀阻所致。

（4）少气　指呼吸微弱而声低，气少不足以息，言语无力，又称气微。主诸虚劳损，多因久病体虚或肺肾气虚所致。

（5）鼻鼾　指熟睡或昏迷时鼻喉发出的一种声响，是气道不利所发出的异常呼吸声。若平素有鼻塞、流涕者，多为慢性鼻病。若昏睡不醒或神志昏迷而鼾声不断者，多属高热神昏，或中风入脏之危候。

4. 咳嗽　指有气上升至喉咙，声道关闭，突然开放发出的一种"咳咳"声音。多因六淫外邪袭肺，内伤损肺，或有害气体刺激等而致肺失宣降，肺气上逆所致。古人将其分为 3 种，即有声无痰谓之咳、有痰无声谓之嗽、有痰有声谓之咳嗽。

咳声重浊沉闷，多属寒痰阻肺。咳声轻清低微，多见于久病耗伤肺气。咳声重浊，痰白清稀，鼻塞不通，多属风寒袭肺。咳嗽声高响亮，痰稠量少，不易咳出，多属肺热炽盛，热邪犯肺，灼伤肺津；若痰黄量多，或咳铁锈色痰，或咳脓血痰，多属痰热壅肺。咳嗽痰多，易于咳出，多属痰浊阻肺。干咳无痰或痰少而黏，不易咳出，多属燥邪犯肺或阴虚肺燥。

咳呈阵发连续不断，咳止时常有鸡鸣样回声，称为顿咳，因其病程较长，缠绵难愈，又称"百日咳"，多因风邪与痰热搏结所致，常见于小儿。咳声如犬吠，伴有声音嘶哑，吸气困难，喉中有白膜生长，擦破流血，随之复生，是时行疫毒攻喉所致，多见于白喉。

5. 呕吐　指饮食物、痰涎等胃内容物上涌，由口中吐出的症状。此症状是胃失和降，胃气上逆的表现。前人以有声无物为干呕，有物无声为吐，有声有物为呕吐。吐势徐缓，声音微弱，呕吐物清稀少臭者，多属脾胃阳虚。吐势较猛，声音响亮，呕吐出黏稠黄水，或酸或苦者，多属邪热犯胃。呕吐呈喷射状者，多为热扰神明，或因头颅外伤，出现颅内肿块、颅内水停。呕吐酸腐味食物，多因暴饮暴食，或过食肥甘厚味，损伤脾胃，以致食滞胃脘，化为腐浊，多属伤食。共同进餐者多人发生吐泻，可能为食物中毒。朝食暮吐、暮食朝吐者，为胃反，多属脾胃阳虚。口干欲饮，饮后则吐者，称为水逆，多因饮邪停胃，胃气上逆所致。

6. 呃逆　指从咽喉发出的一种不由自主的冲击声，呃呃作响，声短而频，不能自制的症状，是胃气上逆的表现。呃声频作，高亢而短，其声有力者，多属实证；呃声低沉，声弱无力，多属虚证。新病呃逆，其声有力，多属寒邪或热邪客于胃；久病、重病呃逆不止，声低无力者，属胃气衰败之危候。

7. 嗳气　指胃中气体上出咽喉所发出的一种声长而缓的症状。是胃气上逆的表现。嗳气酸腐，兼脘腹胀满者，多因宿食内停。嗳气频作而响亮，嗳气后脘腹胀减，嗳气发作因情志变化而增减者，多为肝气犯胃。嗳气频作，兼脘腹冷痛，得温缓者，多为寒邪犯胃，或为胃阳亏虚。嗳声低沉断续，无酸腐气味，兼见食少纳呆者，多为脾胃虚弱。

8. 太息　又称叹息，指患者情志抑郁，胸闷不畅时发出的长吁或短叹声，多属肝气郁结。

9. 喷嚏　指肺气上逆于鼻而发出的声响。若新病喷嚏，兼有恶寒发热，鼻塞流清涕等症状，多因外感风寒，鼻窍不利之故，属表寒证。若季节变化，反复出现打喷嚏、鼻痒、流清涕，多属气虚、阳虚之体，感受风邪所致。

二、嗅气味

嗅气味，是指嗅辨患者身体气味与病室气味以诊察疾病的方法。一般气味酸腐臭秽者，多属实热；气味偏淡或微有腥臭者，多属虚寒。

（一）病体之气

1. 口气　口中散发臭气者，称为口臭。口气臭秽者，多属胃热；臭秽兼见牙龈腐烂者，为牙疳；酸臭兼见食少纳呆、脘腹胀满者，多属食积胃肠；腐臭或兼咳吐脓血者，多是内有溃腐脓疡。

2. 汗气　汗出腥臭，多见于瘟疫，或为暑热火毒炽盛所致；汗出腥膻，多见于风温、湿温、热病，是风湿热邪久蕴皮肤，津液受到蒸变或汗后衣物不洁所致。腋下随汗散发阵阵臊臭气味者，多为湿热内蕴所致，可见于狐臭。

3.痰涕之气　咳痰清稀，无特异气味者，为风寒犯肺或寒痰阻肺所致；咳痰黄稠，为风热犯肺或痰热壅肺所致；咳吐浊痰脓血、腥臭异常者，多是肺痈，为痰热壅肺所致。鼻流浊涕腥秽如鱼脑者，为鼻渊；鼻流清涕无气味者，多为外感风寒。

4.呕吐物之气　呕吐物清稀无臭味者，多属胃寒；气味酸腐臭秽者，多属胃热。呕吐未消化食物，气味酸腐者为食积；呕吐脓血而腥臭者，多为内有痈疡。

5.排泄物之气　大便臭秽难闻者，多为肠中郁热；大便泄泻臭如败卵，或酸臭，或夹有未消化食物、矢气酸臭者，为伤食；大便溏泄而腥者，多属脾胃虚寒。小便黄赤混浊，臊臭异常者，多属膀胱湿热；尿液若散发出烂苹果样气味者，多为消渴。带下臭秽而黄稠者，多属湿热；带下腥臭而清稀者，多属寒湿。

（二）病室之气

病室有血腥味，多为失血证；有腐臭气，多为溃腐疮疡；有尸臭味，多为脏腑衰败，病情重笃；有尿臊味，多见于水肿晚期；有烂苹果样气味，多见于重症消渴病；有蒜臭味，多见于有机磷农药中毒。

第三节　问　诊

问诊是医生通过有目的、有步骤地询问，以了解人体健康状况及疾病发生、发展过程，以诊察疾病的一种方法。为保证问诊内容的真实可靠，询问对象一般为患者或陪诊者。

一、问诊的内容

（一）一般情况

一般情况主要包括患者的姓名、性别、年龄、婚否、职业、现住址、联系方式等。问年龄，可根据年龄段的不同，判断患者身体的强弱，如实证多见于青壮年，虚证多见于老年人；问性别，性别的不同则患有不同的疾病，如妇女有经、带、胎、产等方面疾病，男子有阳痿、早泄等方面病变；问职业，可了解某些疾病的起因，如水中作业者病多寒湿、矿产木料等长期吸入粉尘者多出现肺系病证。

询问一般情况，是对患者的诊断和治疗负责，能为诊治疾病提供依据，也便于书写病历存留档案，利于随访。

（二）主诉

主诉是患者就诊当前最痛苦的症状、体征及其持续时间，也是本次就诊的主要原因。主诉高度体现当前疾病的主要矛盾，能为诊疗提供线索。通过主诉，常可初步估计疾病的范畴、类别和病势的轻重缓急，如患者心悸、头痛、胸闷气短、乏力，可初步考虑为心病。

询问主诉，首先要善于抓住主诉；其次要围绕主诉，进一步询问其病变部位、性质、程度、时间等情况，不能用诊断性术语进行描述。主诉概括的症状、体征一般不超过3个。如"腹泻3日""咳嗽、气喘5年余，加重伴下肢浮肿1周"。

（三）现病史

现病史是围绕主诉，从起病到就诊时疾病发生发展及诊疗的经过，现病史一般包括以下内容。

1. 发病情况 主要询问发病原因或诱因、发病的时间、最初的症状、当时的处理情况等。

2. 病变过程 是患者起病到就诊时病情的变化过程。医生按照疾病发生的顺序逐一询问，询问此过程中症状的性质及其程度、询问何时加重或缓解、询问病情变化有无规律等，以了解病变过程中邪正的盛衰及病机的演变，了解病情发展趋势。

3. 诊治经过 是指本次就诊之前所接受过的所有检查结果和治疗情况。重点询问曾做过哪些检查，结果如何；经过哪些治疗，效果如何；服用何种药物，剂量多大、疗效如何等。全面了解患者诊治经过，对于当前诊断和治疗具有重要的参考和借鉴作用。

4. 现在症状 是患者就诊时所感到的痛苦和不适，是问诊的主要内容，在下文中详细列述。

（四）既往史

既往史，又称"过去病史"，主要包括患者平素身体情况和既往患病情况。

患者平素的身体情况，可能与当前疾病有一定联系，如素体阳虚者，易受寒湿之邪，发为寒证、湿证；素体阴虚者，易感温燥之邪，发为热证。

患者既往患病情况，可能与当前疾病有密切关系，如曾患胸痹、眩晕、胃脘痛、水肿等病，虽经治疗后症状消失，但疾病根源尚未完全清除，在某些因素诱发之下可致旧病复发。因此，既往患病情况应重点询问曾患过何种疾病，做过何种手术治疗，预防接种史及食物、药物过敏史。

（五）个人生活史

个人生活史，主要包括生活经历、精神情志、饮食起居和婚姻生育等。

1. 生活经历 包括出生地、居住地及经历地。询问时，应注意排查某些地方病及传染病的诊断。

2. 精神情志 精神情志的变化，可使脏腑气血功能紊乱，从而引发疾病；反之，疾病状态下也会产生一些不良的情绪，影响人的精神情志，因此当下更应关注精神情志。了解患者的性格特征、精神状况及其与疾病的关系等，有助于诊断病情，也可以在药物治疗的同时辅以心理疏导，以帮助治疗。

3. 饮食起居 包括饮食嗜好与生活起居情况。不良的饮食及生活习惯可影响人体健康，甚至引发疾病。如嗜食肥甘厚味者，多病痰湿；嗜食辛辣炙煿者，多患热证。久坐懒动者，气血周流不畅，脾失健运，易生痰湿；起居无常，饮食无节，易患胃病等。

4. 婚姻生育 对成年男女患者应询问是否结婚，有无生育，配偶健康状况，以及传染病、遗传病等。对女性患者要记录经、带、胎、产的情况，如初潮年龄和绝经年龄，月经的期、量、色、质，带下的量、色、质等，以及具体产育史。

（六）家族史

家族史，常询问包括父母、兄弟姐妹、子女等亲属的健康与患病状况。家族史的询问，有助于某些遗传性疾病和传染性疾病的诊断。

二、问现在症

现在症，是当前病理变化的反映。问现在症，就是询问患者当前所感到的不适以及与其病情相关的全身情况。

机体在疾病状态下的变化较为复杂，有些自觉症状，只有通过询问患者才能得知，因此掌握好现在症，才能较为全面地了解病情，了解当前疾病的主要矛盾，再结合他诊信息，揭示疾病的本质，对疾病作出较为准确的诊断。

现在症所问的内容范围广泛，医家们总结成"十问歌"，但在临床运用时，不能机械地套问，要根据患者的实际病情，抓住主诉灵活问诊。"十问歌"内容：一问寒热二问汗，三问头身四问便，五问饮食六胸腹，七聋八渴俱当辨，九问旧病十问因，再兼服药参机变，妇女尤必问经期，迟速闭崩皆可见，再添片语告儿科，天花麻疹全占验。

（一）问寒热

问寒热，是指询问患者有无怕冷或发热的感觉。寒与热，是辨别病邪性质和机体阴阳盛衰的重要依据，也是临床常见的症状，是问诊的重点内容。

寒是指患者自觉寒冷。临床上根据自觉寒冷的感觉，又分为恶风、恶寒、畏寒。患者遇风觉冷，避风则缓，为恶风；患者自觉怕冷，加衣、覆被、近火症状不能缓解，为恶寒；患者自觉怕冷，加衣、覆被、近火症状可缓解，为畏寒。

热是患者发热的感觉，即体温升高，或体温虽正常，但自觉发热。

寒与热，是正邪交争，阴阳盛衰的反映。当寒邪致病时，阳气未能祛除寒邪反被寒伤，阳气损伤，失其温煦，故机体感觉寒冷；当热邪致病时，机体发热症状明显。当机体阴阳失调，出现阴阳偏盛时，阳盛则热，阴盛则寒；阴阳偏衰时阴虚则热，阳虚则寒。临床上常见的寒热症状有恶寒发热、但寒不热、但热不寒、寒热往来。

1. 恶寒发热　指恶寒与发热同时出现，多主外感表证，是诊断表证的重要依据。恶寒，因外邪侵犯人体，卫阳被遏，腠理被郁，阳气失于宣发，肌表失其温煦；发热，因外邪侵袭，正气奋起抗邪，寒邪外束则玄府闭塞，卫阳失宣，正邪交争则阳气郁闭于内而发热。由此，古人有"有一分恶寒就有一分表证"之说。

2. 但寒不热　指患者怕冷而不觉发热，多主里寒证。

（1）**新病恶寒**　指患者病初即怕冷，主要见于里实寒证。常症见突然恶寒、四肢不温，或腹部冷痛、脉沉紧等。多因感受外界寒邪，寒邪侵及经络或直中脏腑，郁遏阳气，机体失于温煦而恶寒。常见于外感疾病。

（2）**久病畏寒**　指患者经常怕冷，得温可缓，主要见于里虚寒证。常症见畏寒肢冷、得温可缓、面白、舌淡嫩、脉弱等。多因阳气虚衰，肌体失于温煦而畏寒。常见于内伤杂病。

3. 但热不寒　指患者只有发热的症状，多主里热证。

（1）**壮热**　指患者体温高于39℃，持续不退，属里实热证。多因风热内传，或表邪入里化热，正盛邪实，邪正交争，里热蒸达于外，常见于伤寒阳明经证或温病气分证，症见身大热、口大渴、汗大出、脉洪大等。

（2）**潮热**　指如潮汐般按时发热，或按时热盛。

阳明潮热：又称日晡潮热，即日晡（申时，15～17时）之时发热明显。多因邪热结于阳明胃与大肠，申时恰为阳明经气当旺之时，此时阳明气盛又加之腑内实热，故日晡热甚。常见于伤寒之阳明腑实证，症见潮热、口渴饮冷、腹胀便秘等。

湿温潮热：湿温潮热的特点是身热不扬，即初扪肌肤不觉很热，但扪之稍久便有灼手感，热势在午后更甚。多因湿为阴邪，其性黏腻，湿遏热伏，故身热不扬；午后阳气渐衰，抗病力减弱，故午后热甚。常见于湿温病，症见身热不扬、伴有头身困重等。

阴虚潮热：阴虚潮热的特点是午后或夜间低热。多因午后阳气渐复之时，机体抗病力低下，邪气独居于身，故发热。入夜卫阳之气入于内而蒸于阴，故有发热，且热自骨内向外透发（此称为骨蒸潮热）。症见潮热、两颧潮红、盗汗、五心烦热等。

（3）微热　指发热，但体温不高（一般在38℃以下），或仅自觉发热。

气虚发热：长期微热，烦劳则甚，或见体温不高，仅颜面部发热，常兼见少气懒言、气短自汗等。

阴虚发热：长期微热，常兼两颧潮红、盗汗、五心烦热等。

气郁发热：因情志不舒而发微热，常兼胸闷、急躁等。

小儿夏季热：小儿在夏季气候炎热时长期微热，兼见烦渴、多尿、无汗等。多因小儿属稚阴稚阳之体，气阴不足（体温调节功能尚不完善），不能适应夏令炎热气候所致。

4.寒热往来　指热时不寒，寒时不热，恶寒与发热交替发作，是邪在半表半里的特征。

（1）寒热往来有定时　寒栗鼓颌与壮热交替发作，且发有定时，每日发作一次，或间隔二三日发作一次。常见于疟疾。多因疟邪侵入人体，邪正交争，邪潜于半表半里之间，邪气攻内与阴相争，则发为寒栗，邪气外出与阳相搏，则发为壮热。症见寒热往来有定时、头痛、口渴、多汗等。

（2）寒热往来无定时　时冷时热，一日数发无定时。常见于少阳病。多因外感时邪至半表半里之间，邪正交争，正胜则发热，邪胜则恶寒。症见寒热往来无定时、口苦、咽干、目眩、胸胁苦满、不欲饮食、脉弦等。

（二）问汗

汗为心之液，乃津液所化，《灵枢·决气》曰："腠理发泄，汗出溱溱，是谓津。"津经阳气蒸化，从玄府出于体表。正常的汗出具有调整阴阳、滋润肌肤、调节体温等作用。

正常情况下汗出多见于体力劳动、进食辛辣、气候炎热、衣服过厚、情绪激动等，属生理现象。若人体阴阳失调，受外邪或内伤，均可引起当汗而无汗、不当汗而汗多的出汗异常。询问时，要了解患者有汗无汗，出汗的时间、多少、部位以及兼症等。

1.汗出有无　是判断病邪性质和阴阳盛衰的重要依据。

（1）有汗　表证有汗，兼见恶风发热、脉浮缓者，多为外感风邪所致的太阳中风证；常因风邪袭表，腠理开张，津液外泄。表证有汗，兼见发热重、恶寒轻、头疼咽痛、鼻塞、脉浮数者，多为外感热邪所致的风热表证，为热邪袭表而迫津外泄。里证有汗，兼见发热、面赤汗多、烦渴饮冷者，多为里热炽盛的里实热证，为里热炽盛，迫津外泄。里证有汗，还可见于里虚证，如阳气亏虚，肌表不固，或阴虚内热，蒸津外泄等。

（2）无汗　表证无汗，兼见恶寒重、发热轻、头项强痛、脉浮紧者，多为外感寒邪所致的表寒证；常因寒邪束表，玄府闭塞，故无汗。里证无汗，多为患者久病体虚，阳气亏虚，蒸化无力汗不得出；或津血亏虚，化源不足汗无以出。

2. 特殊汗出　指在出汗时间、出汗状况等方面具有特定征象的病理性汗出。

（1）自汗　指醒时汗出，动则尤甚。多因卫阳不足，不能固护肌表，玄府不密，津液外泄。常见于气虚证和阳虚证，症见自汗、神疲乏力、畏寒肢冷等。

（2）盗汗　指睡时汗出，醒则汗止。多因阴液亏虚，内生燥热，加之入睡后卫阳潜于里，不能固护肌表，内热蒸津外泄，故汗出较多；醒后卫阳复出于表，肌表固密，则醒时汗止。常见于阴虚证，症见盗汗、颧红、潮热等。

（3）黄汗　指汗出沾衣色黄而黏。多因风湿热邪交蒸，迫津外泄。常见于湿热证，症见汗出色黄、发热、水肿。

（4）战汗　指先恶寒战栗，后汗出。因正邪交争，邪盛内伏，若当正气来复，正欲胜邪交争剧烈，则可出现战汗。常见于外感热病病势深重阶段。若汗出热退，脉静身凉，是邪去正复之象；若汗出而热不退，伴烦躁、脉疾急，是邪胜正衰之候。战汗，是疾病发展的转折点。

（5）绝汗　指疾病危重阶段，患者突然出现大汗不止，又称脱汗。主亡阳证、亡阴证。病情危重，冷汗淋漓、清稀如水，伴面色苍白、身凉肢厥、脉微欲绝，为亡阳证；多因阳气暴脱，不能固护津液，津液外泄。病情危重，汗出如油、热而黏腻，伴高热烦渴、脉细数疾，为亡阴证；多因阴液亏竭，虚热迫津外泄。

（三）问头身胸腹

1. 头晕　患者自觉身晕物旋，甚则站立不稳。询问头晕，应注意了解头晕的原因及兼症。头晕且胀，兼见面赤、口苦、易怒、脉弦数者，多为肝火上炎所致；头晕且胀，兼见头痛、易怒、耳鸣、腰膝酸软、舌红少苔少津、脉弦细者，多为肝阳上亢所致；头晕且重，如物裹头，兼见痰多、苔腻者，多为痰湿内阻，清阳不升所致；头晕眼花，过劳或突然起立则甚，兼见面白神疲、心悸失眠、舌淡脉弱者，多为气血亏虚，脑失充养所致；头晕，兼见耳鸣、遗精、善忘、腰膝酸软者，多为肾精亏虚，髓海失养所致；外伤后头晕刺痛，多为瘀血阻滞，脉络不通所致。

2. 胸闷　患者自觉胸部痞满不舒。胸闷，兼见心悸气短，多因心气不足或心阳不振所致，多为心系病证；胸闷，兼见咳嗽气喘，或咳痰等，多为肺系病证；胸闷，兼见胁肋胀满、善太息，多为肝气郁结所致，多为肝系病证。临床中，胸闷多与心、肝、肺等脏病变有关，问诊时应注意询问其兼症，避免误诊。

3. 心悸　患者自觉心跳不安。因受惊而心悸，称"惊悸"。无明显外因，常感心中跳动不安，稍动尤甚，为"怔忡"。

心悸多与心脏病变有关，但病因繁多。一般而言，心悸，兼见乏力、气短、自汗，多为心气、心阳亏虚；心悸，兼见面白舌淡、头晕气短，多为气血亏虚；心悸，兼见颧红、盗汗，多为心阴不足；心悸，兼见喘促、颜面或下肢浮肿，多为阳虚水泛；心悸，兼见短气、喘息、心胸刺痛、舌暗，多为心脉痹阻。

4. 胁胀　患者自觉胁肋部胀满不舒。胁胀多与肝胆病变有关。胁肋胀痛、易怒、善太息、脉弦，多为情志不舒，肝气郁结所致；胁肋胀痛、目黄口苦、苔黄腻，多为肝胆湿热所致。

5. 脘痞　患者自觉胃脘部胀满不舒。脘痞多与脾胃病变有关。脘痞，兼见嗳腐吞酸，多为食积胃脘；脘痞，兼见食少、便溏，多为脾胃气虚。

6. 腹胀　患者自觉腹部胀满堵塞。腹胀多与胃肠气机不畅有关，虚则气不运，实则气郁滞。腹胀，食后更甚，或腹时胀时减且喜揉按，多为脾胃虚弱；腹胀拒按，兼见食欲不振、嗳腐吞酸、大便秘结，多为食积；腹胀，兼见嗳气、善太息，每遇情志不舒而加重，多为肝气郁滞。

7. 身重、身痒　身重是患者自觉身体沉重，如负重物。身重多与肺、脾、肾功能失调，水湿泛溢，气虚不运有关。身痒是患者自觉皮肤瘙痒不适。身痒多为风邪袭表、血虚风燥等所致。

8. 麻木、拘挛　麻木是患者自觉肢节或肌肤发麻。麻木主要病机在于肌肤、筋脉失养，多发于头面及四肢等部位。拘挛是患者手足筋肉挛急、屈伸不利。拘挛主要病机在于筋脉失养，多发于手足。

9. 乏力　患者自觉精神困倦、肢体懈怠无力。乏力主要病机是气血亏虚或湿困阳气。

（四）问疼痛

疼痛是临床上最常见的一种自觉症状。疼痛病机有二：一是由于气滞、血瘀、痰阻，或食积、结石、虫积等阻滞，脏腑气机不通，气血运行不畅导致的实证，即"不通则痛"；二是由于阳气、精血等不足，脏腑经络失养导致的虚证，即"不荣则痛"。问疼痛，应询问疼痛发生的时间、持续的时间、性质、部位、程度及伴随症状等。

1. 疼痛部位　疼痛可发生于机体任何部位。

（1）头痛　"头为诸阳之会"，确定头痛的部位有助于辨识病在何经。痛及前额并连眉棱骨，病在阳明经；痛及头两侧，病在少阳经；痛及头后并连项部，病在太阳经；痛及颠顶，病在厥阴经。

（2）胸痛　胸居上焦，内藏心肺，故胸痛多与心肺病变有关。左胸心前区憋闷疼痛，痛引肩臂者，多见于胸痹；左胸心前区疼痛剧烈、面色青灰、呼吸急促者，多见于真心痛；胸痛，兼见憋闷咳喘，多与肺相关；胸痛，兼见胁肋胀满、太息易怒，多与肝相关。

（3）胁痛　肝胆经脉循行于两胁，右胁下为肝胆所居，故胁痛多与肝胆有关。

（4）胃脘痛　上腹中部剑突下为胃脘部，该部位疼痛多与胃有关。胃脘痛常见虚实二证，若为寒、热、气滞、瘀血和食积所致，病属实证，症见进食后疼痛加剧；若为胃阳不足或胃阴亏虚等胃失所养而致，病属虚证，症见进食后疼痛缓解。

（5）腹痛　腹部范围较广，剑突之下至耻骨毛际以上，除胃脘部的其他部位疼痛均称腹痛。脐以上为大腹，属脾胃；脐以下至耻骨毛际以上为小腹，属肾、膀胱、大小肠、胞宫；小腹两侧为少腹，属足厥阴肝经循行部位。由于腹部脏腑较多，病因较复杂，故需要问诊与按诊相结合，必要时应借助医疗仪器设备确定病位探究病因。

（6）腰痛　腰脊正中或两侧部疼痛。病因多与受外伤或负重及肾病有关。腰部刺痛，固定不移，转侧不利，有外伤史，多属瘀血腰痛，为跌仆损伤，瘀血停聚，阻滞经脉，气血运行不畅所致；腰部疼痛，绵绵不愈，兼见酸软无力，多为肾虚所致。

（7）背痛　背脊痛多与督脉、足太阳经、手三阳经病证有关。脊背不可俯仰，属督脉损伤所致；肩背作痛，有受凉久居湿地史，多为寒湿阻滞所致。

（8）四肢痛　四肢的肌肉、筋脉和关节等部位疼痛。常为外感邪气侵袭，或痰、瘀阻滞气血所致，也可为脾胃虚弱，水谷化生乏源，精微不得布达所致。若单见足跟疼痛，多为肾虚所致。

2. 疼痛性质

（1）刺痛 疼痛如针刺、刀割样，是瘀血作痛的特点。其特点是疼痛部位较固定，按之痛剧，入夜尤甚。

（2）绞痛 疼痛剧烈，如刀割。多因有形实邪阻滞于局部，常见于胸痹、结石证、胃脘痛等。

（3）胀痛 疼痛且胀，是气滞作痛的特点。其特点是疼痛受情绪影响，排气稍舒。但头目部胀痛，多责之于肝。

（4）窜痛 疼痛且部位不固定，作痛时有攻冲之感，多为气滞所致。

（5）游走痛 疼痛部位游走不定。多为风邪偏胜所致。

（6）固定痛 疼痛部位固定不移。多为瘀血、寒湿、湿热等阻滞所致。

（7）冷痛 疼痛有寒冷感，且痛处怕冷喜暖。多为寒邪阻络，或阳气亏虚，机体失于温煦所致。

（8）灼痛 疼痛有烧灼感，且痛处恶热喜凉。多为火热之邪窜扰经络，或阴虚火旺所致。

（9）酸痛 疼痛伴有酸软感。多为湿邪侵袭，气血不畅所致。

（10）重痛 疼痛兼有沉重感。多为湿邪困阻气机所致。

（11）空痛 疼痛兼有空虚感。多为气血亏虚，精髓不足，脏腑经络失养所致。

（12）隐痛 疼痛不剧烈，但有绵绵不休之感。病因似空痛。

（五）问耳目

肾开窍于耳，胆经循于耳后；肝开窍于目，五脏六腑之精气皆上注于目。故问耳目可以察耳目局部病变，也可了解相络属脏腑的情况。

1. 问耳 耳能听声辨音，问耳能了解听觉的异常变化。

（1）耳鸣 指患者自觉耳内鸣响。耳鸣根据其病因病程病势等，分为虚实二证。耳鸣实证，耳内响声大如雷，按之鸣响不减。多因肝胆火盛，上扰清窍。耳鸣虚证，耳内鸣响声细如蝉，按之鸣响暂减。多因脾肾亏虚，清阳不升，或肝血肝阴不足，髓海失充，耳窍失养。

（2）重听、耳聋 患者自觉听力减弱。听音不清，多有重复，为重听；听力减退，甚则丧失，为耳聋。新病耳暴聋，属实证，多为肝胆火逆或热邪蕴结，蒙蔽清窍所致；久病耳渐聋，属虚证，多为精气虚衰，清窍失充所致。

2. 问目 两目常见的自觉症状有目眩、目痛、目昏、雀盲、歧视等。

（1）目眩 即视物旋转，如乘舟车。目眩实证多因风火或痰湿上扰清窍，虚证多因气虚、血亏、精津不足。

（2）目痛 多见于眼科疾患，原因复杂。起病较急病程短者，多为实证；病程长目不甚痛者，多为虚证。

（3）目昏 即两目昏花，视物不清。多由气虚、肝血不足、肾精亏虚等原因使目失养。

（4）雀盲 如雀之盲，表现为每到黄昏视力明显减弱。多肝虚为病。

（5）歧视 即视物模糊，一物视为二物。多因肝肾亏虚，精血不足。

（六）问饮食口味

问饮食多少，可知脾胃的情况；问口味好恶，可察脏腑的虚实。

1. 口渴与饮水 口渴，是患者自觉口中干渴。饮水，是实际饮水量。问口渴与饮水可了解体内津液盈亏、输布情况，进而判断病性寒热虚实。

（1）口不渴饮 为津液未伤，多见于寒证，湿证。

（2）口渴欲饮 为津液损伤，多见于热证、燥证。口渴、喜冷饮，兼见壮热、面赤、烦躁、汗出、脉洪大，属实热证，为里热亢盛、津液大伤所致。口渴、多饮，兼见多食、多尿、身体消瘦，属消渴病，乃素体肾阴亏虚，燥热内生所致。口渴、多饮，若在大量汗出或剧烈呕吐后出现，则体内津液大量耗伤。

（3）渴不多饮 为轻度津伤或津液输布障碍，多见于外感病初期、阴虚、湿热、痰饮、瘀血及热入营分等证，多为阴虚内热，伤津不重，或湿热、痰饮、瘀血内停，气机受阻，津不上承，或热入营分，蒸腾营阴上承所致。

2.食欲与食量 食欲是进食的需求和对饮食的欣快感。食量指进食数量。问食欲与食量可了解脾胃的功能和判断疾病预后。

（1）食欲减退 指患者不思饮食甚或厌恶进食，又称"纳呆"。新病食欲减退，属脾胃初伤，胃气尚旺。久病食欲减退，若兼见消瘦乏力、腹胀便溏、舌淡脉弱者，属脾胃气虚，多为脾胃虚弱，运化腐熟不及所致；若兼见头身困重、便溏苔腻者，属脾虚湿盛，多为湿邪困脾，脾失运化所致；若兼见纳少厌油腻、黄疸胁痛、身热不扬者，属肝胆湿热，多为湿热蕴结，肝失疏泄，木郁克土，脾失健运所致；若兼见嗳气酸腐、脘腹胀痛、舌苔厚腻者，属食滞内停，多为暴饮暴食损伤脾胃，运化不及所致。

此外，妇女妊娠早期食欲减退或厌食属于正常的妊娠反应，乃妊娠后血聚于下，冲脉之气上盛，上逆犯胃，胃失和降所致。

（2）消谷善饥 指患者食欲过旺，进食量大，且食后不久又感饥饿，又称"多食易饥"。多为胃火炽盛，腐熟太过所致。若兼见口渴心烦、舌红苔黄、口臭便秘者，属胃火亢盛；若兼见大便溏泄者，属胃强脾弱。

（3）饥不欲食 指患者有饥饿感，但不欲进食。多为胃阴不足，虚火内扰所致。

（4）偏嗜食物 指患者嗜食某些食物或异物。如生米、泥土，或偏嗜酸辣等。多为虫积或体质偏颇所致。

3.口味 是口中的味觉。临床常见口味异常：口淡，多为脾胃气虚，腐熟运化不及所致；口甜，多为脾虚湿蕴所致；口黏腻，多为湿困中焦所致；口酸，多为肝胃郁热，或伤食所致；口苦，多为肝胆湿热所致；口咸，多为肾虚所致；口涩，多为燥热伤津，或脏腑热盛所致。

（七）问睡眠

睡眠情况与人体卫气的循行和阴阳的盛衰有密切关系。正常情况下，卫气昼行于外，阳气盛则醒；夜行于内，阴气盛则眠。

1.失眠 阳不入阴，神不守内则失眠。失眠的主要原因：①营血亏虚，或阴虚火旺，心神失养，或心胆气虚；②邪气内扰，或食积胃脘。

2.嗜睡 阳不出表，则嗜睡。嗜睡多为机体阴阳平衡失调，阳虚阴盛所致。

（八）问二便

大便排泄，虽由肠道排出，但与脾胃的腐熟运化、肝的疏泄、肾阳的温煦及肺气的肃降有密切的关系。小便虽由膀胱排出，但与脾的运化、肾的气化、肺的肃降及三焦的通调等有着密切的关系。小肠有分清泌浊的功能，亦与大、小便有着密切关系。故询问大、小便的情况，不仅可以直接反映脏腑的病变，亦是判断疾病寒热虚实的重要依据。

问二便应注意询问二便的次数、性状、颜色、气味、便量、排便前后的感觉等。其中颜色、气味等内容将分别在望诊和闻诊中讨论，这里着重介绍二便的次数、便量、性状、排便感等内容。

1. 问大便　健康人一般每日或隔日大便 1 次，排便通畅，成形不燥，多呈黄色，内无脓血黏液及未消化的食物。问大便，主要应询问便次、便质以及排便感的异常。

（1）便次异常　①便秘：指大便燥结，便次减少，排便时间延长，或时间虽不延长但排便困难的症状。便秘多与肠道病变有关，多为热盛伤津、阴寒内结、阴液亏虚、气液两亏所致。②泄泻：指大便次数增多，粪质稀薄不成形，甚至呈水样的症状。多为脾失健运、命门火衰、肝郁乘脾所致。

（2）便质异常　除上述便秘和泄泻所包含的便质异常外，常见的还有：①完谷不化，指大便中含有较多未消化食物的症状。久病多属脾肾阳虚，新起多属食滞胃肠。②溏结不调，指大便时干时稀的症状，多为肝郁乘脾；若大便先干后稀，多属脾虚。其他如下利脓血是痢疾；便黑如油是远血，便血鲜红是近血。

（3）排便感异常　①肛门灼热：指排便时自觉肛门灼热的症状。多为大肠湿热，或热结旁流所致。②里急后重：指便前腹痛，急迫欲便，便时窘迫不畅，肛门重坠，便出不爽，便意频数的症状。多为湿热蕴结大肠所致。③排便不爽：指排便不畅，有涩滞难尽之感的症状。多为肝郁乘脾，肠道气滞；湿热蕴结大肠所致。④大便失禁：指久泻不愈，大便不能控制、滑出不禁，又称滑泻。多为脾肾阳虚，肛门失约所致。⑤肛门气坠：指肛门有下坠感觉的症状。多为脾虚中气下陷所致。

2. 问小便　小便为津液代谢之排泄物。询问患者小便的异常改变，可以了解津液的盈亏和肺、脾、肾三脏的气化功能是否正常。

一般情况下，健康成人日间排尿 3 ～ 5 次，夜间排尿不多于 1 次。一昼夜总尿量 1000 ～ 1800mL，尿量和尿次多受温度（气温、体温）、饮水、出汗和年龄等因素的影响。问小便，主要应询问尿次、尿量及排尿时的异常感觉。

（1）尿次异常　①小便频数：指排尿次数增多，时欲小便的症状。多因湿热蕴结膀胱、肾阳虚或肾气不固所致。②癃闭：小便不畅，点滴而出为癃；小便不通，点滴不出为闭，统称癃闭。实性癃闭多为湿热蕴结、瘀血、结石阻塞所致；虚性癃闭，多为老年气虚、肾阳不足、膀胱气化不利所致。

（2）尿量异常　①尿量增多：指尿次、尿量皆明显超过正常量、次的症状。多为虚寒证、肾阴亏虚所致。②尿量减少：指尿次、尿量皆明显少于正常量、次的症状。多为实热证、肺脾肾三脏功能失常所致。

（3）排尿感异常　①小便涩痛：指小便涩滞不畅，且尿道灼热疼痛的症状。多为湿热蕴结膀胱，气化不利所致。②余溺不尽：指小便之后仍有点滴不尽的症状。多为肾气不固所致。③小便失禁：指患者神志清醒，但小便不能随意控制而自行溢出的症状。多为肾气亏虚所致。若神昏而小便失禁，多为邪闭心包所致，属危象。④遗尿：指成人或 3 岁以上小儿于睡时不自主排尿。多为肾气亏虚，膀胱虚衰所致。

（九）问经带

由于妇女有月经、带下、妊娠、产育等生理特点，妇女月经、带下的异常，不仅是妇科的常见病变，也是全身病理变化的反映。

1. 问月经   月经是发育成熟女子周期性的胞宫出血。月经一般每月 1 次，周期为 28 天左右，行经天数为 2～5 天，经量中等，经色正红无块，质地不稀不稠。女子 14 岁左右月经初潮，49 岁左右绝经。

根据月经的周期、色、质、量的异常改变，判断疾病的寒热虚实。

（1）周期异常   月经先期指月经周期提前 7 天以上的症状，多为血热、气虚所致。月经后期指月经周期延后 7 天以上的症状，多为血虚、寒凝所致。月经先后无定期即月经前后不定，差错在 7 天以上者，多为气郁、脾肾虚损所致。

（2）经量异常   ①月经过多：指月经血量较常量明显增多的症状。原因为血热内扰，迫血妄行；或气虚冲任不固，经血失约；或瘀血阻滞冲任，血不归经。②月经过少：指月经血量较常量明显减少，甚至点滴即净的症状。多为肾气亏虚，精血不足或寒凝、血瘀、痰湿阻滞，血行不畅所致。③崩漏：月经忽然大下不止谓之"经崩"，长期淋沥不断称为"经漏"。"漏者崩之渐，崩者漏之甚"，故统称崩漏。多为热盛、脾虚不能统血所致。④闭经：指女子发育成熟后，月经应来不来，或曾来而中断，闭止在三个月以上者。闭经多由血瘀、肝气郁结、虚劳等引起，须四诊合参，才能鉴别。

（3）经色、经质异常   经色淡红质稀，为血少不荣；经色深红质稠，乃血热内炽；经色紫暗、有血块、小腹冷痛，属寒凝血瘀。

（4）经行腹痛   指经期前后，或行经期间发生阵发性下腹部疼痛，甚至剧痛难忍，伴月经呈周期性发作者，称为痛经。多为气滞血瘀、寒凝，或阳虚、气血两虚所致。

2. 带下   正常情况下，妇女阴道内有少量无色、无臭的分泌物，谓之带下。带下具有濡润阴道的作用。若带下明显过多，淋沥不断，或色、质、气味异常，即为病理性带下。

（1）白带   指带下色白量多，质稀如涕，淋沥不绝而无臭味的症状。多为脾肾阳虚，寒湿下注所致。

（2）黄带   指带下色黄，质黏臭秽的症状。多为湿热下注或湿毒蕴结所致。

（3）赤白带   指白带中混有血液，赤白杂见的症状。多为肝经郁热，或湿毒蕴结所致。若绝经后仍见赤白带淋沥不断者，可能由癌瘤引起。

（十）问小儿

儿科古称"哑科"，问诊时相对困难，且准确性较低，故医生主要询问父母或陪诊者。因小儿脏腑娇嫩、生机蓬勃、发育迅速的生理特点和发病较快、变化较多、易虚易实的病理特点，在问诊时，应着重询问以下方面。

1. 出生前后情况   新生儿的疾病多与先天因素和分娩情况有关，故应着重询问母亲妊娠期及产乳期的营养健康状况。婴幼儿病理状态下可见营养不良、五软五迟等症，故应重点询问小儿的喂养和坐、爬、出牙、学语等情况。

2. 预防接种、传染病史和传染病接触史   小儿 6 个月至 5 周岁之间，先天免疫力已消失，而后天免疫力尚未形成，且接触感染机会较多，易患水痘、麻疹等儿科传染病，故应着重询问预防接种情况、传染病史和传染病接触史。

3. 易使小儿致病的原因　婴幼儿神志发育不完善，易受惊吓、易高热惊风，出现惊叫、抽搐等症；脾胃虚弱，易于伤食，产生呕吐、腹泻、疳积等症；对外界环境适应力差，易患外感病，故应着重询问是否着凉、有无发热咳喘等表现。

第四节　切　诊

切诊是指医生用手指或手掌对患者的某些部位进行触、摸、按、压，从而了解病情，诊察疾病的方法。主要分为脉诊和按诊两个部分。

一、脉诊

脉诊又名切脉、持脉、把脉、候脉，是医生用手指切按患者身体某些特定部位的动脉，体验脉动应指的形象，以了解健康或病情，辨别病证的一种诊察方法，是中医最具特色的诊法之一。

脉象是脉动应指的形象，也称手指感觉脉搏跳动的形象。与脉搏不同，脉搏指动脉的搏动，是动脉管壁随心脏收缩舒张而出现的周期性起伏搏动。

脉诊的原理，主要在于脉象是整体脏腑功能活动相互协调作用下的一种综合反映，与心脏的搏动、脉道的通利、气血的盈亏以及整体脏腑的功能活动密切相关。心主血脉，脉为血之府，在心气和宗气的作用下，心脏有规律地搏动，推动血液在脉道中运行；肺助心行血；脾胃为气血生化之源，统摄血液沿脉道运行；肝藏血，主疏泄，调节血量，使气血运行畅通；肾藏精，为元气之根，是脏腑功能活动的动力源泉。

脉诊在临床中的意义主要表现在辨别病情、阐述病机、指导治疗、推断病情的进退和预后四个方面。通过诊脉可以了解气血的虚实、阴阳盛衰、邪正消长及脏腑功能的强弱，为治疗指明方向。

（一）诊脉部位

诊脉部位历史上有遍诊法、人迎寸口法、三部诊法和寸口诊法 4 种，目前临床常用寸口诊法。

寸口又称气口或脉口，即腕后桡动脉搏动处，是现在通用的诊脉部位。此处皮薄脉显，诊法简便，易于切按。寸口诊法是指切按前臂腕后桡骨茎突内侧桡动脉搏动，根据其脉动应指的形象，推测人体生理、病理状况的一种诊察方法。

1. 寸口分部　寸口脉分寸、关、尺三部，以掌后高骨（桡骨茎突）为标志，其内侧部位为关，关前（腕端）为寸，关后（肘端）为尺。两手共六部脉（图 5-1）。

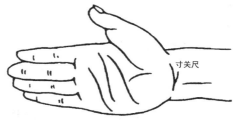

图 5-1　寸关尺示意图

2. 寸口脉诊病的原理　一是寸口为手太阴肺经所在之处，为"脉之大会"，肺朝百脉，脏腑气血通过经脉汇合于肺而见于气口，故寸口脉能够反映脏腑气血的病变。二是手太阴肺经起于中焦，与脾同属太阴经，脉气相通，脾胃是后天之本，气血生化之源，因此可反映宗气的盛衰及胃气的强弱。

3. 寸口分候脏腑　寸口脉常用的寸、关、尺三部分候脏腑的方法为：左寸候心，右寸候肺，左关候肝胆，右关候脾胃，左尺候肾，右尺候命门（肾）。

（二）诊脉方法

1. 时间　《黄帝内经》认为清晨是诊脉最好的时间。但临床实际关键在于诊脉时患者有一个安静的内外环境，未受进食、活动、情绪等各种因素的干扰即可，不必拘泥于清晨。医生切脉时，保持呼吸均匀平静，以自己的呼吸计算患者脉搏的至数。一呼一吸为一息，一息脉来四至，间或五至者为正常。每次每手诊脉的时间不应少于 50 次脉动，即每手应不少于 1 分钟，两手以 3 分钟为宜。

2. 体位　诊脉时患者取正坐位或仰卧位，前臂自然平伸，与心脏置于同一水平，直腕，手心向上，在腕关节背部垫一脉枕，使寸口充分暴露，气血通畅。

3. 指法　指医生诊脉的具体操作方法。

（1）布指　医生选用左手或右手的食指、中指和无名指三个手指诊脉。先用中指在掌后高骨内侧关脉部位定关。后用食指在关前定寸，用无名指按关后定尺。三指呈弓形，指端平齐，指目（即指尖和指腹交界棱起之处，与指甲二角连线之间的部位）触按脉体。布指的疏密与患者的身高相适应。患者身高臂长者，布指宜疏，反之宜密。小儿寸口部脉位短，可用"一指（拇指或食指）定关法"，不必细分寸、关、尺三部。

（2）运指　指医生布指之后，运用指力的轻重、挪移及布指变化以体察脉象，常用的指法有举、按、寻、总按、单诊等。轻指力触及皮肤者为举，又称"浮取"。重指力按在肌肉与筋骨之间为按，又称"沉取"。手指用力不轻不重，按至肌肉，是"中取"。三指用同样的指力切三部脉，称为总按；仅一指用力，重点辨某部位的脉，称为单按。

（三）脉象要素

脉象的辨识主要依靠医生手指的感觉。脉象种类很多，但古代文献大多将各种脉象从位、数、形、势四个要素进行分析归类，因此掌握这四个要素，对于理解和辨识不同脉象的特征和机制，可以起到执简驭繁的作用。

1. 脉位　指脉搏显现的部位。如脉位表浅者为浮脉，脉位深沉者为沉脉。

2. 脉数　指脉搏搏动的至数和节律。至数指脉搏跳动的次数；节律指脉动节律的均匀度。

3. 脉形　指脉搏搏动的长度、宽度、软硬等形态。脉搏超越寸、关、尺三部者为长脉，脉搏不及寸、尺者为短脉；指下感觉脉道粗大者为大脉；脉道狭小者为细脉；脉管弹性差、欠柔和者有弦脉、紧脉；脉体柔软无力者有濡脉、缓脉等。

4. 脉势　指脉搏应指的强弱、流畅等趋势。如脉搏应指有力者为实脉，应指无力者为虚脉。流畅状态好，脉来圆滑流利者为滑脉；流畅状态差，往来艰涩不畅者为涩脉等。

构成脉象的四个基本要素，也是体察脉象的基本要点，为医生提供了比较规范、统一的辨识或表述各种脉象的标准，有助于医者在比较中识别、理解和分辨各种病脉。

（四）正常脉象

正常脉象指正常人的脉象，又称平脉、常脉。正常脉象具有其基本的特点，又有一定的变化规律，是健康的象征。

1. 正常脉象的形象　寸关尺三部皆有脉，不浮不沉，不快不慢，一息四五至，不大不小，从容和缓，柔和有力，节律一致，尺脉沉取有力，并随生理活动和气候环境等不同而有相应的正常变化。

2. 正常脉象的特点 正常脉象可归纳为有胃、有神、有根三个特点。脉有胃气的表现为脉象从容、和缓、流利。脉之有神表现为柔和有力，节律整齐。脉有根基表现为尺脉沉取有力，按之不绝。

总之，脉之胃、神、根是从不同侧面强调了正常脉象必备的条件，三者相互补充，不宜截然分开。

3. 脉象的生理变异 脉象受个体因素和外部因素的影响，机体进行自身调节，可以出现各种生理变异。

因年龄差异，3 岁以内的婴幼儿，一息七八至为平脉；5～6 岁的小儿，一息六至为平脉；青壮年脉象较大而有力，老年人脉象多偏弦。性别差异上，一般女性脉象较男性脉象濡弱而稍快。因体格差异，身材高大者脉较长，矮小者脉较短。瘦人脉多浮，胖人脉多沉。

由于禀赋体质的差异，有六脉同等沉细而无病者，称为六阴脉，有六脉同等实大而无病者，称为六阳脉，均不属病脉。因桡动脉异位，有少数人脉不见于寸口，而从尺部斜向手背，称斜飞脉；若脉出现于寸口的背侧，称反关脉，不属病脉。

因季节不同，有春脉稍弦、夏脉稍洪、秋脉稍浮、冬脉稍沉的差异。因地理环境差异，南方温热湿润，人体腠理疏松，脉多软或略数；北方干燥偏寒，人体腠理紧缩，脉多沉实。

（五）病理脉象

病理脉象，简称病脉。除正常生理变化范围及生理变异之外的脉象均属病脉，是疾病反映在脉象上的变化。

历代医家对病脉的分类和命名不大一致。《黄帝内经》记载脉象 21 种，东汉张仲景《伤寒杂病论》中有 26 种，西晋王叔和《脉经》总结为 24 种，明代张介宾《景岳全书》中分 16 种，明代李时珍《濒湖脉学》中、清代周学霆《三指禅》中分为 27 种，明代李中梓《诊家正眼》中分为 28 种，清代张璐在《诊宗三昧》中提出 32 种。临床常见的脉象有浮、沉、迟、数、虚、实、洪、细、濡、缓、弦、紧、滑、涩、结、代、促脉 17 种。

1. 浮脉

［脉象特征］轻取即得，重按稍减而不空。即举之有余，按之不足。

［主病］主表证，亦主虚阳浮越证。

［原理］外邪侵袭肌表，卫阳抵抗外邪，脉气鼓动于外，故应指而浮。久病体虚，虚阳浮越于外，可见浮而无力，不可误作表证。

生理性浮脉可见于体瘦、脉位表浅者。秋季可见浮脉。

2. 沉脉

［脉象特征］轻取不应，重按始得。

［主病］主里证。有力为里实，无力为里虚。

［原理］邪郁于里，正邪相争于里，气血内郁，故脉沉而有力；若脏腑虚弱，气血不足，阳虚气弱，升举无力，脉沉而无力。

生理性沉脉可见于体胖、脉位深沉者。冬季脉象偏沉。

3. 迟脉

［脉象特征］脉来迟缓，一息不足四至（相当于每分钟60次以下）。

［主病］主寒证。有力为实寒证，无力为虚寒证。

［原理］寒性凝滞，阳气失于宣通，脉流不畅，脉迟而有力；阳气不足，无力鼓动血行，脉迟而无力。

脉迟不可概认为寒证，如邪热结聚，阻滞气血运行，可见迟而有力，多见于阳明腑实证。

生理性迟脉可见于运动员及经常锻炼的人。

4. 数脉

［脉象特征］脉来急促，一息五六至（相当于每分钟90～120次）。

［主病］主热证。有力见实热证，无力见虚热证。

［原理］实热内盛，鼓动血行，气血运行加速，脉数而有力；阴虚脉道不充，脉体细小，虚热内生，加速血行，故脉细数无力。

此外阳气虚衰，虚阳外浮，可见脉数大而无力，按之豁然而空。

生理性数脉可见于婴幼儿和儿童，年龄越小，脉搏越快。正常人运动和情绪激动时，也可见数脉。

5. 虚脉

［脉象特征］三部脉举之无力，按之空虚。

［主病］主虚证。

［原理］气虚不足以鼓动，故脉来无力；血虚不足以充其脉，则脉道空虚。虚脉常提示气血两虚及脏腑诸虚。

6. 实脉

［脉象特征］三部脉举按均有力。

［主病］主实证。

［原理］邪气盛实而正气不虚，正邪相搏，气血壅盛，脉道坚满，脉来应指有力。

7. 洪脉

［脉象特征］脉来浮大，充实有力，来盛去衰，状若波涛汹涌。

［主病］主热盛。

［原理］外感热病，邪热亢盛，内热充斥，脉道扩张，正气不衰，奋起抗邪，邪正交争剧烈，气盛血涌，故脉见洪象。

夏季可见生理性洪脉。

8. 细脉

［脉象特征］脉细如线，应指明显。

［主病］主虚证或湿证。

［原理］气虚无力鼓动血行，血虚不能充盈脉道，故脉细小而软弱无力。湿邪阻遏脉道，气血运行不利，可出现细脉。

9. 濡脉

［脉象特征］浮而细软。

［主病］主虚证，又主湿证。

［原理］阴血亏虚，脉道不充故脉细；气虚不敛，脉气表浅，无力鼓动血行则脉浮软。湿

浊内困，阻遏脉道，也常见濡脉。

10. 缓脉

［脉象特征］一息四至，脉来怠缓。

［主病］主湿证，脾胃虚弱。

［原理］脉势纵缓，缓怠无力，因湿性黏滞，困阻脾胃气机，或脾胃虚弱，气血不足，脉道不充，无力鼓动，见怠缓脉，为病缓脉。

生理性缓脉见于正常人，脉来从容和缓，是脉有胃气的表现。

11. 弦脉

［脉象特征］端直以长，如按琴弦。

［主病］主肝胆病，诸痛，痰饮。

［原理］弦为肝脉。情志不遂，肝气郁结，疏泄失常，气机不利，可致弦脉；诸痛、痰饮，阻滞气机，经脉拘急，脉气因而紧张，故见弦脉。

生理性弦脉见于春季。老年人可见弦脉，属于生理性退化表现。

12. 紧脉

［脉象特征］脉来紧急，左右弹指，状如牵绳转索。

［主病］主寒证，痛证，食积。

［原理］寒邪侵袭人体，寒性收引，导致脉道紧束而拘急，见紧脉。疼痛、食积之紧脉，为气机失和，脉气受阻所致。

13. 滑脉

［脉象特征］往来流利，应指圆滑，如珠走盘。

［主病］主痰饮，食积，实热。

［原理］痰饮食积等阴邪内盛，气实血涌，鼓动脉气故脉滑；实热内盛，血行加速，故脉应指圆滑。

生理性滑脉见于妊娠妇女、青壮年。

14. 涩脉

［脉象特征］脉细而迟，往来艰涩不畅，如轻刀刮竹。

［主病］主精伤、血少，气滞、血瘀、痰食内停。

［原理］精亏血少，不能濡养经脉，血行不畅，故脉见涩而无力；若气滞血瘀或痰食等邪气内停，脉道受阻，血行壅滞，则脉象涩而有力。

15. 结脉

［脉象特征］脉来缓慢，时有一止，止无定数。

［主病］主阴盛气结、寒痰血瘀，亦主气血虚衰。

［原理］阴寒偏盛，血行迟缓，故脉率缓慢。气结、寒痰、瘀血等邪积不散，脉气阻滞，气血不相顺接，见脉结而有力。气血不足，运行不畅，脉气不续，则脉结而无力。

16. 代脉

［脉象特征］脉来时一止，止有定数，良久方来。

［主病］主脏气衰微，或痹病疼痛，七情惊恐，跌打损伤。

［原理］脏气衰微，元气不足，鼓动无力，以致脉气不能衔接，则脉代应指无力。痹病疼痛、七情惊恐、跌打损伤诸病而见代脉，是因邪阻脉道，血行涩滞，而致脉气不能衔接，故见

脉代而应指有力。

17. 促脉

[脉象特征] 脉来数而时一止，止无定数。

[主病] 主阳盛实热、气血痰食停滞，亦主脏气衰败。

[原理] 阳盛实热，热迫血行，故脉来数而有力；气滞血瘀、痰饮、宿食停滞，脉气不能接续，故时见歇止。脏气衰败，阴血衰少，虚阳浮动，以致脉气不相顺接，脉促而无力，属虚脱之象。

临床上除上述 17 种常见的病理脉象外，还有其他病理脉象。以下将 28 种脉象按浮、沉、迟、数、虚、实 6 类进行归类比较（表 5-1）。

表 5-1　常见病脉分类比较

分类	共同特点	脉名	脉象	主病
浮脉类	轻取即得	浮	轻取即得，重按稍减而不空	表证，亦见于虚阳浮越证
		洪	脉来浮大，充实有力，来盛去衰	热盛
		濡	浮而细软	虚证，湿证
		散	浮大无根，伴至数或脉力不匀	元气离散，脏气将绝
		芤	浮大中空，如按葱管	失血，伤阴之极
		革	浮而搏指，中空边坚	亡血，失精，半产，崩漏
沉脉类	重按始得	沉	轻取不应，重按始得	里证
		伏	重按推至筋骨始得	邪闭，厥病，痛极
		弱	沉而细软	阳气虚衰，气血俱虚
		牢	沉按实大弦长	阴寒内积，疝气，癥积
迟脉类	一息不足四至	迟	一息不足四至	寒证，亦见于邪热积聚
		缓	一息四至，脉来怠缓	湿病，脾胃虚弱
		涩	往来艰涩，迟滞不畅	精伤血少，气滞血瘀，痰食内停
		结	迟而时一止，止无定数	阴盛气结，寒痰血瘀，亦主气血虚衰
数脉类	一息五至以上	数	脉来急促，一息五六至	热证，亦主里虚证
		疾	脉来急疾，一息七八至	阳极阴竭，元气欲脱
		促	数而时一止，止无定数	阳盛实热、气血痰食停滞，亦主脏气衰败
		动	脉短如豆，滑数有力	疼痛，惊恐
虚脉类	应指无力	虚	举按无力，应指松软	虚证
		细	脉细如线，应指明显	气血俱虚，湿证
		微	脉细极软，似有似无	气血大虚，阳气暴脱
		代	动而中止，止有定数	脏气衰微，或痹病疼痛，七情惊恐，跌打损伤
		短	首尾俱短，不及本部	有力主气郁，无力主气损
实脉类	应指有力	实	举按充实有力	实证
		滑	往来流利，应指圆滑	痰饮，食积，实热
		弦	端直以长，如按琴弦	肝胆病，诸痛，痰饮
		紧	绷急弹指，状如转索	寒证，痛证，食积
		长	首尾端直，超过本位	阳气有余，阳证、热证、实证

（六）相兼脉与主病

两种或两种以上的单因素脉同时出现，称相兼脉，或称复合脉。单因素脉如浮、沉、迟、数等。相兼脉如浮数为二合脉，弦滑数为三合脉，浮数滑实为四合脉。还有些脉本身就是复合脉，如濡脉是浮、细、软三种因素合成；弱脉是由细、沉、软三种因素合成，只要不是性质相反的脉都可以相兼。

相兼脉的主病，多为各单因素脉主病的综合。如浮为表，数为热，故浮数脉主表热证；沉为里，迟为寒，故沉迟脉主里寒证。临床上常见的相兼脉及其主病列举如下。

浮数脉：主风热袭表的表热证。

浮缓脉：主太阳中风证。

浮紧脉：主外感寒邪之表寒证。

沉迟脉：主里寒证。

沉弦脉：主肝郁气滞，或水饮内停。

滑数脉：主痰热、湿热，或食积内热。

洪数脉：主气分热盛。

弦数脉：主肝火或肝胆湿热、肝阳上亢。

弦细脉：主肝肾阴虚，或血虚肝郁。

沉细数脉：主阴虚内热。

（七）脉症顺逆与从舍

脉症顺逆，指从脉与症的相应、不相应来判断疾病的顺逆。一般脉与症相一致者为顺，反之为逆。如新病脉见浮、数、实者为顺，反映正气充盛能够抗邪；久病脉见细、微、虚者为顺，说明正气不足而邪亦不盛。若新病脉反见细、微、虚者，说明正气虚衰；久病脉反见浮、数、实等，提示正气虚而邪不退，则属逆证。

脉症不相应时，其中必有真假，临床当根据疾病本质决定脉症从舍，或舍脉从症，或舍症从脉。如阳明腑实证，症见腹胀满、疼痛拒按、大便燥结、舌红苔黄厚燥，而脉迟细。症状反映热邪内结胃肠的本质，是真象，脉迟细是因热结于里，阻滞气血运行所致，为假象，应当舍脉从症。又如腹满胀痛、时胀时减、形瘦纳少、脉见微弱，腹满胀痛、时胀时减属脾胃虚弱，运化无力，气机不畅所致，为假象，脉虚弱反映的是真虚，故当舍症从脉。

脉症从舍，说明脉象只是临床表现的一个方面，不能把它作为疾病诊断的唯一依据，只有四诊合参，才能全面认识疾病的本质，确定脉症从舍，得出正确的诊断。

二、按诊

按诊是医生用手直接触摸或按压患者体表部位，以了解局部冷热、润燥、软硬、压痛、肿块等，从而测知病变的一种诊断方法。按诊是切诊的重要组成部分，在脘腹部诊断中，可补充望诊之不足，为问诊提示重点，因此能在望、闻、问的基础上进一步探明病变的部位、性质和程度。

根据按诊的目的和准备检查部位的不同，采取不同的体位和手法。诊查前先选好体位，充分暴露被检部位。按诊时医生态度要认真，手法要轻巧柔和，避免突然暴力和冷手按诊。要争取患者的主动配合，边检查边注意患者的表情变化，了解病痛的准确部位及程度。

按诊的手法主要有触、摸、按、叩 4 种。触法是以手指或手掌接触患者局部皮肤，了解肌肤的凉热、润燥等情况。摸法是以手指稍用力抚摸局部，探明局部的感觉情况，有无疼痛及肿物的形态、大小等。按法指用重手按压或推寻局部，了解深部有无压痛及肿块，肿块的大小、形态、质地、活动度、肿胀程度等，了解脏腑的虚实和邪气痼结情况。叩法是用手叩击患者身体某部，使其产生叩击音、波动感或者震动感，以了解疾病性质和程度的诊察方法。临床上四种手法是综合运用的，常是先触摸，后按压，由轻及重，由浅至深，由远及近，以了解病变情况。《通俗伤寒论》曰："其诊法，宜按摩数次，或轻或重，或击或抑，以查胸腹之坚软，拒按与否；并察胸腹之冷热，灼手与否，以定其病之寒热虚实。"

按诊的运用比较广泛，临床上常用的有按胸胁、按脘腹、按肌肤、按手足、按腧穴等。

【复习思考题】
1.望神的主要内容有哪些？望神为什么可以判断病情的轻重预后？
2.三岁以内的小儿为什么要望食指络脉？
3.观察舌苔对诊察疾病有何意义？
4.临床上如何结合咳声和痰的特点进行辨证？
5.何为恶寒？何为畏寒？如何鉴别？
6.临床上如何根据脉象要素来判断各种脉象？

第六章　本草基础

中药的应用在中国具有悠久历史，中药疗法是预防、治疗疾病，养生与保健的主要手段，为中华民族的繁衍昌盛作出了重要贡献。中药是以中医药理论为基础，用来诊断、预防和治疗疾病及康复保健的物质。中药来源于植物、动物和矿物及其加工品，以植物药居多，故有"诸药以草为本"之说，故将中药称为"本草"。本章主要介绍中药的药性理论和健康服务中常用中药的药性、功效及应用等内容。

扫一扫，查阅本章数字资源，含PPT等

第一节　药性理论

中医学认为，在健康状态下，人体各脏腑经络功能活动正常，阴阳维持相对的动态平衡，即《黄帝内经》所谓的"阴平阳秘"；在疾病状态下，致病因素（邪气）作用于人体，引起机体的正邪斗争，从而导致阴阳偏盛偏衰，脏腑经络功能活动失常。中药作用于机体的基本作用，包括祛除外邪、扶正固本、调理脏腑经络功能、纠正阴阳偏盛偏衰。中药之所以能够针对病情，发挥作用，是由于药物各自具有若干特性和功效，前人称为药物的偏性。中药的基本作用原理是以偏纠偏，以药物的偏性纠正疾病所表现的阴阳偏盛或偏衰，使机体恢复到阴平阳秘的正常状态。

中药的性能是中药作用的基本性质和特征的高度概括，也是阐明中药药效机制的理论依据，中药的性能又称药性。药性理论是中药理论的核心，主要包括四气、五味、归经、升降浮沉、毒性等。中药药性理论对于临床正确用药至关重要，正如唐代孙思邈《千金翼方》云："不明药性者，不能以除病。"

中药药性理论的产生是在长期医疗实践中，以阴阳、脏腑、经络学说为依据，根据药物作用于人体所发生的反应概括总结出来的用药规律。四气说明药物的寒热属性，五味说明药物的作用，升降浮沉说明药物的作用趋向，归经说明药物的作用部位，毒性说明药物对机体的损害性。

一、四气

（一）含义

四气，又称四性，是寒、热、温、凉四种药性。它反映药物在影响人体阴阳盛衰、寒热变化方面的作用倾向，是药性理论的重要组成部分。

四气中温、热与寒、凉属于两类不同的性质，就阴阳属性而言，温、热属阳，寒、凉属阴。温次于热，凉次于寒，即在共同性质中又有程度上的差异。对于有些药物，本草文献中通常还标以大热、大寒、微温、微寒等予以区别，这是对中药四气不同程度的进一步区分。因此，就四性本质而言，是寒热两性的区分。

此外，还有平性药。寒热偏性不明显、药性平和、作用缓和的一类药物，称为平性药，如茯苓、甘草等。由此可见，性平是相对而言的，仍未超出四性的范围。

（二）确定依据

《素问·至真要大论》云："寒者热之，热者寒之。"指出了以热治寒、以寒治热的正治法。能够减轻或消除热证的药物，一般属于寒性或凉性药物，如石膏、知母治疗高热烦渴、面红目赤等阳热证，有清热泻火作用，表明这两味药物具有寒凉性。能够减轻或消除寒证的药物，一般属于温性或热性药物，如附子、干姜治疗四肢厥冷、脘腹冷痛等阴寒证，有温里散寒作用，表明这两味药物具有温热性。由此可见，药性的寒热温凉是根据药物作用于人体所产生的不同反应而总结出来的，是与所治疗病证的寒热性质相对而言的。

（三）作用

寒凉药具有清热泻火、凉血解毒、滋阴退热等作用，主要用于治疗壮热烦渴、血热出血、热毒疮痈等阳热证。温热药具有温里散寒、补火助阳、温经通络、回阳救逆等作用，主要用于治疗中寒腹痛、阳痿不举、宫冷不孕、亡阳证等阴寒证。

（四）指导意义

1. 阳热证用寒凉药，阴寒证用温热药　《神农本草经》云："疗寒以热药，疗热以寒药。"指出了临床用药应遵循的基本原则。反之，如果阴寒证用寒凉药，阳热证用温热药，会导致病情进一步恶化。就健康管理而言，根据服务对象自身的体质寒热性质及居住地域的差异性，提供相应的健康教育及咨询指导意见，如属于阳热体质，或久居气候炎热地区者，可以服用偏寒凉的药物或食物；属于阴寒体质，或久居寒凉地区者，可以服用偏温热的药物或食物。此外，如果服务对象的体质寒热属性不明显，但处于亚健康的状态，可以建议服用平性的药食同源药物，作为养生保健之品调养身体，促使机体恢复"阴平阳秘"的健康状态。

2. 要注意寒与凉、温与热之间程度的差异性　当用热药而用温药，当用寒药而用凉药，则病重药轻达不到治愈疾病的目的。反之，当用温药而用热药反伤其阴，当用凉药而用寒药易伤其阳。在健康管理的药食调养建议中，也需要注意根据服务对象体质寒或热程度的不同，提供与之相匹配的温热或寒凉的药物或食物。

3. 对于寒热错杂之证，当热药寒药并用　对于真寒假热之证，当以热药治本，必要时反佐以寒药；对于真热假寒之证，当以寒药治本，必要时反佐以热药。

4. 根据季节的不同，寒热药性的选择不同　按照"天人合一"的中医整体观，人体阳气在冬季"闭藏"于内，在寒冷的冬季，若无实热者，不建议使用寒性药，以免损伤阳气；反之，在夏季阳气"浮越"于外，在炎热的夏季，若无里寒者，不建议使用热性药，以免伤津化燥。《素问·六元正纪大论》云："热无犯热，寒无犯寒，从者和，逆者病。"在健康管理中，需要根据季节的不同，考虑食物寒热温凉属性选择的合理性。元代忽思慧《饮膳正要》云："春气温，宜食麦，以凉之……夏气热，宜食菽，以寒之……秋气燥，宜食麻，以润其燥……冬气寒，宜食黍，以热性治其寒。"

二、五味

（一）含义

五味是药物具有辛、甘、酸、苦、咸五种药味，还有淡味和涩味。涩附于酸，淡附于甘，故习称五味。

（二）确定依据

五味最初是依据药物的真实滋味而确定的，主要是通过口尝，如桂枝之辛、甘草之甘、乌梅之酸、黄连之苦、芒硝之咸等。但是，五味不仅是药物真实滋味的反映，更是对药物作用的高度概括，反映药物作用于人体所表现出来的治疗作用。不同滋味的药物作用于机体产生不同的反应，具有不同的药物作用，从而总结归纳出五味的作用及其主治病证的临床用药规律。如葛根并无辛味之真实滋味，因其具有解肌退热作用，结合"辛能散"，标以辛味，以反映葛根功效在散方面的作用特征。

（三）作用

《神农本草经》云："药有酸、咸、甘、苦、辛五味。"《素问·脏气法时论》云："辛散，酸收，甘缓，苦坚，咸软。"指出了五味的作用。后世医家对五味的作用作了进一步的补充发挥，如清代汪昂《本草备要》云："凡药酸者能涩能收、苦者能泻能燥能坚、甘者能补能和能缓、辛者能散能润能横行、咸者能下能软坚、淡者能利窍能渗泄，此五味之用也。"

综合前人的论述和用药经验，将五味的作用分述如下。

1. 辛　能散、能行，有发散、行气、行血等作用，能治疗表证、气滞证、血瘀证等。解表药、理气药、活血化瘀药等多具有辛味，如麻黄发汗解表，治疗表证；木香行气止痛，治疗气滞证；红花活血化瘀，治疗血瘀证。

2. 甘　能补、能和、能缓，有补益、和中、调和药性、缓急止痛等作用，能治疗虚证、食积不化、脘腹四肢挛急疼痛等。补虚药多具有甘味，如人参大补元气、神曲消食和胃、饴糖缓急止痛、甘草调和诸药等。此外，甘味药还具有解药食中毒的作用，如甘草、绿豆等。

3. 酸　能收、能涩，有收敛固涩作用，能治疗自汗盗汗、肺虚久咳、久泻久痢、遗精滑精、遗尿尿频、崩漏带下等。收涩药多具有酸味，如五味子敛汗，乌梅敛肺、涩肠，山茱萸固精缩尿，莲子止带等。此外，酸能生津，酸甘化阴，治疗津伤口渴，如乌梅等。

4. 涩　收敛固涩作用与酸味相似，但生津作用是涩味药所不具备的，如龙骨收敛固涩，可治疗滑脱诸证。

5. 苦　能泄、能燥、能坚，有清泄火热、降泄气逆、通泄大便、燥湿、坚阴（泻火存阴）等作用，能治疗火热证、咳喘、呕吐呃逆、便秘、湿证、阴虚火旺等。清热药、化痰止咳平喘药、泻下药等多具有苦味，如栀子清热泻火，治疗火热上炎；苦杏仁降气止咳平喘，治疗肺气上逆的咳喘；大黄泻下通便，治疗热结便秘；黄连清热燥湿，治疗湿热证；苍术苦温燥湿，治疗寒湿证；知母、黄柏泻火存阴，治疗阴虚火旺。

6. 咸　能软、能下，有软坚散结和泻下通便作用。能治疗瘰疬、瘿瘤、痰核、癥瘕、大便燥结等，如海藻、昆布软坚散结，治疗瘿瘤、瘰疬；芒硝泻下通便、润燥软坚，治疗大便燥结等。

7. 淡　能渗、能利，有利水渗湿作用，能治疗水肿、小便不利等。利水渗湿药多具有淡味，如茯苓、薏苡仁利水渗湿。

（四）指导意义

1. 知悉五味，增强用药的准确性   在健康管理中，掌握药食的五味属性，对于服务对象提供合理的保健及治疗建议是非常重要的。《素问·脏气法时论》云："毒药攻邪，五谷为养，五果为助，五畜为益，五菜为充，气味合而服之，以补精益气。此五者，有辛酸甘苦咸，各有所利，或散或收，或缓或急，或坚或软，四时五脏，病随五味所宜也。"提出了药食保健的基本原则，药、谷、果、畜、菜的五味属性。

2. 气味合参，全面认识中药   四气和五味分别从不同角度说明药物的寒热属性和作用，二者合参才能较为全面地认识中药。气味相同，药物作用相近，同一类药物具有共同性能特点，如紫苏叶与生姜辛温解表，治疗风寒表证。气味不同，药物作用则各有不同，如黄连苦寒以清热燥湿，大枣甘温以补气养血。因此，要正确合理使用中药需要遵守气味合参的用药原则。

3. 慎择五味，以养五脏   药食各具五味，五味各入其所属。《素问·至真要大论》云："夫五味入胃，各归所喜，故酸先入肝，苦先入心，甘先入脾，辛先入肺，咸先入肾，久而增气，物化之常也。"需要注意适量为养，过量偏嗜则为害。

4. 谨和五味，以顺四时   药食五味的选用需顺应四时变化。春季万物升发，肝应春之升发易表现为肝气旺盛，易横逆犯脾土，故宜食辛甘，味辛以顺应肝木升发的特点，味甘以固护脾胃；夏季宜食酸，酸能生津；秋季燥邪偏胜，宜多酸少辛；冬季为肾经当令之时，咸味入肾，故应减少食咸，宜适量进食苦味药食。

三、升降浮沉

（一）含义

升降浮沉是指药物对人体作用的不同趋向性。升表示上升，趋向于上；降表示下降，趋向于下；浮表示向外发散，趋向于外；沉表示向内收敛，趋向于内。升降浮沉是指药物对机体向上、向下、向外、向内四种不同作用的趋向。升与降相对、浮与沉相对，升与浮、降与沉又是相互联系的，在实际应用中常常升浮并提、沉降并论。

药物的升降浮沉是与疾病表现的趋向性相对而言的。病势趋向常表现为向下（如脱肛、泄泻、崩漏），向上（如呕吐、呃逆、咳喘），向内（如表邪未解入里），向外（如自汗、盗汗），能够针对病情，改善或消除这些病证的药物，相对而言分别具有升、降、浮、沉的作用趋向。按阴阳属性区分，升浮属阳，沉降属阴。清代汪昂《本草备要》云："轻清升浮为阳，重浊沉降为阴。"

升浮药能上升、向外，具有疏散解表、升阳举陷、温里散寒、开窍、涌吐、宣肺等功效；沉降药能下行、向内，具有清热泻火、泻下通便、利水渗湿、平肝息风、重镇安神、收敛固涩、止呕等功效。但是，有的药物则存在双向性，如麻黄既能发汗解表，又能利水消肿；川芎既能上行头目，又能下入血海。

（二）影响因素

1. 与药物的四气、五味有关   一般而言，气属温、热，味属辛、甘的药物，多为升浮药，如黄芪、柴胡等；气属凉、寒，味属酸、苦、咸的药物，多为沉降药，如乌梅、黄连等。

NOTE

2. 与药物的质地轻重有关　一般而言，花、叶、皮、枝等质轻的药物，多为升浮药，如菊花、桑叶等；而种子、果实、矿物、贝壳等质重的药物，多为沉降药，如苦杏仁、牡蛎、磁石等。正如清代汪昂《本草备要》云："凡药轻虚者浮而升，重实者沉而降。"但是，药物的升降浮沉与药物质地之间并不存在绝对的联系。如旋覆花降气消痰，药性沉降；苍耳子发散风寒，药性升浮。

3. 与炮制、配伍的影响有关　炮制可以影响改变药物升降浮沉的性能，如酒炒则升、姜汁炒则散、醋炒则收敛、盐水炒则下行。药物的升降浮沉通过配伍可以发生变化，升浮药与大量沉降药配伍，其升浮之性受到一定的制约；反之，沉降药与大量升浮药配伍，其沉降之性受到一定的制约。

综上所述，升降浮沉与药物自身的四气、五味、质地有一定的相关性，也可以通过炮制和配伍发生转变。明代李时珍《本草纲目》云："一物之中，有根升梢降，生升熟降，是升降在物亦在人也。"

（三）指导意义

1. 逆病势　应用药物的升降浮沉，调整紊乱的脏腑气机、纠正机体功能的失调，使之恢复正常。病势上逆者，宜降不宜升，如肝阳上亢之眩晕，当用牡蛎、石决明等沉降药以平肝潜阳；病势下行者，宜升而不宜降，如久泻、脱肛当用黄芪、柴胡等升浮药益气升阳。

2. 顺病位　因势利导，祛邪外出。病位在上、在表，宜用升浮而不宜用沉降，如外感风寒表证，用生姜、葱白等升浮药，发散风寒；在下、在里，宜用沉降而不宜用升浮，如热结便秘证，用大黄、芒硝等沉降药，泻下通便。

在健康管理中，可以将药食的升降浮沉与四气、五味相互参合，如治疗病势下陷或外邪在表的病证，可选用性属温热、味属辛甘、具有升浮作用的药膳；治疗病势上逆的病证，可选用性属寒凉、味属酸苦、具有沉降作用的药膳。此外，人体脏腑气机的升降出入与自然界四时"生、长、收、藏"的变化规律是相应的。一般而言，春夏季节，万物生长，宜选用性升浮之药食以助其生发；秋冬季节，肃降闭藏，宜选用沉降之药食以使其敛藏。因此，我们可以利用药物升降浮沉的特点，结合四时变化的规律，顺应人体脏腑气机升降变化，达到治疗和预防疾病的目的。

四、归经

（一）含义

归经是药物作用的定位概念，是表示药物的作用部位。归是作用的归属，经是脏腑经络的概称。归经是指药物对机体某部分的选择性治疗作用。

前人在临床用药实践中发现，药物对机体产生效应的部位有所侧重。如同属药性寒凉，具有清热作用的药物，有清肺热、清胃热、清心热、清肝热的不同；同属味甘，具有补气作用的药物，有补脾、补肺、补肝、补肾的不同。将这些认识加以总结归纳，使之系统化而形成了归经理论。

（二）确定依据

归经是在中医理论指导下，以脏腑经络辨证理论为基础，以所治病证为依据而确定的。经络能沟通人体内外表里，体表病变可通过经络影响在内的脏腑，脏腑病变亦可反映到体表。

如心主神志，出现昏迷、癫狂、失眠、健忘等，可以推断为心的病变，能够缓解或消除上述病变的药物，如石菖蒲、远志、人参等归心经；肝开窍于目，出现目赤肿痛、眼目昏花等，可以推断为肝的病变，能够缓解或消除上述病变的药物，如菊花、决明子、枸杞子等归肝经；肺主宣发和肃降，出现胸闷、咳嗽、喘息等，可以推断为肺的病变，能够缓解或消除上述病变的药物，如桔梗、苦杏仁、紫苏子等归肺经。有的药物作用范围较广，如陈皮既能理气健脾，又能燥湿化痰，归脾、肺经。

（三）指导意义

1. 掌握归经，有助于准确地选择药物　如阴虚证有肺阴虚、胃阴虚、心阴虚、肝阴虚、肾阴虚之分，养心阴可选用麦冬、百合等，益胃阴可选用石斛、北沙参等。头痛的性质和部位各有不同，羌活善治太阳经头痛，葛根、白芷善治阳明经头痛，柴胡善治少阳经头痛，苍术善治太阴经头痛，吴茱萸善治厥阴经头痛，细辛善治少阴经头痛。掌握归经有助于区别功效相似的药物，如麻黄、猪苓、黄芪均能利水消肿，治疗水肿、小便不利，但其作用机制有所不同，麻黄宣肺利水、猪苓渗利膀胱、黄芪健脾利水。

2. 应用归经理论指导用药，需注意脏腑病变的相互影响，恰当选择用药　如治疗咳嗽通常会选择归肺经的药物，若出现肺虚久咳、咳嗽痰多，肺病及脾，肺脾两虚，治疗时需选择归肺、脾两经的药物以补脾益肺，选用党参、黄芪等，而不能拘泥于见肺治肺的单纯分经用药的方法。正如清代徐大椿《医学源流论》云："故不知经络而用药，其失也泛，必无捷效；执经络而用药，其失也泥，反能致害。"

3. 归经必须与四气五味、升降浮沉合参，才能准确地指导临床用药　同归某一经的药物，但其气味不同，升降浮沉不同，治疗作用也不同。如紫苏叶与薄荷同归肺经，但紫苏叶辛温解表，治疗风寒表证；薄荷辛凉解表，治疗风热表证。桔梗与紫苏子同归肺经，但桔梗药性升浮，开宣肺气；紫苏子药性沉降，降气止咳平喘。

五、毒性

（一）含义

毒性在现代主要指药物对机体的损害性，但在古代，毒药是作为一切药物的总称，药物的毒性是指药物的偏性。如《素问·脏气法时论》云："毒药攻邪，五谷为养，五果为助，五畜为益，五菜为充，气味合而服之，以补精益气。"明代张景岳《类经》云："药以治病，因毒为能，所谓毒者，以气味之有偏也。"由此可见，药物之所以能治病，就是由于药物具有偏性。这种偏性就是药物的毒性，以药物的偏性纠正机体的阴阳偏盛偏衰。

《神农本草经》提出了药物的有毒、无毒。《神农本草经》云："若用毒药疗病，先起如黍粟，病去即止，不去倍之，不去十之，取去为度。"指出了毒药治病的方法。《素问·五常政大论》云："大毒治病，十去其六；常毒治病，十去其七；小毒治病，十去其八；无毒治病，十去其九；谷肉果菜，食养尽之，无使过之，伤其正也。"《黄帝内经》中有大毒、常毒、小毒、无毒的论述。

（二）正确认识中药的毒性

正确认识中药的毒性，对临床安全合理地使用中药，具有非常重要的意义。《中华人民共和国药典》将中药毒性分为大毒、有毒、小毒三级，所以认识中药的毒性，一是要正确总体评价中药毒性，大多数中药品种在合理使用的情况下是相对安全的；二是正确看待古代本草文献中对中药毒性的相关记载，大多数相关记载是值得借鉴的，但也要以科学的态度看待错误之处；三是要重视中药中毒的临床报道，关注中药急性中毒和蓄积中毒等最新相关研究结果，全面掌握中药的毒性。

（三）中药中毒的主要原因

中药在应用时是否会产生不良反应，主要与以下多种因素有关。

1. 剂量过大　对不良反应较强的药物，剂量过大可导致中毒。

2. 配伍不当　相反的药物同用，可产生不良反应，损害机体。

3. 药不对证　辨证不准，会导致药物对机体产生损害。

此外，服药方法、个体差异、药材品种及药材质量、炮制、剂型与制剂工艺等也是应用中药中毒的原因。

（四）指导意义

1. 纠正中药无毒的认识　中药的有毒与无毒是相对的，正确认识中药的毒性，应该做到有毒观念和无毒用药。在健康教育和健康咨询的过程中，要向服务对象普及中药大多数来自天然产物，具有安全低毒的优势；但也要重视中药的毒性，如果药物使用不当也会对机体造成伤害。在具体用药时，做到合理用药，通过炮制、配伍等措施，消除或降低药物的不良反应。

2. 指导临床安全用药　在临床应用毒性药物时，要针对患者的具体情况，谨守辨证论治的准则，恰当选择品种优良、炮制规范的药物，并确定安全用药剂量，合理配伍，严格遵守服药方法，确保用药的安全性。就健康管理而言，需要尽量避免毒性药物在日常养生保健中的使用，也要注意不可滥用中药。

3. 根据以毒攻毒的原则，采用有毒中药治疗沉疴顽疾　在保证用药安全的前提下，如用雄黄治疗恶疮肿毒、用砒霜治疗白血病等。

中药的作用包括治疗作用和不良反应，临床用药，需要充分利用中药的治疗作用，避免中药的不良反应，保证用药安全有效，这是临床用药的一条基本原则。

第二节　常用中药

一、菊花

本品为菊科植物菊的干燥头状花序。

【药性】甘、苦，微寒。归肺、肝经。

【功效】疏散风热，平抑肝阳，清肝明目，清热解毒。

【应用】

1. 风热表证，温病初起　本品能疏散风热，常用于风热表证，或温病初起。用于治疗风温初起之咳嗽、身热不甚、口微渴，常配伍桑叶、连翘、薄荷等同用，如桑菊饮，可选用成方制剂桑菊感冒片（颗粒、合剂）。

2. 肝阳上亢，头痛眩晕　本品性微寒，入肝经，能平抑肝阳，常用于肝阳上亢之头痛眩晕，可配伍桑叶、钩藤等。

3. 目赤肿痛，眼目昏花　本品性微寒，入肝经，既能疏散肝经风热，又能清泄肝热以明目。常用于肝经风热之目赤肿痛，肝肾精血不足之眼目昏花，可配伍枸杞子、熟地黄、山茱萸等，如杞菊地黄丸，可选用成方制剂杞菊地黄丸（片、口服液、胶囊）。

4. 疮痈肿毒　本品性微寒，能清热解毒，用于疮痈肿毒，常配伍金银花、生甘草。

【用法用量】煎服，5～10g。疏散风热宜用黄菊花，平抑肝阳、清肝明目宜用白菊花。

二、金银花

本品为忍冬科植物忍冬的干燥花蕾或带初开的花。

【药性】甘，寒。归肺、心、胃经。

【功效】清热解毒，疏散风热。

【应用】

1. 疮痈疔疖　本品性寒清热，为清热解毒常用药。用于疮痈初起，红肿热痛，常与浙贝母、天花粉、白芷等配伍，如仙方活命饮。用于疮形如粟，坚硬根深，常与紫花地丁、野菊花、蒲公英等配伍。

2. 风热表证，温热病　本品芳香升散，既能疏散风热，又能清热解毒。常用于温病初起之发热、微恶风寒、口渴、咽痛，常与连翘、薄荷、牛蒡子等配伍，如银翘散，可选用成方制剂银翘解毒丸（颗粒、片、胶囊）。

3. 咽喉疼痛　本品甘寒，既能清热解毒，又能疏散风热。常用于热毒内盛或外感风热之咽喉肿痛。热毒内盛者，可与射干、板蓝根等同用。外感风热者，常配伍牛蒡子、薄荷等。

此外，本品能凉血止痢，用于热毒血痢，便下脓血，可单用，亦可与黄连、白头翁等配伍。

【用法用量】煎服，6～15g。

三、砂仁

本品为姜科植物阳春砂、绿壳砂或海南砂的干燥成熟果实。

【药性】辛，温。归脾、胃、肾经。

【功效】化湿开胃，温脾止泻，理气安胎。

【应用】

1. 湿浊中阻，脾胃气滞　本品是中医健康管理常用良药。气味芳香，入脾、胃经，既能化湿，又能行气。用于湿阻中焦之脘腹痞闷、食少纳呆、呕吐泄泻，常与豆蔻相须为用。用于寒湿中阻之脘腹胀满冷痛，常配伍干姜、厚朴、草豆蔻等。用于脾胃气虚、痰阻气滞之脘腹胀痛、不思饮食、倦怠乏力，常配伍木香、人参、茯苓等，如香砂六君子汤，可选用成方制剂香砂六君丸。

2. 脾胃虚寒，呕吐泄泻　本品辛香性温，能温中健脾、止呕止泻。用于脾胃虚寒之呕吐泄泻，可单用研末吞服，亦可配伍干姜等。

3. 妊娠恶阻，胎动不安　本品能行气安胎，用于气滞之胎动不安。若见气血不足，可与

NOTE

人参、白术、熟地黄等配伍。

【用法用量】煎服，3～6g，后下。

【使用注意】阴虚血燥、火热内炽者慎用。

四、茯苓

本品为多孔菌科真菌茯苓的干燥菌核。

【药性】甘、淡，平。归心、肺、脾、肾经。

【功效】利水渗湿，健脾，宁心安神。

【应用】

1. 水肿，小便不利　本品甘补淡渗，药性平和，既能利水渗湿以祛邪，又能健脾以扶正，为利水消肿之要药，可用于寒热虚实各种水肿。用于水湿内停之水肿、小便不利，常配伍泽泻、猪苓、白术等，如五苓散，可选用成方制剂五苓散（片）。用于脾肾阳虚之水肿、小便不利，可与附子、白术、生姜等同用，如真武汤。用于水热互结伤阴之水肿、小便不利，可与滑石、泽泻、阿胶等合用，如猪苓汤。

2. 痰饮　本品既能渗泄水湿，又能健脾，常用于痰饮证。用于湿痰之咳嗽痰多、色白质稀、易于咳出，常配伍半夏、陈皮、炙甘草，如二陈汤，可选用成方制剂二陈丸。用于痰饮之目眩心悸，常配伍桂枝、白术、炙甘草，如苓桂术甘汤。

3. 脾虚泄泻　本品既能健脾，又能渗湿。用于脾胃气虚之气短乏力、食少便溏，常配伍人参、白术、炙甘草，如四君子汤，可选用成方制剂四君子丸（合剂）。用于脾虚湿盛之泄泻，常配伍山药、莲子、薏苡仁等，如参苓白术散，可选用成方制剂参苓白术散。

4. 心悸失眠　本品入心经，能宁心安神，为治心悸失眠之良药。用于心脾两虚、气血不足之心悸、失眠、健忘，常配伍黄芪、龙眼肉、酸枣仁等，如归脾汤，可选用成方制剂归脾丸（合剂）。

【用法用量】煎服，10～15g。

五、陈皮

本品为芸香科植物橘及其栽培变种的干燥成熟果皮。

【药性】苦、辛，温。归脾、肺经。

【功效】理气健脾，燥湿化痰。

【应用】

1. 脘腹胀痛，食少吐泻　本品辛香走窜，苦燥温通，入脾经，既能行气，又能健脾。用于寒湿中阻之脘腹胀满、不思饮食、恶心呕吐，常配伍苍术、厚朴、炙甘草等，如平胃散。用于脾虚气滞之胸脘痞闷不舒、不思饮食、大便溏薄，常配伍人参、茯苓、白术等。

2. 呕吐，呃逆　本品苦降，入脾胃经，能降逆止呕，为治呕吐、呃逆之良药，可单用本品，亦可配伍生姜等。

3. 湿痰　本品既能理气健脾，又能燥湿化痰，为治湿痰之要药。用于湿痰之咳嗽痰多、色白质稀、易于咳出，常配伍半夏、茯苓、炙甘草，如二陈汤，可选用成方制剂二陈丸。用于外寒内饮之恶寒发热、头身疼痛、无汗、喘咳、痰多清稀，常配伍麻黄、细辛、干姜等。

此外，本品尚可用于痰阻气滞之胸痹，可与枳实同用。

【用法用量】煎服，3 ～ 10g。

六、山楂

本品为蔷薇科植物山里红或山楂的干燥成熟果实。

【药性】酸、甘，微温。归脾、胃、肝经。

【功效】消食健胃，行气散瘀。

【应用】

1. 食积证 本品酸甘，功善消食化积，用于多种食积证，尤宜于消化油腻肉食积滞。用于食积之脘腹痞满胀痛、嗳腐吞酸、大便溏泄，常配伍神曲、莱菔子、陈皮等，如保和丸，可选用成方制剂保和丸。

2. 泄泻，痢疾 本品既能消食化积，又能行气散瘀。用于痢疾，可单用本品，亦可配伍木香、黄连等。

3. 瘀血证 本品入血分，能行气散瘀，用于血瘀证，可单用本品煎汤，亦可配伍红花等。

此外，本品尚有化浊降脂作用。用于高脂血症、高血压、冠心病等，可单用本品，亦可配伍丹参等。

【用法用量】煎服，9 ～ 12g。

【使用注意】脾胃虚弱而无积滞者或胃酸分泌过多者慎用。

七、三七

本品为五加科植物三七的干燥根和根茎。

【药性】甘、微苦，温。归肝、胃经。

【功效】散瘀止血，消肿定痛。

【应用】

1. 出血病证 本品止血不留瘀、化瘀不伤正，用于人体内外各种出血。用于吐血、衄血、崩漏，可单用本品，米汤调服。用于外伤出血，可单用本品研末外掺，亦可配伍血竭等。

2. 瘀血证 本品能活血消肿止痛，为治瘀血诸痛之佳品，为伤科之要药。用于跌打损伤、瘀肿疼痛，可单用本品为末。用于胸痹刺痛，可单用本品为末，亦可配伍薤白、瓜蒌等。

此外，本品尚有补虚强壮作用，用于虚损劳伤，常与鸡肉、猪肉等炖服。

【用法用量】研末吞服，1 次 1 ～ 3g；煎服，3 ～ 9g。外用适量。

【使用注意】孕妇慎用。

八、艾叶

本品为菊科植物艾的干燥叶。

【药性】辛、苦，温；有小毒。归肝、脾、肾经。

【功效】温经止血，散寒止痛；外用祛湿止痒。

【应用】

1. 出血病证 本品性温，为温经止血之要药，多用于虚寒性出血。用于下元虚冷、冲任不固之崩漏下血，可单用本品，亦可配伍阿胶、川芎、当归等，如胶艾汤。

2. 少腹冷痛，经寒不调，宫冷不孕　本品性温可散寒，入下焦，为治下焦虚寒之要药。用于下焦虚寒之少腹冷痛，可单用本品炒热熨敷脐腹。用于下焦虚寒，月经不调，经行腹痛，常配伍吴茱萸、当归等。

3. 皮肤瘙痒　本品煎汤外洗，能祛湿止痒，用于湿疹、皮肤瘙痒。

此外，将本品捣绒，制成艾条、艾炷等，用以熏灸体表穴位、温煦气血、透达经络。

【用法用量】煎服，3～9g。外用适量。温经止血宜炒炭用。

九、丹参

本品为唇形科植物丹参的干燥根及根茎。

【药性】苦，微寒。归心、肝经。

【功效】活血祛瘀，通经止痛，清心除烦，凉血消痈。

【应用】

1. 瘀血证　本品苦寒，入血分，既能活血祛瘀，又能通经止痛、祛瘀生新，为治疗血瘀证之要药，因其性偏寒凉，故对血热瘀滞者尤为适宜。用于血瘀气滞之心胸刺痛、胃脘疼痛，常配伍檀香、砂仁。用于瘀血之胸部疼痛、痛处固定，亦可选用成方制剂丹参颗粒（片）。

2. 心悸失眠　本品性寒，入心经，能清心凉血、除烦安神，用于心神不安证。用于阴虚血少之心悸、失眠，常配伍酸枣仁、麦冬、人参等，如天王补心丹，可选用成方制剂天王补心丸。

3. 疮疡痈肿　本品性寒，既能凉血活血，又能清热消痈，可用于热毒瘀阻之疮痈肿毒，常配伍金银花、连翘、蒲公英等。

【用法用量】煎服，10～15g。活血化瘀宜酒炙用。

【使用注意】不宜与藜芦同用。

十、川贝母

本品为百合科植物川贝母、暗紫贝母、甘肃贝母、梭砂贝母、太白贝母或瓦布贝母的干燥鳞茎。

【药性】苦、甘，微寒。归肺、心经。

【功效】清热润肺，化痰止咳，散结消痈。

【应用】

1. 肺热燥咳，阴虚劳嗽　本品甘寒质润，既能清热化痰，又能润肺止咳。常用于肺热燥咳、阴虚劳嗽。用于燥痰之咳嗽少痰、咳痰不爽、涩而难出、痰中带血，可单用本品为末，常与知母相须为用，亦可配伍瓜蒌等。用于阴虚肺燥之咽喉肿痛、鼻干唇燥，常配生地黄、麦冬、玄参等，如养阴清肺汤，可选用成方制剂养阴清肺膏（糖浆、口服液、丸）。

2. 瘰疬，乳痈，肺痈，疮痈　本品苦寒，既能清热化痰，又能散结消痈。用于痰火郁结之瘰疬，常配伍玄参、牡蛎等。用于乳痈、肺痈、疮痈，常配伍蒲公英、鱼腥草等。

【用法用量】煎服，3～10g；研粉冲服，1次1～2g。

【使用注意】不宜与川乌、制川乌、草乌、制草乌、附子同用。

十一、酸枣仁

本品为鼠李科植物酸枣的干燥成熟种子。

【药性】甘、酸，平。归肝、胆、心经。

【功效】养心补肝，宁心安神，敛汗，生津。

【应用】

1. 虚烦不眠，惊悸多梦　本品味甘，能养心补肝，尤宜于心肝阴血亏虚之心神不安。用于肝血不足、虚热内扰之虚烦不眠，常配伍茯苓、知母、川芎等，如酸枣仁汤。用于心脾气血两虚之心神不安，常配伍黄芪、龙眼肉、人参等，如归脾汤，可选用成方制剂归脾丸（合剂）。用于阴虚血少之心烦失眠，常配伍生地黄、麦冬、柏子仁等，如天王补心丹，可选用成方制剂天王补心丸。

2. 体虚多汗　本品味酸能敛，能收敛止汗，常用于体虚自汗、盗汗，可与黄芪、山茱萸、五味子等同用。

3. 津伤口渴　本品能生津止渴，用于津伤口渴。

【用法用量】煎服，10 ～ 15g。

十二、天麻

本品为兰科植物天麻的干燥块茎。

【药性】甘，平。归肝经。

【功效】息风止痉，平抑肝阳，祛风通络。

【应用】

1. 肝风内动，惊痫抽搐　本品功善息风止痉，治疗肝风内动，惊痫抽搐，寒热虚实均可配伍应用。用于小儿惊风，常与钩藤相须为用。

2. 肝阳上亢，头痛眩晕　本品药性平和，既能息风止痉，又能平抑肝阳。用于肝阳上亢之眩晕、头痛、失眠、多梦，可单用本品，亦可配伍钩藤、杜仲、茯苓等，如天麻钩藤饮。

3. 中风手足不遂，肢体麻木，风湿痹痛　本品既能祛外风，又能息内风，还能通经络，可用于中风手足不遂、肢体麻木及风湿痹痛、关节屈伸不利。

【用法用量】煎服，3 ～ 10g。

十三、人参

本品为五加科植物人参的干燥根和根茎。

【药性】甘、微苦，微温。归脾、肺、心、肾经。

【功效】大补元气，复脉固脱，补脾益肺，生津养血，安神益智。

【应用】

1. 气虚欲脱　本品味甘补虚，能大补元气、复脉固脱，用于元气虚极欲脱，脉微欲绝之危重证候，可单用本品大量浓煎，如独参汤。

2. 脾气虚证，肺气虚证　本品为补脾气之要药，常用于脾气虚之倦怠乏力、食少便溏，脾不统血之崩漏。健脾益气常配伍白术、茯苓、甘草，如四君子汤，可选用成方制剂四君子丸（合剂）。

本品亦长于补肺气，用于肺气虚之咳嗽无力、气短喘促、少气懒言。

3. 津伤口渴，内热消渴　本品既能补气，又能生津，用于气虚津伤口渴，内热消渴。

4. 心悸，失眠，健忘　本品入心经，能补益心气、安神益智。用于心脾气血两虚之心悸怔忡、失眠健忘、食少体倦，常配伍黄芪、白术、茯苓等，如归脾汤，可选用成方制剂归脾丸（合剂）。

此外，本品补气，还可养血、助阳，可用于气血亏虚、阳痿、宫冷等。

【用法用量】煎服，3～9g，另煎兑服；研粉吞服，1次2g，1日2次。阳气虚者宜用红参。

【使用注意】不宜与藜芦、五灵脂同用。

十四、黄芪

本品为豆科植物蒙古黄芪或膜荚黄芪的干燥根。

【药性】甘，微温。归肺、脾经。

【功效】补气升阳，固表止汗，利水消肿，托毒生肌。

【应用】

1. 脾气虚证，中气下陷　本品既能补益脾气，又能升举阳气。用于脾气虚之倦怠乏力、食少便溏，可单用本品熬膏服，亦可与人参配伍熬膏服。用于脾虚中气下陷之久泻、脱肛，常配伍人参、升麻、柴胡等，如补中益气汤，可选用成方制剂补中益气丸（口服液、合剂）。用于脾气虚之崩漏，常配伍人参、白术、茯苓等，如归脾汤，可选用成方制剂归脾丸（合剂）。

2. 肺气虚证，表虚自汗　本品能补益肺气。用于肺气虚弱之咳喘气短，常与人参等同用。用于表虚自汗，常配伍白术、防风，如玉屏风散，可选用成方制剂玉屏风胶囊（颗粒、口服液）。

3. 气虚水肿　本品既能补气，又能利水消肿，用于脾气虚之水肿、小便不利，常与白术、防己、甘草等配伍，如防己黄芪汤。

4. 痈疽难溃，久溃不敛　本品能托毒排脓、敛疮生肌，为"疮家圣药"。

此外，本品补气，还可生津、养血、行滞通痹，可用于消渴、血虚萎黄、半身不遂等。

【用法用量】煎服，9～30g。益气补中宜蜜炙用。

【使用注意】表实邪盛、阴虚阳亢者慎用。

十五、杜仲

本品为杜仲科植物杜仲的干燥树皮。

【药性】甘，温。归肝、肾经。

【功效】补肝肾，强筋骨，安胎。

【应用】

1. 肝肾不足，腰膝酸痛，筋骨无力，头晕目眩　本品甘温补益，既能补肝肾，又能强筋骨，尤善治肾虚腰痛。常用于肝肾不足之腰膝酸软、筋骨无力，可单用本品浸酒，亦可与五加皮、枸杞子等配伍。

2.肝肾亏虚，妊娠漏血，胎动不安　本品既能补肝肾，又能安胎，用于肝肾亏虚之妊娠漏血、胎动不安。

【用法用量】煎服，6～10g。

【使用注意】阴虚火旺者慎用。

十六、当归

本品为伞形科植物当归的干燥根。

【药性】甘、辛，温。归肝、心、脾经。

【功效】补血活血，调经止痛，润肠通便。

【应用】

1.血虚证　本品味甘补虚，为补血圣药。用于血虚之头晕目眩、心悸失眠、面色萎黄，常配伍熟地黄、白芍、川芎，如四物汤。用于经期、产后血虚发热，常配伍黄芪，如当归补血汤。用于肝郁血虚脾弱之月经不调、乳房胀痛，常配伍柴胡、白芍、白术等，如逍遥散，可选用成方制剂逍遥丸（颗粒）。

2.月经不调、经闭痛经　本品味甘补血，辛散温通。既能补血，又能活血，还能调经止痛，为治妇科月经不调之要药。用于血瘀之月经不调、经闭、痛经，常配伍桃仁、红花，如桃红四物汤。用于冲任虚寒、瘀血阻滞之崩漏，常配伍吴茱萸、阿胶、人参等，如温经汤。

3.虚寒腹痛，风湿痹痛，跌仆损伤，痈疽疮疡　本品辛散温通，能活血止痛。常用于虚寒腹痛，常与生姜、羊肉等配伍，如当归生姜羊肉汤。

4.肠燥便秘　本品味甘质润，能润肠通便，用于血虚肠燥便秘，可与肉苁蓉等同用。

【用法用量】煎服，6～12g。活血通经宜用酒当归。

【使用注意】大便溏泄者慎用。

十七、阿胶

本品为马科动物驴的干燥皮或鲜皮经煎煮、浓缩制成的固体胶。

【药性】甘，平。归肺、肝、肾经。

【功效】补血止血，滋阴润燥。

【应用】

1.血虚证，出血病证　本品为血肉有情之品，为补血之要药，既能补血，又能止血，出血而兼血虚者尤为适宜，常用于咯血、吐血、尿血、便血、崩漏、妊娠胎漏等。用于血虚之面色萎黄、眩晕、心悸，可单用本品，亦可配伍熟地黄、党参、黄芪等，可选用成方制剂阿胶补血膏（颗粒、口服液）。用于血虚有寒之崩漏下血、淋沥不止，常配伍艾叶、当归、川芎等，如胶艾汤。肝肾亏虚之妊娠漏血、胎动不安，可与菟丝子、桑寄生、续断等同用。

2.阴虚证　本品能滋阴润肺，常用于阴虚之心烦不眠、虚风内动、肺燥咳嗽。

【用法用量】煎服，3～9g。烊化兑服。

【使用注意】脾胃虚弱，食少便溏者慎用。

十八、麦冬

本品为百合科植物麦冬的干燥块根。

【药性】甘、微苦，微寒。归心、肺、胃经。

【功效】养阴生津，润肺清心。

【应用】

1. 肺阴虚证　本品甘寒养阴，入肺经，既能养肺阴，又能清肺热。常用于肺阴虚之咽干鼻燥、干咳痰黏、咽痛音哑等。用于肺胃阴虚之咽干口燥、干咳，常配伍北沙参、玉竹、天花粉等，如沙参麦冬汤。用于咽喉肿痛，常配伍玄参、桔梗、生甘草，可选用成方制剂玄麦甘桔含片（颗粒）。用于肺肾阴虚之劳嗽咯血、潮热盗汗，常配伍五味子、熟地黄、山茱萸等，如麦味地黄丸，可选用成方制剂麦味地黄口服液（丸）。

2. 胃阴虚证　本品甘寒，入胃经，既能养胃阴，又能清胃热。用于胃阴虚之口干咽燥，常与生地黄、玉竹、北沙参同用，如益胃汤。用于肠燥便秘，常配伍玄参、生地黄，如增液汤，可选用成方制剂增液口服液。

3. 心阴虚证　本品甘寒，入心经，既能养心阴，又能清心热。用于阴虚血少之心烦失眠，常配伍生地黄、天冬、酸枣仁等，如天王补心丹，可选用成方制剂天王补心丸。

【用法用量】煎服，6～12g。

【使用注意】脾胃虚寒、大便溏泄者慎用。

十九、枸杞子

本品为茄科植物宁夏枸杞的干燥成熟果实。

【药性】甘，平。归肝、肾经。

【功效】滋补肝肾，益精明目。

【应用】

肝肾阴虚，精血亏虚　本品甘平，既能补肝肾，又能益精血。用于肝肾阴虚之腰膝酸软、两目干涩、视物昏花，常配伍菊花、熟地黄、山茱萸等，如杞菊地黄丸，可选用成方制剂杞菊地黄丸（片、口服液、胶囊）。用于精血亏虚之须发早白，常配伍制何首乌、茯苓、菟丝子等，如七宝美髯丹，可选用成方制剂七宝美髯丸（颗粒、口服液）。用于肾虚精亏之阳痿不育、遗精、腰痛，常配伍菟丝子、五味子、车前子等，如五子衍宗丸，可选用成方制剂五子衍宗丸（片、口服液）。用于眩晕耳鸣、血虚萎黄，可与龙眼肉等配伍熬膏服。

【用法用量】煎服，6～12g。熬膏、浸酒、入丸散。

二十、乌梅

本品为蔷薇科植物梅的干燥近成熟果实。

【药性】酸、涩，平。归肝、脾、肺、大肠经。

【功效】敛肺，涩肠，生津，安蛔。

【应用】

1. 肺虚久咳，久泻久痢　本品味酸涩，既能敛肺止咳，又能涩肠止泻，用于肺虚久咳、

NOTE

久泻久痢。

2. 虚热消渴 本品味酸性平，能生津止渴，常用于津伤口渴，可单用本品煎服，亦可配伍人参、麦冬等。还可与山楂、冰糖等同用，熬制酸梅汤。

3. 蛔厥腹痛 本品能安蛔，用于蛔虫所致腹痛、四肢厥冷之蛔厥证，常与花椒、黄连、人参等配伍，如乌梅丸，可选用成方制剂乌梅丸。

此外，本品炒炭，还可止血，可用于崩漏、便血等。

【用法用量】煎服，6 ～ 12g。止泻止血宜炒炭用。

【使用注意】外有表邪，内有实热积滞者慎用。

其他常用中药见表 6-1。

表 6-1 其他常用中药简表

药名	药性	功效	应用	用法用量
紫苏叶	辛，温。归肺、脾经	解表散寒，行气和胃，解鱼蟹毒	风寒表证，咳嗽呕恶，脾胃气滞，妊娠呕吐，鱼蟹中毒	煎服，5 ～ 10g，不宜久煎
生姜	辛，微温。归肺、脾、胃经	解表散寒，温中止呕，化痰止咳，解鱼蟹毒	风寒表证，胃寒呕吐，寒痰咳嗽，鱼蟹中毒	煎服，3 ～ 10g
葛根	甘、辛，凉。归脾、胃、肺经	解肌退热，生津止渴，透疹，升阳止泻	外感发热头痛，项背强痛，口渴，消渴，麻疹不透，泄泻，眩晕头痛，中风偏瘫，胸痹心痛，酒毒伤中	煎服，10 ～ 15g
决明子	甘、苦、咸，微寒。归肝、大肠经	清热明目，润肠通便	目赤肿痛，目暗不明，头痛，眩晕，肠燥便秘	煎服，9 ～ 15g
蒲公英	苦、甘，寒。归肝、胃经	清热解毒，消肿散结，利尿通淋	热毒疮痈，热淋，湿热黄疸	煎服，10 ～ 15g
五加皮	辛、苦，温。归肝、肾经	祛风湿，补肝肾，强筋骨，利水消肿	风湿痹证，筋骨痿软，小儿行迟，水肿	煎服，5 ～ 10g
广藿香	辛，微温。归脾、胃、肺经	芳香化湿，和中止呕，发表解暑	湿阻中焦证，呕吐，暑湿表证，湿温初起	煎服，3 ～ 10g
苍术	辛、苦，温。归脾、胃、肝经	燥湿健脾，祛风散寒，明目	湿阻中焦证，风湿痹证，风寒夹湿表证，夜盲，眼目昏涩	煎服，3 ～ 9g
薏苡仁	甘、淡，凉。归脾、胃、肺经	利水渗湿，健脾止泻，除痹，排脓	水肿，小便不利，脾虚泄泻，风湿痹证，肺痈，肠痈	煎服，9 ～ 30g
茵陈	苦、辛，微寒。归脾、胃、肝、胆经	清利湿热，利胆退黄	黄疸尿少，湿温暑湿，湿疮瘙痒	煎服，6 ～ 15g。外用适量，煎汤熏洗
肉桂	辛、甘，大热。归肾、脾、心、肝经	补火助阳，引火归原，散寒止痛，温通经脉	肾阳虚证，寒凝诸痛，寒凝血瘀证	煎服，1 ～ 5g
香附	辛、微苦、微甘，平。归肝、脾、三焦经	疏肝解郁，理气宽中，调经止痛	肝郁气滞证，脾胃气滞证，月经不调，痛经，乳房胀痛	煎服，6 ～ 10g
玫瑰花	甘、微苦，温。归肝、脾经	行气解郁，和血，止痛	肝胃气痛，食少呕恶，月经不调，跌仆伤痛	煎服，3 ～ 6g
麦芽	甘，平。归脾、胃经	行气消食，健脾开胃，回乳消胀	食积证，乳汁郁积，乳房胀痛，妇女断乳	煎服，10 ～ 15g；回乳炒用60g
白及	苦、甘、涩，微寒。归肺、肝、胃经	收敛止血，消肿生肌	出血病证，疮疡肿毒，皮肤皲裂，水火烫伤	煎服，6 ～ 15g；研末吞服，3 ～ 6g

续表

药名	药性	功效	应用	用法用量
红花	辛，温。归心、肝经	活血通经，散瘀止痛	血瘀痛经，经闭，产后瘀滞腹痛，跌打损伤，心腹瘀阻疼痛，癥瘕积聚，斑疹紫暗	煎服，3～10g
益母草	苦、辛，微寒。归肝、心包、膀胱经	活血调经，利水消肿，清热解毒	血瘀证，水肿，小便不利，疮痛肿毒	煎服，9～30g；鲜品12～40g
桔梗	苦、辛，平。归肺经	宣肺，利咽，祛痰，排脓	咳嗽痰多，胸闷不畅 咽喉肿痛，音哑失音 肺痈吐脓	煎服，3～10g
胖大海	甘，寒。归肺、大肠经	清热润肺，利咽开音，润肠通便	咽喉肿痛，音哑失音，肠燥便秘	沸水泡服或煎服，2～3枚
昆布	咸，寒。归肝、胃、肾经	消痰软坚散结，利水消肿	瘿瘤，瘰疬，睾丸肿痛，痰饮，水肿	煎服，6～12g
灵芝	甘，平。归心、肺、肝、肾经	补气安神，止咳平喘	心神不宁，失眠心悸，肺虚咳喘，虚劳短气	煎服，6～12g
党参	甘，平。归脾、肺经	补脾益肺，养血生津	脾肺气虚证，气血两虚，气津两伤	煎服，9～30g
西洋参	甘、微苦，凉。归心、肺、肾经	补气养阴，清热生津	气阴两虚，气津两伤	煎服，3～6g，另煎兑服
白术	苦、甘，温。归脾、胃经	健脾益气，燥湿利水，止汗，安胎	脾气虚证，痰饮，水肿，气虚自汗，胎动不安	煎服，6～12g
山药	甘，平。归脾、肺、肾经	益气养阴，补脾肺肾，涩精止带	脾气虚，肺气虚，肾气虚，气阴两虚	煎服，15～30g
甘草	甘，平。归心、肺、脾、胃经	补脾益气，清热解毒，祛痰止咳，缓急止痛，调和诸药	脾气虚证，心气虚证，痈肿疮毒，咽喉肿痛，咳嗽痰多，脘腹、四肢挛急疼痛，缓解药物毒性	煎服，2～10g
大枣	甘，温。归脾、胃、心经	补中益气，养血安神	脾气虚证，妇人脏躁	煎服，6～15g
鹿茸	甘、咸，温。归肾、肝经	壮肾阳，益精血，强筋骨，调冲任，托疮毒	肾阳不足，精血亏虚，腰脊冷痛，筋骨痿软，崩漏带下，阴疽不敛	研末冲服，1～2g
肉苁蓉	甘、咸，温。归肾、大肠经	补肾阳，益精血，润肠通便	肾阳不足，精血亏虚，肠燥便秘	煎服，6～10g
冬虫夏草	甘，平。归肺、肾经	补肾益肺，止血化痰	肾虚精亏，阳痿遗精，腰膝酸痛，久咳虚喘，劳嗽咯血	煎服，3～9g
熟地黄	甘，微温。归肝、肾经	补血滋阴，益精填髓	血虚证，肝肾阴虚证	煎服，9～15g
白芍	苦、酸，微寒。归肝、脾经	养血调经，敛阴止汗，柔肝止痛，平抑肝阳	血虚证，自汗，盗汗，胁痛，腹痛，四肢挛急疼痛，肝阳上亢	煎服，6～15g
龙眼肉	甘，温。归心、脾经	补益心脾，养血安神	心脾两虚，气血不足	煎服，9～15g
百合	甘，寒。归心、肺经	养阴润肺，清心安神	肺阴虚证，心阴虚证	煎服，6～12g
石斛	甘，微寒。归胃、肾经	益胃生津，滋阴清热	胃阴虚证，肾阴虚证	煎服，6～12g，鲜品15～30g
玉竹	甘，微寒。归肺、胃经	养阴润燥，生津止渴	肺阴虚证，胃阴虚证	煎服，6～12g

NOTE

续表

药名	药性	功效	应用	用法用量
黄精	甘，平。归脾、肺、肾经	补气养阴，健脾，润肺，益肾	脾胃气虚，胃阴不足，肺阴虚，精血不足	煎服，9～15g
五味子	酸、甘，温。归肺、心、肾经	收敛固涩，益气生津，补肾宁心	久嗽虚喘，遗精滑精，遗尿尿频，久泻不止，自汗盗汗，津伤口渴，内热消渴，心悸失眠	煎服，2～6g
山茱萸	酸、涩，微温。归肝、肾经	补益肝肾，收涩固脱	肝肾亏虚，遗精滑精，遗尿尿频，崩漏带下，大汗虚脱，内热消渴	煎服，6～12g
莲子	甘、涩，平。归脾、肾、心经	补脾止泻，止带，益肾涩精，养心安神	脾虚泄泻，带下，遗精，心悸失眠	煎服，6～15g

【复习思考题】

1. 简述五味的含义和作用。

2. 如何理解"一味丹参散，功同四物汤"？

3. 简述人参与黄芪功效的异同点。

第七章　实用方剂

方剂的发展可以追溯到原始社会，根据考古发现与史料记载，早在原始社会，我们的祖先就发现了药物并探索出一系列运用药物治疗疾病的方法。最开始人们只使用单独一味药，随着社会生产力的发展和人类社会的进步，对药物的功能、用药的认识逐渐积累，经过反复临床实践，发现多种药物配合治疗疾病效果更好，方剂就渐渐在历史长河中成型、发展。方剂是在辨证审因、确定治法的基础上，按照组方原则，选择适当的药物，酌定剂量、剂型、用法，恰当配伍而成的药物组合。它是中医理、法、方、药的重要组成部分，是中医治法的具体表现和中药防治疾病的主要形式和手段。方剂既不是药物的简单相加，也不是某类药物的任意组合，而是在治法理论的指导下，针对具体的病证，结合药物特性，有目的地将药物合理配伍组成的有机整体，蕴含着丰富的中医辨证论治理论和经验。学习方剂，必须紧密联系已学的中医基础理论、中医诊断和中药等基础知识，并将其融会贯通。

扫一扫，查阅本章数字资源，含PPT等

第一节　方剂学基础

一、方剂与治法

随着方剂应用实践的积累，逐渐总结出对于方剂功效的一些规律性认识，治法理论也随之形成。

（一）方剂与治法的关系

方剂与治法皆为中医学理、法、方、药体系的重要组成部分。治法是在审明病因、辨清证候的基础上所制定的治疗方法，即所谓"法随证立"。方剂，是在辨证审因确立治法之后，选择合适药物，酌定用量，按照组方原则妥善配伍而成的，是中医临床防治疾病的主要工具，即所谓"方从法出"。方剂与治法二者之间相互依存，密不可分，构成了中医辨证论治过程中的两个重要环节，治法是用方或组方的依据，方剂是体现治法的主要手段。例如，患者症见恶寒发热，头痛身痛，无汗而喘，舌苔薄白，脉浮紧，辨证为风寒表证，根据"治寒以热"的治疗原则，确立辛温发汗之法，选择相应的药物，组成辛温解表之方（如麻黄汤等）。

（二）常用治法

《黄帝内经》中有关治法的记载较丰富。如《素问·阴阳应象大论》云："形不足者，温之以气；精不足者，补之以味。其高者，因而越之；其下者，引而竭之；中满者，泻之于内。其有邪者，渍形以为汗；其在皮者，汗而发之。"后世医家对治法理论不断发展完善，其中以清代程钟龄在《医学心悟·医门八法》中提出的"八法"理论最具代表性："论病之原，以内伤、外感四字括之。论病之情，则以寒、热、虚、实、表、里、阴、阳八字统之。而论治病之方，则又以汗、和、下、消、吐、清、温、补八法尽之。"

1.汗法　通过开泄腠理、调畅营卫、宣发肺气等方法，使在表的六淫邪气随汗而解的一类治法。适用于外感表证、疹出不透、疮疡初起，以及水肿、泄泻、咳嗽、疟疾而见表证者。汗法有辛温、辛凉之别，且常与补法、下法、消法、温法、清法等合用。

2.吐法　通过涌吐的方法，使停留在咽喉、胸膈、胃脘的痰涎、宿食、有毒物质等吐出的一类治法。适用于中风痰壅、宿食停滞胃脘、毒物尚在胃中、痰涎壅盛之癫狂、喉痹、干霍乱吐泻不得等，属于病情急迫且急需吐出之证。吐法易伤胃气，故体虚气弱、孕妇等应慎用。

3.下法　通过荡涤肠胃、通泄大便的方法，使停留于肠胃的积滞从下窍排出的一类治法。适用于燥屎内结、冷积不化、瘀血内停、宿食不消、结痰停饮等病证。下法又分为寒下、温下、润下、逐水、攻补兼施等法。依据病情需要，下法可与消法、补法、清法、温法等治法配合运用。

4.和法　通过和解或调和的方法，使半表半里之邪，或脏腑、阴阳、表里失和之证得以解除的一种治法。适用于邪在少阳、邪在募原、肝脾不和、肠寒胃热、营卫失和、表里同病等病证。

5.清法　通过清热、泻火、凉血、解毒等方法，清解在里之热邪的一类治法。适用于实热证、火证、热毒证及虚热证等。清法又常分为清气分热、清营凉血、清热解毒、气血两清、清脏腑热、清虚热、清热祛暑等法。热邪容易耗气伤津，也易形成里热结实，因此清法常与补法、下法等合用。

6.温法　通过温散里寒的方法，使在里的寒邪得以消散的一类治法。适用于寒邪在里之证。在里之寒邪，又有在脏、在腑、在经络之不同，因此温法又分为温中祛寒、温经散寒、回阳救逆等。由于寒邪在里常损伤阳气，使得里寒与阳虚并存，所以温法最常与补法配合运用。

7.消法　通过消食导滞、行气活血、化痰利水、驱虫等方法，使气、血、痰、食、水、虫等渐消缓散的一类治法。适用于饮食停滞、气滞血瘀、癥瘕积聚、水湿内停、痰饮不化、疳积、虫积等病证。消法所治病证，主要是邪在脏腑、经络、肌肉之间渐积而成的，难以迅即消除，必须渐消缓散。消法多与补法、下法、温法、清法等合用。

8.补法　通过滋养补益的方法，以充养人体正气，治疗各种虚证的一类治法。虚证有气虚、血虚、阴虚、阳虚及脏腑虚损之分，故补法又分为补气、补血、气血双补、补阴、补阳、阴阳并补等。补法一般是在无外邪时使用，但若邪气壅盛而又兼有正气亏虚，正虚无力祛邪时，则补法亦可与汗法、下法、消法等配合使用。

临床实际应用中，常将数法合用，即所谓"一法之中，八法备焉；八法之中，百法备焉"（《医学心悟》）。

二、方剂的组成

方剂大多是由两味或两味以上中药组成的，这是因为单味中药的作用是有限的，将数味中药配伍应用，增效减毒，更具优越性。具体表现在以下 3 个方面：①功效相近的药物配伍同用，可增强疗效。如大黄与芒硝合用，可以加强泻下逐邪的作用，如大承气汤。②功效不同的药物配伍同用，可扩大治疗范围。如人参补气，麦冬养阴，二者合用，则有气阴双补作用，治疗气阴两虚之证，如生脉散。③能够减轻或消除部分有毒药物的不良反应，如甘遂泻下逐水，但药性峻猛且有毒，配伍大枣则能够缓其药性、减轻其不良反应，如十枣汤。当然，要达到上述要求，就必须在方剂组方原则的指导下遣药制方，并针对具体证候灵活变化。

（一）组方原则

组方原则即君臣佐使，源于《黄帝内经》。临证时，除准确辨证、立法，合理选择药物、确定剂量之外，还必须遵循组方原则。

1. 君药 即针对主病或主证起主要治疗作用的药物，是方剂组成中不可缺少的药物。

2. 臣药 一是协助君药加强治疗作用的药物；二是针对兼病或兼证起主要治疗作用的药物。

3. 佐药 一是佐助药，即配合君、臣药以加强治疗作用，或直接治疗次要症状的药物；二是佐制药，即用以消除或降低君、臣药的毒性、偏性或烈性的药物；三是反佐药，即病重邪甚，可能拒药时，配伍与君药性味相反而又能在治疗中起相成作用的药物。

4. 使药 一是引经药，即能引导方中诸药至病所的药物；二是调和药，即具有调和方中诸药作用的药物。

以麻黄汤为例，对上述组方原则加以说明。麻黄汤由麻黄、桂枝、杏仁、甘草组成，主治外感风寒表实证，症见恶寒发热，头痛身疼，无汗而喘，舌苔薄白，脉浮紧。治宜发汗解表、宣肺平喘。方中麻黄辛温，发汗散邪力强，且药量较重，是在本方中针对主病和主证起主要治疗作用的药物，即君药；桂枝协助麻黄加强散寒解表作用，故为臣药；杏仁降气止咳平喘，针对肺气失宣咳喘的次要症状而设，故为佐药；甘草调和药性，属于使药中的调和药，其味甘性缓，又能缓和麻黄、桂枝辛温发散可能导致发汗太过之弊，兼作佐药。麻黄汤的组方意义可概括如下（表7-1）。

表 7-1 麻黄汤的组方意义

方剂	药物及作用
麻黄汤	君药——麻黄：发汗解表，宣肺平喘
	臣药——桂枝：加强麻黄发汗解表散寒之力
	佐药——杏仁：合麻黄以宣降肺气、止咳平喘
	使药——甘草：调和药性，并防麻黄、桂枝过汗伤正（兼佐药）

遵循"君臣佐使"的组方原则进行组方，能够使方中各药主从有序、协调制约，使方剂成为一个配伍严谨的整体，从而取得良好的疗效。

（二）组成变化

在运用方剂时，必须因时、因地、因人制宜，根据患者的病情、体质、年龄、性别与季节、气候，以及生活习惯等，灵活变化，做到"师其法而不泥其方"，使得方药与病证对应，方能达到预期的治疗目的。方剂的组成变化，归纳起来主要有以下三种方式。

1. 药味加减 即原方的主证与现证基本相同而兼证不同时，减去原方中某些药物，或加上现证需要的药物，以适应兼证变化的治疗要求。此类变化涉及的药物多属于佐药或使药，故又称为"随证加减"。如益气健脾之四君子汤，主治脾胃气虚证，症见面色萎黄或淡白、语声低微、气短乏力、食少便溏、舌淡苔白、脉细弱等，由人参、白术、茯苓、炙甘草组成。若在上述证候基础上又兼见脘腹胀满，则又兼气滞证，可在四君子汤中加入陈皮以行气消胀，即为异功散。

2. 药量增减 指方剂的组成药物不变，仅通过增加或减少方中药物的用量，以改变方剂的功效及其适应证候。如小承气汤和厚朴三物汤，均由大黄、枳实、厚朴三药组成，但小承气汤中大黄用量较大，用为君药，枳实为臣，厚朴用量较小为佐使，功效为泄热通便，主治阳明腑实轻证；厚朴三物汤中厚朴用量最大，为君药，枳实为臣药，大黄用量是厚朴的二分之一，为佐使，功效为行气通便，主治气滞便秘证（表7-2）。

表 7-2 小承气汤和厚朴三物汤比较

方名	药物组成			功用	主治
	君	臣	佐使		
小承气汤	大黄四两	枳实三枚	厚朴二两	泄热通便	阳明腑实证（热结）：潮热谵语、大便秘结、腹痛拒按等
厚朴三物汤	厚朴八两	枳实五枚	大黄四两	行气通便	气滞便秘证（气滞）：脘腹满痛不减、大便秘结等

注：上述药物剂量，是汉代张仲景所著《伤寒论》中记载的用量（下同）。

3. 剂型更换 方剂的剂型与功效密切相关，同一方剂的剂型不同，其作用和适应证亦有显著区别。如理中丸和人参汤，两方组成、剂量完全相同。前方四药共为细末，炼蜜为丸，治疗脾胃虚寒之证，其病情较轻，病势较缓，故以丸剂缓治；后方水煎作汤内服，主治中上二焦虚寒之胸痹证，病情较重，病势较急，故以汤剂取速效（表7-3）。

表 7-3 理中丸与人参汤比较

方名	药物组成				主治	制剂用法
	人参	干姜	白术	炙甘草		
理中丸	三两	三两	三两	三两	中焦虚寒，脘腹疼痛，自利不渴，病后喜唾	炼蜜为丸如鸡子黄大，每服1丸
人参汤	三两	三两	三两	三两	中上二焦虚寒，心胸痞闷，气从胁下上逆	水煎，分三次服

总之，方剂的药味加减、药量增减、剂型更换都会对其功效产生不同程度的影响，特别是药物与药量的加减，将改变方剂中药物的配伍关系，以致其功效与主治证候发生变化。上述变化形式可以分别运用，也可以综合运用，临证可根据需要灵活选用。

三、方剂的剂型

方剂组成以后，根据病情与药物的特点制成一定的形态，为适应治疗或预防的需要而制备的药物应用形式，称为药物剂型，简称剂型。随着中医学的发展，历代医家在长期的临床实践中，创造了多种剂型。如《黄帝内经》收载十三首方剂中，就有汤、丸、散、膏、酒、丹等剂型。之后历代医家又有不断发展，种类越来越丰富，如露、锭、饼、条、线，以及熏烟、熏洗、灌肠、坐药等剂型，这些传统剂型，在现在来说也是符合科学道理的。根据"古为今用""推陈出新"的原则，中药剂型既保留了传统内容，又采用现代制作方法，研究出各种新的剂型，如片剂、颗粒剂、糖浆剂、注射剂等，以符合临床各科治疗的需要。现将常用的剂型简介如下。

（一）汤剂

把药物配齐后，用水，或黄酒，或水酒各半浸透后，再煎煮一定时间，去渣取汁，称为汤剂。一般作内服用，如麻黄汤、大承气汤等。汤剂的特点是吸收快，起效迅速，便于加减使用，能较全面、灵活地照顾到每一个患者及各种病证的特殊性，是使用最广泛的一种剂型。

（二）散剂

散剂是将药物研碎，成为均匀混合的干燥粉末，有内服和外用两种。内服散剂末细量少者，可直接冲服，如七厘散；亦有研成粗末，临用时用水煮沸取汁服的，如银翘散等。外用散剂一般外敷疮面或患病部位，如生肌散、如意金黄散等；亦有作点眼、吹喉等外用的，如冰硼散、西瓜霜等。散剂有制作简便、便于服用、携带方便、吸收较快、节省药材、不易变质等优点。

（三）丸剂

丸剂是将药物研成细末，以水、蜜或米糊、酒、醋、药汁等作为赋形剂制成的球形固体剂型。丸剂吸收缓慢，药力持久，而且体积小，服用、携带、贮存都比较方便，也是一种常用的剂型。一般适用于慢性、虚弱性疾病，如归脾丸、六味地黄丸等；亦有用于急救，但方中含有芳香药物，不宜加热煎煮的，如安宫牛黄丸、苏合香丸等。某些峻猛药品，为了使其缓缓发挥药效，也可作丸剂用，如舟车丸、麻子仁丸等。临床常用的丸剂有蜜丸、水丸、糊丸、浓缩丸、蜡丸等几种。

1. 蜜丸　是将药物细粉用蜂蜜作赋形剂制成丸。蜜丸性质柔润，作用缓和，并兼有矫味和补益作用，适用于慢性病。如补中益气丸、八珍丸等。

2. 水丸　是将药料细粉用冷开水或酒、醋、药汁等起湿润、黏合作用而制成的小球状丸剂。水丸较蜜丸、糊丸易于崩解，吸收快，丸粒小，易于吞服，适用于多种疾病，为一种常用的丸剂，如六神丸、保和丸等。

3. 糊丸　系将药物细粉用米糊、面糊等作为赋形剂制成的丸剂。糊丸黏性大，崩解时间比水丸、蜜丸缓慢，服后在体内徐徐吸收，既可延长药效，又能减少药物对胃肠的刺激，一般含有剧毒或刺激性较强药物的处方，多制成糊丸，如犀黄丸。

4. 浓缩丸　系将方中药物或其中某些药物煎汁浓缩成膏，再与适宜辅料或其他药物细粉制成的丸剂。其优点是有效成分含量高、体积小、剂量小、易于服用，如六味地黄丸等。

（四）膏剂

膏剂是将药物用水或植物油煎熬浓缩而成的剂型。有内服和外用两种。内服膏剂有流浸膏、浸膏、煎膏三种；外用膏剂又分为软膏和硬膏两种。

1. 流浸膏　指药材用适宜的溶剂浸出有效成分，蒸去部分溶剂，调整浓度至规定标准而制成的制剂。流浸膏含醇，有一定的不良反应，如甘草流浸膏、益母草流浸膏等。

2. 浸膏　是指用适当溶媒将药材中的有效成分浸出后，低温将溶媒全部蒸发除去，并调整至规定标准，每1g浸膏相当于2～5g药材。浸膏不含溶媒，所以完全没有溶媒的不良反应，具有浓度高、体积小、剂量小的优点。

3. 煎膏　又称膏滋，是将药材煎煮，去渣浓缩，加入适当蜂蜜或糖煎熬成膏。体积小、便于服用，又含有大量蜂蜜或糖，味甜而营养丰富，有滋补作用，适合久病体虚者服用，如参芪膏等。

4. 软膏　又称药膏，系用适当的基质与药物均匀混合制成一种容易涂于皮肤、黏膜的半固体外用制剂。软膏作用是局部的，适用于外科疮疡肿疖、烧烫伤等疾病，如三黄软膏、穿心莲软膏等。

5. 硬膏　又称膏药，是以油类将药物煎熬至一定程度，去渣后再加黄丹、白蜡等收膏，呈暗黑色的膏药，用时加热涂于布或纸等裱褙材料上，供贴敷于皮肤的外用剂型，亦即黑膏药，古代称为"薄贴"。用法简单，携带、贮存方便。多用于跌打损伤、风湿痹痛和疮疡等疾病，如风湿跌打止痛膏、狗皮膏等。

（五）丹剂

丹剂有内服和外用两种，没有固定剂型。有的将药物研成细末即成，有的再加糊或黏性药汁制成各种形状，有的丹剂也是丸剂的一种，因多用精炼药品或贵重药品制成，所以不称丸而称丹，如黑锡丹、至宝丹等。至于外用丹剂，如红升丹、白降丹等，是由矿物药经加工炼制而成的，主要用于外科疮疡肿毒。

（六）酒剂

酒剂古称"酒醴"，后世称为"药酒"，以酒为溶媒，一般以白酒或黄酒浸制药物，去渣取液供内服或外用。此剂型多用于虚证、风湿疼痛或跌打损伤等，如十全大补酒、风湿药酒等。

（七）茶剂

茶剂是指药物经粉碎、加工而制成的粗末制品或加入适宜的黏合剂制成方块状制品，在应用时以沸水泡汁，或煎汁服用。茶剂制法简单，服用方便，广大群众都乐于采用，如午时茶等。

（八）线剂

线剂系指将丝线或棉线放药液中先浸后煮，经干燥制成的外用剂型，用于治疗瘘管或赘肉，使其自行萎缩脱落。

（九）灸剂

灸剂系将艾叶捣或碾碎如绒状，捻成一定大小的形状后，供熏灼穴位或其他患部，以达到预防或治疗目的的一种外用剂型。

（十）糖浆剂

糖浆剂是将药物煎煮去渣取汁煎熬成浓缩液，加入适量蔗糖溶解而成的剂型。糖浆剂有甜味，尤适用于儿童服用。

（十一）片剂

片剂是药物与辅料均匀混合后压制而成的片状或异形片状的固体制剂。片剂用量准确、体积小。味苦、有异味的药物经压片后可再包糖衣，使之易于吞服；如需在肠道中起作用或遇胃酸易被破坏的药物，则可包肠溶衣，使之在肠道中崩解。

（十二）冲剂（颗粒剂）

冲剂（颗粒剂）是将原料药和适宜的辅料混合制成具有一定粒度的干燥颗粒状制剂。中药颗粒剂既保持了汤剂吸收快、显效迅速等优点，又克服了汤药服用前须临时煎煮、耗时较长、久置易霉变等不足。

（十三）注射剂

注射剂系将中药经过提取、精制、配制等步骤而制成的灭菌溶液，供皮下、肌内、静脉注射等使用的一种制剂。具有剂量准确、作用迅速、给药方便、药物不受消化液和食物的影响能直接进入人体组织等优点。

除上述介绍的几种常用剂型外，还有露剂、锭剂、条剂、海绵剂、油剂、气雾剂、栓剂、霜剂、胶囊剂等剂型，这些都是值得重视和进一步研究的。

四、方剂的煎服法

方剂的煎服法包括煎药法和服药法。方剂煎服法的恰当与否，对疗效有一定的影响，应加注意。

（一）煎药法

煎药法是指煎药方法。汤剂是临床常用剂型，历代医家对于汤剂的煎法十分重视。如徐灵胎《医学源流论》曰："煎药之法，最宜深讲，药之效不效，全在乎此。"

1. 煎药用具　前人认为"银为上，磁者次之"。不主张用锡、铁锅煎煮。因有些药物用后会发生沉淀，降低溶解度，甚至会引发化学变化。目前则通用陶瓷砂锅，价廉且不会发生化学变化。

2. 煎药用水　用水以洁净、新鲜为原则，如自来水、井水或蒸馏水等。用水量视药量大小而定，一般以漫过药物一寸左右为宜。

3. 煎药火候　前人有"武火""文火"之分，急火煎之谓"武火"，慢火煎之谓"文火"。前人谓"急煎取其生而疏荡，久煎取其熟而停留"。一般先武后文，即开始用武火，煮沸后用文火，如《本草纲目》曰："先武后文，如法服之，未有不效者。"

4. 煎药方法　煎药前，先将药物放入容器内，加冷水漫过药面，浸透后再煎煮，则有效成分易于煎出。煮沸后改用文火，以免药液溢出及过快熬干。煎药时不宜频频打开锅盖，以尽量防止气味走失，减少挥发成分的外溢。某些煎法比较特殊的药物（处方必须注明），现介绍如下。

（1）先煎　介壳类、矿石类药物，因质坚而难煎出味，应打碎先煎，煮沸后约20分钟，再下其他药，如龟甲、鳖甲、代赭石、石决明、生牡蛎、生龙骨、磁石、生石膏等。泥沙多的药物如灶心土、糯稻根等，以及质轻量大的药物如芦根、白茅根、夏枯草、竹茹等，亦宜先煎取汁澄清，然后以其药汁代水煎其他药。

（2）后下　气味芳香的药，药效易于挥发，宜在一般药物即将煎好时下，煎5分钟左右即可，以防其有效成分走散，如薄荷、砂仁、豆蔻等。

（3）包煎　为防止煎后药液混浊及减少对消化道、咽喉的不良刺激，如赤石脂、滑石、旋覆花等，要用纱布将药包好，再放入锅内煎煮。

（4）另炖或另煎　某些贵重药，为了尽量保存其有效成分，防止同时煎时被其他药物吸收，可另炖或另煎，如人参、羚羊角等。

（5）溶化（烊服）　胶质、黏性大而且易溶的药物，如阿胶、鹿角胶、饴糖之类，用时应先单独加温溶化，再加入去渣的药液中微煮或趁热搅拌，以免同煎后易粘锅煮焦，且黏附他药，影响药效。

（6）冲服　散剂、丹剂、小丸、自然汁，以及某些芳香或贵重药物，需要冲服，如牛黄、麝香、沉香末、田三七、六神丸、生藕汁等。

（二）服药法

服药是否合法，对疗效亦有一定影响。服药法包括服药时间、服药方法和药后调护。

1. 服药时间　一般而言，宜在饭前1小时服；对胃肠有刺激的药物宜在饭后服；滋补药宜空腹服；治疟药物宜发作前2小时服；安神药宜在睡前服；急病不拘时服；慢性病应定时服。另外，根据病情，有的可以一天数服；有的亦可以煎汤代茶，不拘时服。个别方剂有特殊服法，如鸡鸣散，在五更空腹冷服，效果较好。

2. 服药方法　一般是一剂分为二服，或分三服；病情紧急的顿服；同时也可根据需要，采取持续服药，以维持疗效。目前服药，一般一日一剂，分为头煎、二煎；如遇特殊情况，亦可一日连服两剂，以增强药力。汤剂一般多用温服。一般而言治疗热证宜寒药冷服，治疗寒证宜热药热服。但是病重邪甚，可能出现服药后呕吐拒药的情况，则宜热药冷服，或寒药热服，这也是一种反佐法。一般服药呕吐者，宜加入少量姜汁，或用鲜生姜擦舌，或嚼少许陈皮，然后再服汤药，或用冷服，少量频饮的方法。如遇昏迷患者、吞咽困难者，可用鼻饲法给药。

对于使用峻烈或毒性药，应审慎用药，宜先进小量，逐渐增加，取效即止，慎勿过量，以免发生中毒。此外，在治疗过程中，还应根据病情的需要和药物的性能来决定不同的服法。

3. 药后调护　服药后正确的调养与护理，直接关系方剂药效的发挥和患者的康复。如桂枝汤方后云："服已须臾，啜热稀粥一升余，以助药力。温覆令一时许，遍身漐漐微似有汗者益佳，不可令如水流漓，病必不除。"一般服发汗解表剂，应取微汗，不可大汗，然亦不能汗出不彻。服泻下剂应注意饮食，不宜进食生冷难消化的食物，以免影响脾胃功能。

服药后的饮食宜忌主要有两方面：一是疾病对饮食的宜忌，如水肿病宜少摄入盐分、消渴病宜忌糖、腹泻患者应慎油腻、寒证应禁生冷等。二是药物对饮食的宜忌，如含人参的方药，应忌食萝卜，有土茯苓的方药忌茶水等。

其他尚有汗后避风、慎劳役、戒房事，以及调情志等，以防"劳复""食复"。

第二节　临床实用方剂

本节从各类功效方剂中选择临床常用方剂18首。

一、银翘散

该方出自《温病条辨》，属于解表剂中辛凉解表类方剂。

【组成】连翘30g，金银花30g，苦桔梗18g，薄荷18g，竹叶12g；生甘草15g，荆芥穗12g，淡豆豉15g，牛蒡子18g。

【用法】上杵捣成散，每服18g，鲜芦根汤煎，香气大出，即取服，不宜过煮。亦可为汤剂或丸剂，用量按原方比例酌情增减。

【功用】辛凉透表，清热解毒。

【主治】温病初起卫分证。发热，微恶风寒，无汗或有汗不畅，口渴头痛，咽痛咳嗽，舌尖红，苔薄白或薄黄，脉浮数。常用于感冒、流感、急慢性咽炎、急性扁桃体炎、萎缩性鼻炎、慢性支气管炎急性发作、肺炎、麻疹等属温病初起，邪犯肺卫者。

【方解】本方所主治病证多由风热、风温侵袭肺卫，卫阳被郁所致。邪在卫分，卫气被郁，开阖失司，故发热、微恶风寒、无汗或有汗不畅；邪自口鼻而入，上犯于肺，肺气失宣，则咳嗽；温邪蕴结成毒，则咽喉红肿疼痛；温邪伤津，则口渴；舌尖红、苔薄白或微黄，脉浮数，均为温病初起之征。治宜辛凉透表、清热解毒。方中金银花、连翘，既能轻宣透表、疏散风热，又可清热解毒、辟秽化浊，共用为君。薄荷、牛蒡子疏散风热，兼可清利头目、解毒利咽；荆芥穗、淡豆豉辛而微温，助君药解表散邪，俱为臣药。芦根、竹叶清热生津；桔梗开宣肺气而止咳利咽，共用为佐。生甘草调和药性、护胃安中，又合桔梗利咽止痛，是为佐使。本方用药轻清，且用法中强调"香气大出，即取服，勿过煮"，是吴鞠通"治上焦如羽，非轻不举"用药原则的体现。

【注意事项】方中药物多为芳香轻宣之品，不宜久煎。凡外感风寒及湿热病初起者禁用。

二、麻子仁丸（脾约丸）

该方出自《伤寒论》，属于泻下剂中润下类方剂。

【组成】火麻仁 20g，白芍 9g，枳实 9g，大黄 12g，厚朴 9g，杏仁 10g。

【用法】上药为末，炼蜜为丸，每次 3 ～ 9g，每日 2 ～ 3 次，温开水送服。亦可改为汤剂煎服。

【功用】润肠泄热，行气通便。

【主治】胃肠燥热证，《伤寒论》称为"脾约"。大便干结，小便频数，舌红苔微黄，脉数。常用于功能性便秘、药物性便秘、糖尿病便秘、化疗后便秘等属胃肠燥热者。

【方解】本方所主治病证多由燥热之邪阻滞胃肠，腑气不通，津液受损所致。肠胃燥热，脾受约束，津液不能四布，但输膀胱，肠道失于濡润，故大便干结、小便频数；舌红苔微黄、脉数为燥热内盛之象。治宜润肠泄热、行气通便。方中麻子仁润肠通便，为君药。大黄泄热通便；杏仁肃降肺气以助通腑，且可润肠；白芍养阴敛津、和里缓急，共为臣药。枳实下气破结，厚朴行气除满，以增降泄通便之功，为佐药。蜂蜜润肠通便、调和诸药，是为使药。诸药合用，使燥热得去、腑气得通、阴液得复、便秘得解。

【注意事项】本方应从小剂量逐渐加量，以取效为度。其虽为润肠缓下之剂，但含有攻下破滞之品，故年老体虚、津亏血少者不宜常服，孕妇慎用。

三、逍遥散

该方出自《太平惠民和剂局方》，属于和解剂中调和肝脾类方剂。

【组成】甘草 4.5g，当归 9g，茯苓 9g，白芍 9g，白术 9g，柴胡 9g。

【用法】上药为粗末，每次取 6 ～ 9g，加煨姜一块（切破），薄荷少许，水煎去渣温服，日 3 次。或为丸剂，每服 6 ～ 9g，日服 2 次。

【功用】疏肝解郁，养血健脾。

【主治】肝郁血虚脾弱证。两胁作痛，头痛目眩，口燥咽干，神疲食少，或寒热往来，或月经不调，乳房胀痛，脉弦而虚。常用于腹泻型肠易激综合征、焦虑、抑郁、亚健康状态、慢性肝炎、慢性胃炎、胃及十二指肠溃疡、乳腺小叶增生、经前期紧张症、子宫平滑肌瘤属肝郁血虚脾弱者。

【方解】本方所主治病证多由情志不遂，肝失条达，肝体失柔，肝血受损，横逆犯脾所致。肝性喜条达，恶抑郁，为藏血之脏，体阴而用阳。肝气郁滞，肝阳易亢，常伤阴血，以致血虚。肝木乘脾土，脾失健运，血之化源不足，则血虚更甚。血虚不能养肝，则肝郁愈重。故肝郁血虚脾弱之间相互影响，互为因果。肝郁血虚，故两胁作痛、头痛目眩；气郁而化火，故口燥咽干；肝木乘脾土，脾胃虚弱，故神疲食少；脾为营之本，胃为卫之源，脾胃虚弱则营卫受损，不能调和而致寒热往来；肝郁血虚脾弱，亦见妇女月经不调、乳房胀痛。治宜疏肝解郁、养血健脾。方中柴胡疏肝解郁，以复肝用，为君药。当归养血和血，白芍养血敛阴、柔肝缓急，补肝体以助肝用，共为臣药。归、芍与柴胡同用，使疏中有养，肝之体、用得复。白术、茯苓健脾益气，不仅可扶土以抑木，而且使营血生化有源，共为佐药。用法中加少许薄荷，助柴胡疏肝而散郁热；煨姜协白术、茯苓和中，且能辛散达郁，亦为佐药。甘草调和诸药，为使药。诸药合用，使肝郁得疏、血虚得养、脾弱得复，诸症自解。

【注意事项】肝郁多由情志不遂所致，治疗时须嘱患者心情达观，方能获效。

四、黄连解毒汤

该方出自《外台秘要》，属于清热剂中清热解毒类方剂。

【组成】黄连 9g，黄芩 6g，黄柏 6g，栀子 9g。

【用法】水煎服，1 日 1 剂，分 2 次温服。

【功用】泻火解毒。

【主治】三焦火毒热盛证。大热烦躁，错语不眠，口燥咽干；或热病吐血、衄血；或热甚发斑，或下痢脓血，或湿热黄疸；或外科痈疡疔毒，小便黄赤，舌红苔黄，脉数有力。常用于急性扁桃体炎、肥胖型 2 型糖尿病、痢疾、肺炎、尿路感染及感染性炎症等属热毒为患者。

【方解】本方所主治病证多由火热毒邪，壅盛三焦，扰乱心神，灼肉腐血，迫血妄行所致。热毒上扰神明，则大热烦躁、错语不眠；热灼津伤，则口燥咽干、小便黄赤；血为热迫，随火上逆，则为吐衄；热伤脉络，血溢肌肤，则为发斑；热毒蒸腐大肠脂膜，血败肉腐，则为下痢脓血；瘀浊熏蒸外越，则为黄疸；热壅肌肉，血败肉腐，则为痈肿疔毒；舌红苔黄、脉数有力，皆为火毒炽盛之征。治宜苦寒直折、泻火解毒。方中以黄连为君，清泻心火，兼泻中焦之火。黄芩清上焦之火，黄柏泻下焦之火，共用为臣。栀子清泻三焦之火，导热下行，使火热从下而去，用为佐使。诸药合用，三焦兼顾，苦寒直折，共奏泻火解毒之功。

【注意事项】本方为大苦大寒之剂，久服或过量服用易伤脾胃，故非火盛者不宜使用。阴虚火旺者忌服。

五、理中丸

该方出自《伤寒论》，属于温里剂中温中祛寒类方剂。

【组成】人参 9g，干姜 9g，炙甘草 9g，白术 9g。

【用法】上药为末，炼蜜为丸，每次 6～9g，温开水送服，每日 2～3 次。亦可作汤剂煎服。

【功用】温中祛寒，补气健脾。

【主治】脾胃虚寒证，症见脘腹疼痛，喜温喜按，呕吐便溏，不欲饮食，多涎唾，畏寒肢冷，舌质淡，苔白润，脉沉细；或阳虚失血证，症见便血、吐血、衄血或崩漏等，血色暗淡，四肢不温，面色萎黄，舌淡脉弱；或小儿慢惊风，症见小儿形气羸瘦，手足不温，神疲食少；或胸痹，症见胸痛，四肢不温。常用于急慢性胃炎、慢性结肠炎、胃痉挛、胃下垂、胃扩张、消化性溃疡、心绞痛等属脾胃虚寒者。

【方解】本方所主治病证多由久病耗伤脾胃阳气，脾失健运，升降失常，清浊相干所致。中焦虚寒，寒凝气滞，则腹痛绵绵，喜温喜按；脾胃虚寒，运化无权，升降失常，故见呕吐便溏，不欲饮食；脾阳不足，津无所摄，则可见病后多涎唾；阳虚失温，则畏寒肢冷；舌淡苔白，脉沉细，皆为虚寒之象。脾主统血，脾胃虚寒，则统摄失权，血不循经则可见便血、吐血、衄血或崩漏等，且血色暗淡。若小儿先天禀赋不足，加之后天调摄不当，脾胃虚寒，生化无源，经脉失养，土不荣木，可见慢惊风，形气羸瘦，手足不温，神疲食少；若中阳不足，阴寒上乘而阻滞胸中，则可见胸痹心痛。治宜温中祛寒、益气健脾。方中以干姜为君，温中祛寒、扶阳抑阴。人参为臣，补中益气，助干姜以复中阳。君臣相配，温中健脾。脾虚易于生湿，反困脾胃，故以白术为佐，健脾燥湿，既助人参益气健脾，又可燥湿以助脾运。甘草益气补中、调和诸药，为佐药兼使药之用。诸药合用，中阳得温，脾气得补，运化复常，名曰"理中"。

本方作汤剂，在《金匮要略》中称为"人参汤"。汤剂较丸剂作用强而迅速，临床可视病情缓急酌定剂型。

【注意事项】本方临证服后，当"饮热粥"，且温覆"勿发揭衣被"。药后当觉腹中似有热感，若"腹中未热"，则应适当加量，"益至三四丸"，或易为汤剂。本方药性温燥，湿热蕴结中焦或脾胃阴虚者忌用。

六、四君子汤

该方出自《太平惠民和剂局方》，属于补益剂中补气类方剂。

【组成】人参 9g，白术 9g，茯苓 9g，炙甘草 6g。

【用法】水煎服。

【功用】益气健脾。

【主治】脾胃气虚证。面色萎黄或淡白，语声低微，气短乏力，食少便溏，舌淡苔白，脉虚缓。常用于慢性胃炎、消化性溃疡等属脾胃气虚者。

【方解】本方所主治病证多由饮食不当，或久病耗伤脾胃之气，纳谷和运化乏力所致。脾胃气虚，气血生化不足，气血不能上荣于面，故面色萎黄或淡白；脾为肺母，脾胃气虚致肺气亦虚，故语声低微、气短；脾主肌肉，脾胃气虚，四肢肌肉无所禀受，故见乏力；脾胃气虚，健运失职，胃纳不振，则食少便溏；舌淡苔白，脉虚缓，均为脾胃气虚之象。治宜益气健脾。方中以人参为君，大补脾胃之气。白术为臣，健脾燥湿，既助人参益气补脾，又可燥湿以助脾运。茯苓为佐，渗湿健脾，与白术相辅相成，健脾祛湿之力益彰。炙甘草益气和中，既可加强人参、白术益气补中之功，又能调和诸药，故为佐使。四药甘温和缓，与君子中和之气相合，故曰"君子"。四药合力，以益气补脾为主，兼司祛湿助运之职，为平补脾胃之良方。

【注意事项】服药期间应注重饮食易消化之品。对于伴有胸脘痞闷不舒或脘腹胀痛等气滞证者，需加入理气醒脾之品。

七、补中益气汤

该方出自《内外伤辨惑论》，属于补益剂中补气类方剂。

【组成】黄芪 18g，炙甘草 9g，人参 6g，升麻 6g，柴胡 6g，橘皮 6g，当归 6g，白术 6g。

【用法】水煎服。或作丸剂，每服 10～15g，每日 2～3 次，温开水下。

【功用】补中益气，升阳举陷，甘温除热。

【主治】

1. 脾虚气陷证　饮食减少，体倦肢软，少气懒言，面色萎黄，大便稀溏，舌淡，脉虚软，脱肛，子宫脱垂，久泻久痢，崩漏等。常用于内脏下垂、脱肛、重症肌无力、乳糜尿、慢性肝炎、子宫脱垂、胎动不安、月经过多，以及眼睑下垂、麻痹性斜视等辨证属脾胃气虚或中气下陷者。

2. 气虚发热证　身热，自汗，渴喜热饮，气短乏力，舌淡而胖，脉虚大无力。常用于功能性发热、慢性疲劳综合征等辨证属脾胃气虚者。

【方解】本方所主治病证多因饥饱劳役，损伤脾胃，以致脾胃气虚，清阳下陷，阴火上乘。脾胃为营卫气血生化之源，脾胃气虚，纳运乏力，故饮食减少、少气懒言、大便稀溏；脾主升清，脾虚则清阳不升，中气下陷，故见脱肛、子宫下垂等；清阳陷于下焦，郁遏不达则发热。气虚腠理不固，阴液外泄则自汗。治宜补益脾胃中气、升阳举陷、甘温除热。方中重用黄芪为君药，味甘性微温，入脾、肺经，既可补中益气，又可升阳固表而止汗，《本草正义》曰："黄芪具春令升发之性，味甘气温，色黄，皆得中和之正，故能补益中土，温养脾胃。凡中气不振，脾土虚弱，清气下陷者最宜。"臣以人参、白术、炙甘草，甘温益脾气，与黄芪合用，以增强其补益中气之功。"气为血之帅，血为气之母"，气虚日久，营血亦不足，故用当归养血和营，助人参、黄芪以补气养血；陈皮理气和胃，使诸药补而不滞，共为佐药。并以少量升麻、柴胡升阳举陷，协助君药升提下陷之中气，共为佐使。《本草纲目》谓"升麻引阳明清气上升，柴胡引少阳清气上行，此乃禀赋虚弱，元气虚馁，及劳役饥饱，生冷内伤，脾胃引经最要药也"。炙甘草调和诸药，亦为使药。诸药合用，补中有升，使气虚得补，气陷得升，则诸症自愈。且方中多用甘温之品，对于气虚发热证，亦可借甘温益气而除之，即李东垣所谓"甘温除大热"之法。

【注意事项】本方为补气升阳、甘温除热法的代表方。方中药物性味大多甘温，阴虚发热证或实热证不宜使用。

八、四物汤

该方出自《仙授理伤续断秘方》，属于补益剂中补血类方剂。

【组成】熟地黄 15g，当归 9g，白芍 9g，川芎 6g。

【用法】水煎服，食前热服。

【功用】补血和血。

【主治】营血虚滞证。头晕目眩，心悸失眠，面色无华，妇人月经不调，量少或经闭不行，脐腹作痛，口唇、爪甲色淡，舌质淡，苔薄白，脉细弦或细涩。常用于妇女月经不调、胎产疾病、荨麻疹及过敏性紫癜等辨证属营血虚滞者。

【方解】本方所主治病证由营血亏虚，血行不畅，冲任虚损所致。肝藏血，血虚则肝失所养，无以上荣，故头晕目眩；心主血，藏神，血虚则心神失养，故心悸失眠；营血亏虚，则面部、唇舌、爪甲等失于濡养，故色淡无华；冲为血海，任主胞胎，冲任虚损，肝血不足，加之血行不畅，则月经不调，可见月经量少、色淡，月经或提前或延后，甚或经闭不行等症；血虚则血脉无以充盈，血行不畅易致血瘀，可见脐腹疼痛；脉细弦或细涩为营血亏虚，血行不畅之象。治宜补血和血。方中熟地黄为君药，甘温味厚质润，入肝、肾经，长于滋养阴血、补肾填精，为补血要药。当归为臣药，味辛甘性温，归肝、心、脾经，具有补血活血、养血调经之功。佐以白芍养血柔肝、益阴敛营，川芎活血行气。四药配伍，补中有行，动静相宜，补血而不滞血，行血而不伤血，共奏补血调血之功。

【注意事项】本方在《仙授理伤续断秘方》中以补血活血为主，主治外伤瘀血作痛；《太平惠民和剂局方》中收录该方，主要用于妇科疾病的治疗，成为补血调血的基础方。蒲辅周认为本方为一切血病通用之方，凡血瘀者，俱改白芍为赤芍；血热者，改熟地黄为生地黄。临床使用时需据证加减变化。

九、六味地黄丸

该方出自《小儿药证直诀》，属于补益剂中补阴类方剂。

【组成】熟地黄 24g，山茱萸 12g，干山药 12g，泽泻 9g，牡丹皮 9g，茯苓 9g。

【用法】上为末，炼蜜为丸；亦可为汤剂，水煎服。

【功用】滋阴补肾填精。

【主治】肾阴亏虚证。腰膝酸软，头晕目眩，耳鸣耳聋，盗汗，遗精，消渴，骨蒸潮热，手足心热，口燥咽干，牙齿动摇，足跟作痛，以及小儿囟门不合，舌红少苔，脉沉细数。常用于慢性肾炎、高血压、糖尿病、肺结核、肾结核、甲状腺功能亢进、中心性视网膜炎及无排卵性功能失调性子宫出血、更年期综合征等辨证属肾阴亏虚者。

【方解】本方所主治病证由先天禀赋不足，或因久病、房劳过度等耗伤肾阴所致。肾藏精，为先天之本，肝为藏血之脏，精血可互相转化，肝肾阴血不足又常可相互影响。腰为肾之府，膝为筋之府，肾主骨生髓，齿为骨之余，肾阴不足则骨髓不充，故腰膝酸软无力、牙齿动摇、小儿囟门不合。脑为髓海，肾阴不足，不能生髓充脑，肝血不足，不能上荣头目，故头晕目眩；肾开窍于耳，肾阴不足，精不上承，则耳鸣耳聋；肾藏精，为封藏之本，精血不足，则相火妄动，甚者虚火上炎，故骨蒸潮热、盗汗遗精、手足心热、口燥咽干等；舌红少苔、脉沉细数为阴虚之证候。治宜滋阴补肾。方中重用熟地黄滋阴补肾、填精益髓，为君药。山茱萸补养肝肾，并能涩精，取"肝肾同源""精血同源"之意；山药补益脾阴，亦能固肾，共为臣药。三药配合，肝脾肾三阴并补，称为"三补"，但熟地黄用量是山茱萸与山药之和，故以补肾阴为主。泽泻利湿而泄肾浊，并能减熟地黄之滋腻；茯苓淡渗脾湿，并助山药益气健脾，与泽泻共泻肾浊，助真阴得复其位；牡丹皮清泄虚热，并制山茱萸之温涩，此三药均为佐药，称为"三泻"。诸药合用，三补三泻，以补为主；肝、脾、肾三阴并补，以补肾阴为主。

【注意事项】由于方中熟地黄甘温滋腻，用量偏重，脾胃虚弱、便溏者不宜使用。

十、归脾汤

该方出自《重订严氏济生方》，属于补益剂中气血双补类方剂。

【组成】白术 18g，茯神 18g，黄芪 18g，龙眼肉 18g，酸枣仁 18g，人参 9g，木香 9g，炙甘草 6g，当归 3g，炙远志 3g（当归、远志据《内科摘要》补入）。

【用法】加生姜 5 片，大枣 1 枚，水煎服。或作丸剂，每服 10～15g，每日 2～3 次，温开水下。

【功用】益气健脾，补血养心。

【主治】

1. 心脾气血两虚证　心悸怔忡，健忘失眠，盗汗，体倦食少，面色萎黄，舌淡，苔薄白，脉细弱。常用于神经衰弱、失眠症、心律失常等属心脾气血两虚者。

2. 脾不统血证　便血，皮下紫癜，妇女崩漏，月经先期，量多色淡，或淋沥不止，舌淡，脉细弱。常用于胃及十二指肠溃疡出血、功能失调性子宫出血、再生障碍性贫血、血小板减少性紫癜等属脾不统血者。

【方解】本方主治病证由思虑过度，劳伤心脾，气血亏虚所致。心藏神而主血，脾主思而统血，思虑过度则伤脾，脾气亏虚则体倦食少、面色萎黄；心血不足则见惊悸、怔忡、健忘、不寐、盗汗；舌质淡、苔薄白、脉细缓均属气血不足之象。脾主统血，脾气虚则统血无权，故出现便血、皮下紫癜、妇女崩漏，月经先期等。治宜益气健脾、补血养心。方中以甘温之黄芪益气补脾，以甘平之龙眼肉补脾气、养心血，两药共为君药。又以人参、白术、炙甘草健脾益气，以助黄芪补气生血，使气旺血生；当归、酸枣仁助龙眼补血养心以安心神，以上共为臣药；茯神、远志宁神益智；木香辛香而散，理气醒脾，与补气血药相配伍，使其补而不滞，故《医方集解》云："木香行气而舒脾，既以行血中之滞，又以助参、芪而补气。"用法中又加入生姜、大枣调和脾胃，以资气血生化。全方共奏益气健脾、补血养心之功，为治疗思虑过度，劳伤心脾，气血两虚之良方。

【注意事项】本方甘温补益之品偏多，对于阴血燥热所致之出血证不宜使用。

十一、天王补心丹

该方出自《摄生秘剖》，属于安神剂中补养安神类方剂。

【组成】人参 15g，茯苓 15g，玄参 15g，丹参 15g，桔梗 15g，远志 15g，当归 30g，五味子 30g，麦冬 30g，天冬 30g，柏子仁 30g，酸枣仁 30g，生地黄 120g。

【用法】上药共为细末，炼蜜为小丸，用朱砂水飞 9～15g 为衣，每服 6～9g，温开水送下，或用龙眼肉煎汤送服；亦可改为汤剂，用量按原方比例酌减。

【功用】滋阴清热，养血安神。

【主治】阴血亏虚，神志不安证。心悸怔忡，虚烦失眠，神疲健忘，或梦遗，手足心热，口舌生疮，大便干结，舌红少苔，脉细数。常用于神经衰弱、冠心病、精神分裂症、甲状腺功能亢进等所致的失眠、心悸，以及复发性口疮等属于阴虚血少、神志不安者。

【方解】本方所主治病证多由思虑太过，阴血耗伤，心肾不交，虚火内扰所致。阴血不足，心神失养，故心悸失眠、神疲健忘；阴虚则生内热，虚火内扰，故手足心热、虚烦、遗精、口舌生疮；舌红少苔、脉细数是阴虚内热之征。治宜滋阴清热、养血安神。方中重用甘寒之生地黄为君药，上可入心养血清热，下可入肾滋阴补肾，即壮水以制虚火。天冬、麦冬滋阴清热，酸枣仁、柏子仁养心安神，当归补血润燥，共助生地黄滋阴补血，并养心安神，俱为臣药。玄参滋阴降火；茯苓、远志养心安神；人参甘温补气、安神益智；五味子酸收敛心气、安心神；丹参清心活血，合补血药使全方补而不滞；朱砂镇心安神，以治其标：以上共为佐药。桔梗为使药，载药上行以使药力上达于心。诸药配伍，滋阴养血以治本，清热安神以治标，标本兼治，心肾同补，但以补心治本为主。

【注意事项】本方滋阴之品较多，对脾胃虚弱，纳食欠佳，大便不实者，不宜长期服用。另外，方中朱砂主要成分为硫化汞，只宜生用，多入丸散剂，不宜入汤剂。

十二、柴胡疏肝散

该方出自《景岳全书》，属于理气剂中行气类方剂。

【组成】柴胡 9g，陈皮 9g，川芎 6g，香附 6g，枳壳 6g，白芍 6g，炙甘草 3g。

【用法】水煎服。

【功用】疏肝解郁，行气止痛。

【主治】肝气郁滞证。情志抑郁或急躁易怒，胁肋胀痛，脘腹痞满，或嗳气呃逆，舌淡红苔薄，脉弦。常用于慢性胃炎、慢性肝炎、肋间神经痛、肋软骨炎等属肝气郁滞者。

【方解】本方所主治病证多由情志不遂，木失条达，肝失疏泄所致。肝主疏泄，喜条达而恶抑郁，其经脉布胁肋，循少腹。若情志不遂，肝失疏泄，则情志抑郁；久郁不解，则急躁易怒；肝气郁结，故见胁肋疼痛，甚则脘腹部胀闷；肝气横逆犯胃，则见嗳气；脉弦者，亦为肝郁不疏之征。治宜疏肝解郁、行气止痛。方中柴胡为君药，辛苦而入肝胆，条达肝气而疏泄肝郁。香附微苦辛平，入肝经，长于疏肝行气止痛；川芎味辛气温，为血中之气药，能行气活血止痛。二药共助柴胡疏肝解郁，且有行气止痛之功，同为臣药。木郁则土壅，故配伍陈皮理气行滞而健脾和胃，醋炒以入肝行气；枳壳行气宽胸、散结除满；肝为刚脏，以柔和为贵，故配伍芍药养血柔肝、缓急止痛，与柴胡相伍，养肝之体，疏肝之用，且防诸辛香之品耗伤气血，俱为佐药。甘草调和药性，与芍药相合，则增缓急止痛之功，为佐使药。全方主以辛散疏肝，辅以敛阴柔肝，气血兼顾，肝脾同调，共奏疏肝解郁、行气止痛之功。

【注意事项】本方药物以辛散为主，易耗伤气血，故气虚阴伤者不宜使用。

十三、血府逐瘀汤

该方出自《医林改错》，属于理血剂中活血祛瘀类方剂。

【组成】桃仁 12g，红花 9g，当归 9g，生地黄 9g，川芎 4.5g，赤芍 6g，牛膝 9g，桔梗 4.5g，柴胡 3g，枳壳 6g，甘草 6g。

【用法】水煎服。

【功用】活血化瘀，行气止痛。

【主治】胸中血瘀证。胸痛，痛如针刺，急躁易怒，或心悸怔忡，失眠多梦，伴干呕，入暮潮热，两目黯黑或唇暗，舌质暗红，或舌有瘀点，脉涩。常用于高血压、高脂血症、神经症、脑血栓形成、脑震荡后遗症之头痛，以及冠心病心绞痛、肋软骨炎之胸痛等辨证属气滞血瘀者。

【方解】本方所主治病证多因瘀血内阻胸中，气机郁滞所致。血瘀胸中，气机不畅，不通则痛，故见胸痛、痛如针刺、痛有定处；胸中为气之所宗，肝经循行之分野，气郁胸中，肝失条达，故见急躁易怒；瘀血内停，新血不生，心失血养，故心悸怔忡、失眠多梦；胸中血瘀，瘀热扰膈，故见干呕；血分瘀热，则入暮潮热；两目黯黑或唇暗，舌质暗红，或舌有瘀点，脉涩，皆为瘀血之象。治宜活血化瘀、行气止痛。方中桃仁、红花共为君药，桃仁破血行滞兼以润燥，红花活血祛瘀兼以止痛。赤芍、川芎、牛膝皆为臣药，赤芍和川芎活血祛瘀，牛膝通血脉、祛瘀血，且能引血下行。生地黄、当归养血益阴，且清热活血、祛瘀生新；桔梗和枳壳行气宽胸，一升一降，桔梗兼载药上行；柴胡疏肝解郁，与桔梗和枳壳同用，使气行则血畅。以上皆为佐药。甘草为使药，调和诸药。诸药相伍，使气血通畅，瘀血得去，为治疗胸中血瘀证之良方。

【注意事项】方中活血祛瘀药较多，孕妇忌用。若需久服者，恐活血耗气，当配伍扶正药。

十四、补阳还五汤

该方出自《医林改错》，属于理血剂中活血祛瘀类方剂。

【组成】生黄芪 30～120g，当归尾 6g，赤芍 5g，地龙 3g，川芎 3g，红花 3g，桃仁 3g。

【用法】水煎服。

【功用】补气，活血，通络。

【主治】气虚血瘀证之中风。半身不遂，口眼㖞斜，语言謇涩，口角流涎，或遗尿不禁，舌暗红或紫暗，苔白，脉缓无力。常用于偏瘫或截瘫，或单侧肢体痿软，或脑血管意外后遗症或冠心病辨证属气虚血瘀者。

【方解】本方所主治病证多由正气亏虚，不能行血，脉络瘀阻所致。正气亏虚，无力推动血液运行，以致脉络瘀阻，筋脉和肌肉失于气血濡养，故见半身不遂、口眼㖞斜；气虚血瘀，舌本失养，则语言謇涩；气虚失摄，则口角流涎、遗尿不禁；舌暗红或紫暗、苔白、脉缓无力，乃气虚血瘀之征。本证即王清任所谓"因虚致瘀"证，气虚为本，血瘀为标，治宜补气为主、活血通络为辅，方中重用生黄芪为君药，甘温补气、升提固摄，促气旺则血行，瘀去络通，又可固摄经络真气以除痿废，当归尾为臣药，活血养血，祛瘀而不伤血。佐以赤芍、川芎、红花、桃仁，助当归尾活血祛瘀；佐以性善走窜之地龙，力专善走，通经活络，周行全身，以行药力。诸药相伍，气旺则血行，瘀消络通，诸症悉除。

【注意事项】本方需久服，愈后不可停药，以巩固疗效，防止复发。中风后半身不遂，证属阴虚阳亢，或痰阻血瘀，舌红苔黄，脉洪大有力者，非本方所宜。本方生黄芪当大剂量使用，但初始剂量，可以从 30～60g 开始，若临床效果不明显时，再逐渐增加用量。

十五、藿香正气散

该方出自《太平惠民和剂局方》，属于祛湿剂中化湿和胃类方剂。

【组成】藿香 9g，大腹皮 3g，白芷 3g，紫苏叶 3g、茯苓 3g，半夏曲 6g，白术 6g，陈皮 6g，厚朴 6g，桔梗 6g，炙甘草 6g。

【用法】上为细末，每服 9g，生姜 3 片，大枣 1 枚，煎汤送服；或作汤剂，生姜 3 片，大枣 1 枚，水煎服。

【功用】解表化湿，理气和中。

【主治】外感风寒，内伤湿滞证。恶寒发热，头痛，胸膈满闷，恶心呕吐，脘腹疼痛，肠鸣泄泻，以及山岚瘴疟等，舌苔白腻，脉浮或濡缓。常用于夏月感冒、急性胃肠炎辨证属湿滞脾胃，外感风寒者；或外出旅游，水土不和者。

【方解】本方证为夏月常见病证，因夏季炎热，贪凉饮冷后，导致外感风寒，内伤湿滞证。风寒束表，卫阳被阻遏于内，不能温煦肌肤，故见恶寒发热、头痛等；内伤湿滞，湿邪黏滞，导致气机不畅，故见胸膈满闷、脘腹疼痛；湿滞中焦，脾胃不和，升降失司，故见恶心呕吐、肠鸣泄泻；舌苔白腻、脉浮或濡缓，为外感风寒，内伤湿滞之征。治宜外散风寒、理气和中。方中君药为藿香，其辛温之性，可祛散在表之风寒，其芳香之气，可芳化中焦湿浊、辟秽和中，为霍乱吐泻之要药。半夏曲和陈皮，燥湿理气、和胃止呕；白术和茯苓，健脾祛湿以止泻，共助藿香芳化湿浊，俱为臣药。湿浊中阻，气机不畅，故佐以厚朴、大腹皮行气化湿，寓气行则湿化之义；紫苏叶和白芷，皆为辛温发散之品，助藿香外散风寒，紫苏叶兼醒脾宽中，白芷兼燥湿化浊；桔梗宣肺利膈，既助化湿，又益解表；生姜和大枣，内调脾胃、外和营卫。甘草为使药，调和药性。诸药相伍，外散风寒与内化湿浊兼顾，健脾除湿与理气和胃共施，外散风寒、内化湿浊，气机通畅，脾胃自和。

【注意事项】本方解表散寒之力较弱，故"恶寒发热"等表证明显者，服药后，应当温覆取汗，以助散寒解表。湿热霍乱之吐泻，则非本方所宜。本方药物大多芳香辛散，入汤剂不宜久煎。

十六、独活寄生汤

该方出自《备急千金要方》，属于治风剂中疏散外风类方剂。

【组成】独活 9g，桑寄生 6g，杜仲 6g，牛膝 6g，细辛 6g，秦艽 6g，茯苓 6g，肉桂心 6g，防风 6g，川芎 6g，人参 6g，当归 6g，白芍 6g，干地黄 6g，甘草 6g。

【用法】水煎服。

【功用】祛风湿，止痹痛，益肝肾，补气血。

【主治】痹证日久，肝肾两虚，气血两虚证。腰膝疼痛，肢节屈伸不利，或腰膝酸软，麻木不仁，心悸气短，舌淡苔白，脉细弱。常用于类风湿关节炎、慢性风湿性关节炎、腰肌劳损、坐骨神经痛、骨质增生症等辨证属风寒湿痹日久，肝肾不足，气血两虚者。

【方解】本方所主治病证多由感受风寒湿邪，痹阻经络，日久不愈，累及肝肾，损伤气血所致。风寒湿邪，客于肢体关节，痹阻气血，不通则痛，故见腰膝疼痛、肢节屈伸不利。肝主筋，肾主骨，邪客筋骨，日久损伤肝肾。膝为筋之会，腰为肾之府，肝肾不足，故见腰膝酸软、麻木不仁；由于风寒湿邪，痹阻气血，瘀血不去则新血不生，故气血两虚，心失血养，而心悸气短。舌淡苔白、脉细弱，均为气血不足之象。本证属正虚邪实，治当扶正祛邪兼顾，既祛散风寒湿邪，又补益肝肾气血。方中君药为独活，性善下行，辛苦微温，祛散下焦与筋骨间的风寒湿邪。防风、细辛、肉桂心、秦艽均为臣药，防风走十二经，祛风胜湿，细辛长于搜剔风寒湿邪、除经络留湿；秦艽祛风湿、舒经络、利关节；肉桂心通利血脉、温经散寒。君臣相伍，共收祛风、散寒、除湿之功。痹证日久，累及肝肾两虚，气血两虚，故伍以桑寄生、杜仲、牛膝，补益肝肾、强壮筋骨。桑寄生兼祛风湿，牛膝兼以活血、通利肢节筋脉；地黄、白芍、当归、川芎相伍，养血和血，人参、茯苓、甘草相伍，健脾益气。诸药合用，具有补肝肾、益气血之功。方中芍药与甘草相伍，柔肝缓急，以助舒筋；当归、牛膝、川芎、肉桂心养血活血，寓有"治风先治血，血行风自灭"之意。甘草兼使药之用，调和诸药。

【注意事项】湿热痹证不可用本方；内服本方，配合针灸理疗，可提高临床疗效。

十七、天麻钩藤饮

该方出自《杂病证治新义》，该方属于治风剂中平息内风类方剂。

【组成】天麻 9g，钩藤 12g，石决明 18g，栀子 9g，黄芩 9g，川牛膝 12g，杜仲 9g，益母草 9g，桑寄生 9g，首乌藤 9g，朱茯神 9g。

【用法】水煎服。

【功用】平肝息风，补益肝肾，清热活血。

【主治】肝阳偏亢，肝风上扰证。眩晕眼花，头痛耳鸣，失眠多梦，烦躁不安，舌红苔黄，脉弦或数。常用于耳源性眩晕、原发性高血压、急性脑血管病等辨证属肝阳偏亢，肝风上扰者。

【方解】本方所主治病证多由肝肾阴虚，肝阳偏亢，火热上扰所致。肝阳偏亢，风阳上扰，则眩晕眼花、头痛耳鸣；肝阳有余，化热扰心，则失眠多梦、烦躁不安；舌红苔黄、脉弦数，为肝阳上亢，生风化热之候。本证肝肾阴虚为本，肝风上扰为标，标急本缓，故治以平肝息风为主，兼以补益肝肾、清热活血。方中天麻和钩藤为君药，天麻长于平肝息风，以止晕眩，李时珍称其"乃定风草，故为治风之神药"；钩藤清热平肝，以治晕痛。天麻和钩藤相伍，平肝息风、止痛定眩之力倍增。石决明和川牛膝共为臣药，石决明专入肝经，质重潜阳，咸寒清热；川牛膝引血下行，直折亢阳，且活血利水。栀子和黄芩清肝泻火；杜仲和桑寄生补益肝肾；茯神、首乌藤安神定志；益母草和川牛膝相伍，活血利水，既利于肝阳之平降，又与"血行风灭"之理契合，以上药物，皆为佐药。诸药相伍，标本兼顾，治标为主，共奏平肝息风、补益肝肾、清热活血之效。

【注意事项】肝经实火或湿热所致的头痛，不宜使用本方。

十八、二陈汤

该方出自《太平惠民和剂局方》，属于祛痰剂中燥湿化痰类方剂。

【组成】半夏 15g，陈皮 15g，茯苓 9g，炙甘草 4.5g。

【用法】加生姜 7 片，乌梅 1 个，水煎服。

【功用】燥湿化痰，理气和中。

【主治】湿痰证。咳嗽痰多，痰易咳色白，不欲饮食，胸膈痞闷，恶心呕吐，伴头眩心悸，倦怠乏力，舌苔白滑，脉滑。常用于肺气肿、慢性支气管炎、妊娠呕吐、慢性胃炎、癫痫、耳源性眩晕等辨证属脾失健运，湿聚成痰者。

【方解】本方所主治病证多由脾失健运，湿聚成痰所致。湿痰犯肺，肺失宣降，故见咳嗽痰多、痰易咳色白；湿痰黏滞，阻滞气机，胃失和降，故见不欲饮食、胸脘痞闷、恶心呕吐；

湿痰上犯清窍，故见头眩；湿痰凌心，则见心悸；痰浊困阻，清阳不升，故见倦怠乏力。舌苔白滑、脉滑，为湿痰之象。治当燥湿祛痰、理气调中。方中半夏为君药，辛温性燥，尤善燥湿化痰、降逆和胃止呕。因湿痰黏滞，气机阻滞，故伍以理气行滞、燥湿化痰的陈皮，为臣药，体现了治痰先治气，气顺则痰消之意。君臣相配，具有燥湿化痰、理气和中之功，为治疗湿痰阻滞证的基本结构。半夏和陈皮二药，均以陈久者良，如《医方集解》所谓："陈皮、半夏贵其陈久，则无燥散之患，故名二陈"。茯苓健脾渗湿，以杜生痰之源；生姜既制半夏之毒，又助半夏和陈皮降逆化痰。伍以少许乌梅，收敛肺气，与半夏相伍，相反相成，散中有收，祛痰而不伤正，均为佐药。炙甘草为使药，调和诸药。诸药合用，共奏燥湿化痰、理气和中之功。

【注意事项】本方用药偏辛燥，若痰中带血，证属阴虚燥咳者，不宜使用。

附：常用方剂简表（表7-4）

表7-4　常用方剂简表

类别		方剂名称	组成	功用	主治
解表剂	辛温解表	麻黄汤	麻黄、桂枝、杏仁、炙甘草	发汗解表，宣肺平喘	外感风寒表实证
		小青龙汤	麻黄、白芍、细辛、干姜、桂枝、半夏、五味子、炙甘草	解表散寒，温肺化饮	外寒内饮证
	辛凉解表	银翘散	连翘、金银花、苦桔梗、薄荷、竹叶、生甘草、荆芥穗、淡豆豉、牛蒡子	辛凉透表，清热解毒	温病初起卫分证
		桑菊饮	桑叶、菊花、杏仁、连翘、薄荷、苦桔梗、芦根、甘草	疏风清热，宣肺止咳	风温初起，邪客肺络证
	扶正解表	败毒散	柴胡、前胡、川芎、枳壳、羌活、独活、茯苓、桔梗、人参、甘草、生姜、薄荷	散寒祛湿，益气解表	气虚，外感风寒湿证
泻下剂	寒下	大承气汤	大黄、厚朴、枳实、芒硝	峻下热结	阳明腑实证
	温下	温脾汤	附子、干姜、大黄、芒硝、当归、人参、甘草	攻下寒积，温补脾阳	阳虚寒积证
	润下	麻子仁丸	麻子仁、白芍、枳实、大黄、厚朴、杏仁	润肠泄热，行气通便	胃肠燥热证
		济川煎	当归、牛膝、肉苁蓉、泽泻、升麻、枳壳	温肾益精，润肠通便	肾虚便秘证
	逐水	十枣汤	甘遂、大戟、芫花、大枣	攻逐水饮	悬饮，水肿
	攻补兼施	增液承气汤	玄参、麦冬、生地黄、大黄、芒硝	滋阴增液，泄热通便	热结阴亏证
和解剂	和解少阳	小柴胡汤	柴胡、黄芩、人参、炙甘草、半夏、生姜、大枣	和解少阳	伤寒少阳证，妇人热入血室证
		蒿芩清胆汤	青蒿、竹茹、半夏、赤茯苓、黄芩、枳壳、陈皮、碧玉散（滑石、甘草、青黛）	清胆利湿，和胃化痰	少阳湿热证
	调和肝脾	逍遥散	甘草、当归、茯苓、白芍、白术、柴胡炮生姜、薄荷	疏肝解郁，养血健脾	肝郁血虚脾弱证
		四逆散	炙甘草、枳壳、柴胡、白芍	透邪解郁，疏肝理气	阳郁厥逆证，肝脾不和证
		痛泻要方	白术、白芍、陈皮、防风	补脾柔肝，祛湿止泻	脾虚肝旺之痛泻
	调和寒热	半夏泻心汤	半夏、黄芩、干姜、人参、黄连、大枣、炙甘草	寒热平调，消痞散结	寒热错杂之痞证

续表

类别		方剂名称	组成	功用	主治
清热剂	清气分热	白虎汤	石膏、知母、炙甘草、粳米	清热生津	气分热盛证，阳明经证
		竹叶石膏汤	竹叶、石膏、半夏、麦冬、人参、甘草、粳米	清热生津，益气和胃	热病后期，余热未清，气津两伤证
	清营凉血	清营汤	水牛角、生地黄、玄参、竹叶心、麦冬、丹参、黄连、金银花、连翘	清营解毒，透热养阴	热入营分证
		犀角地黄汤	水牛角、生地黄、白芍、牡丹皮	清热解毒，凉血散瘀	热入血分证，热伤血络证
	清热解毒	黄连解毒汤	黄连、黄芩、黄柏、栀子	泻火解毒	三焦火毒热盛证
		仙方活命饮	白芷、贝母、防风、赤芍、当归尾、甘草、皂角刺、穿山甲（现以鳖甲代）、天花粉、乳香、没药、金银花、陈皮	清热解毒，消肿溃坚，活血止痛	热毒内痈气滞血瘀之痈疡肿毒初起
		凉膈散	大黄、芒硝、甘草、栀子、薄荷、黄芩、连翘、竹叶、蜂蜜	泻火通便，清上泄下	上中二焦火热证
		普济消毒饮	黄芩、黄连、陈皮、甘草、玄参、柴胡、桔梗、连翘、板蓝根、马勃、牛蒡子、薄荷、僵蚕、升麻	清热解毒，疏风散邪	风热疫毒，壅于上焦之大头瘟
	清脏腑热	导赤散	生地黄、木通、生甘草梢、竹叶	清心养阴，利水通淋	心经火热证、心热移于小肠证
		龙胆泻肝汤	龙胆草、黄芩、栀子、泽泻、木通、车前子、当归、生地黄、柴胡、甘草	清泻肝胆实火，清利肝经湿热	肝胆实火上炎证、肝经湿热下注证
		清胃散	生地黄、当归、牡丹皮、黄连、升麻	清胃凉血	胃火亢盛证
	清虚热	青蒿鳖甲汤	青蒿、鳖甲、生地黄、知母、牡丹皮	养阴透热	温病后期，邪伏阴分证
温里剂	温中祛寒	理中丸	人参、干姜、炙甘草、白术	温中祛寒，补气健脾	脾胃虚寒证
		小建中汤	白芍、桂枝、炙甘草、生姜、大枣、饴糖	温中补虚，和里缓急	虚劳里急证
	回阳救逆	四逆汤	附子、干姜、炙甘草	回阳救逆	心肾阳衰证，少阴病
	温经散寒	当归四逆汤	当归、桂枝、白芍、细辛、通草、炙甘草、大枣	温经散寒，养血通脉	血虚寒厥证
补益剂	补气	四君子汤	人参、白术、茯苓、炙甘草	益气健脾	脾胃气虚证
		参苓白术散	人参、茯苓、白术、甘草、桔梗、莲子、白扁豆、砂仁、山药、薏苡仁	益气健脾，渗湿止泻	脾虚湿盛证，肺脾气虚证
		补中益气汤	黄芪、炙甘草、人参、升麻、柴胡、陈皮、当归、白术	补中益气，升阳举陷，甘温除热	脾虚气陷证、气虚发热证
	补血	四物汤	熟地黄、当归、白芍、川芎	补血和血	营血虚滞证
		归脾汤	白术、茯神、黄芪、龙眼肉、酸枣仁、人参、木香、炙甘草、当归、炙远志、生姜、大枣	益气健脾，补血养心	心脾气血两虚证、脾不统血证

续表

类别		方剂名称	组成	功用	主治
补益剂	气血双补	八珍汤	人参、白术、茯苓、当归、川芎、白芍、熟地黄、炙甘草	益气补血	气血两虚证
	补阴	六味地黄丸	熟地黄、山茱萸、干山药、泽泻、牡丹皮、茯苓	滋阴补肾填精	肾阴不足证
		百合固金汤	百合、熟地黄、生地黄、当归身、白芍、甘草、桔梗、玄参、贝母、麦冬	滋肾保肺，止咳化痰	肺肾阴虚，虚火上炎证
	补阳	肾气丸	生地黄、山药、山茱萸、泽泻、茯苓、牡丹皮、桂枝、附子	补肾助阳	肾阳不足证
	阴阳双补	龟鹿二仙胶	鹿角、龟甲、人参、枸杞子	滋阴填精，益气壮阳	真元虚损，精血不足证
固涩剂	固表止汗	牡蛎散	黄芪、牡蛎、麻黄根、浮小麦	益气固表，敛阴止汗	气阴两虚证之自汗、盗汗
	敛肺止咳	九仙散	人参、款冬花、桑白皮、桔梗、五味子、阿胶、乌梅、川贝母、罂粟壳	敛肺止咳，益气养阴	肺气阴两虚之久咳
	涩肠止泻	真人养脏汤	人参、当归、白术、肉豆蔻、肉桂、甘草、白芍、木香、诃子、罂粟壳	涩肠止泻，温中补虚	脾肾虚寒证之久泻久痢
		四神丸	肉豆蔻、补骨脂、五味子、吴茱萸、生姜、大枣	温肾暖脾，固肠止泻	脾肾阳虚证之五更泄
	涩精止遗	桑螵蛸散	桑螵蛸、远志、石菖蒲、龙骨、人参、茯神、当归、龟甲	调补心肾，涩精止遗	心肾两虚证之尿频或遗尿、遗精
		金锁固精丸	沙苑子、芡实、龙骨、牡蛎、莲须、莲子	补肾涩精	肾气不固证之遗精
		缩泉丸	乌药、益智仁、山药	温肾祛寒，缩尿止遗	膀胱虚寒证之遗尿
	固崩止带	固冲汤	白术、黄芪、煅龙骨、煅牡蛎、山茱萸、白芍、海螵蛸、茜草、棕榈炭、五倍子	益气健脾，固冲摄血	脾气虚弱，冲脉不固证
		固经丸	黄柏、黄芩、椿根皮、白芍、龟甲、香附	滋阴清热，固经止血	阴虚血热证之崩漏
		易黄汤	山药、芡实、黄柏、车前子、白果	清热祛湿，固肾止带	脾肾虚弱，湿热下注之带下病
开窍剂	凉开	安宫牛黄丸	牛黄、郁金、黄连、朱砂、栀子、雄黄、黄芩、水牛角、冰片、麝香、珍珠、金箔衣	清热解毒，开窍醒神	邪热内陷心包证
		紫雪	石膏、寒水石、滑石、磁石、水牛角、羚羊角、沉香、青木香、玄参、升麻、炙甘草、丁香、芒硝、硝石、麝香、朱砂、黄金	清热开窍，息风止痉	热邪内陷心包，热盛动风证
		至宝丹	水牛角、朱砂、雄黄、生玳瑁、琥珀、麝香、冰片、牛黄、安息香、金箔、银箔	化浊开窍，清热解毒	痰热内闭心包证
	温开	苏合香丸	苏合香、冰片、麝香、安息香、青木香、香附、白檀香、丁香、沉香、荜茇、乳香、白术、诃子、朱砂、水牛角、蜂蜜	芳香开窍，行气温中	寒闭证

NOTE

类别		方剂名称	组成	功用	主治
安神剂	重镇安神	朱砂安神丸	朱砂、黄连、炙甘草、生地黄、当归	重镇安神，清心泻火	心火亢盛，阴血不足证
		磁朱丸	磁石、朱砂、神曲、蜂蜜	益阴明目，重镇安神	心肾不交证
	滋养安神	天王补心丹	人参、茯苓、玄参、丹参、桔梗、远志、当归、五味子、麦冬、天冬、柏子仁、酸枣仁、生地黄、朱砂	滋阴清热，养血安神	阴血亏虚，神志不安证
		酸枣仁汤	酸枣仁、茯苓、知母、川芎、甘草	养血安神，清热除烦	虚烦不眠证
		甘麦大枣汤	甘草、小麦、大枣	养心安神，和中缓急	心阴不足，肝气失和证之脏躁
	交通心肾	交泰丸	黄连、肉桂	交通心肾，清火安神	心火偏亢，心肾不交证
		黄连阿胶汤	黄连、黄芩、白芍、鸡子黄、阿胶	滋阴降火，除烦安神	阴虚火旺，心肾不交证
理气剂	行气	柴胡疏肝散	柴胡、陈皮、川芎、香附、枳壳、白芍、炙甘草	疏肝解郁，行气止痛	肝气郁滞证
		越鞠丸	香附、川芎、苍术、栀子、神曲	行气解郁	六郁证
		半夏厚朴汤	半夏、厚朴、茯苓、生姜、紫苏叶	行气散结，降逆化痰	痰气互结证之梅核气
	降气	苏子降气汤	紫苏子、半夏、当归、炙甘草、前胡、厚朴、肉桂、生姜、紫苏叶、大枣	降气平喘，祛痰止咳	肺实肾虚之咳喘
		定喘汤	白果、麻黄、紫苏子、甘草、款冬花、杏仁、桑白皮、黄芩、半夏	宣肺降气，清热化痰	外感风寒，痰热蕴肺证之哮喘
理血剂	活血祛瘀	血府逐瘀汤	桃仁、红花、当归、生地黄、川芎、赤芍、牛膝、桔梗、柴胡、枳壳、甘草	活血化瘀，行气止痛	胸中血瘀证
		补阳还五汤	生黄芪、当归尾、赤芍、地龙、川芎、红花、桃仁	补气，活血，通络	气虚血瘀证之中风
		桂枝茯苓丸	桂枝、茯苓、牡丹皮、桃仁、白芍	活血化瘀，缓消癥块	瘀阻胞宫证
	止血	小蓟饮子	小蓟、生地黄、滑石、木通、蒲黄、藕节、淡竹叶、当归、栀子、甘草	凉血止血，利水通淋	热蕴下焦证之血淋、尿血
		黄土汤	灶心黄土、生地黄、白术、炮附子、阿胶、黄芩、甘草	温阳健脾，养血止血	脾阳不足，脾不统血证
治风剂	疏散外风	川芎茶调散	川芎、荆芥、白芷、羌活、细辛、防风、薄荷、甘草	疏风止痛	外感风邪头痛
		消风散	荆芥、防风、牛蒡子、蝉蜕、苍术、苦参、石膏、知母、当归、胡麻仁、生地黄、木通、甘草	疏风养血，清热除湿	风热、风湿侵袭之风疹、湿疹
		独活寄生汤	独活、桑寄生、杜仲、牛膝、细辛、秦艽、茯苓、肉桂心、防风、川芎、人参、当归、白芍、生地黄、甘草	祛风湿，止痹痛，益肝肾，补气血	痹证日久，肝肾两虚，气血不足证

续表

类别		方剂名称	组成	功用	主治
治风剂	平息内风	天麻钩藤饮	天麻、钩藤、石决明、栀子、黄芩、川牛膝、杜仲、益母草、桑寄生、首乌藤、朱茯神	平肝息风，补益肝肾，清热活血	肝阳偏亢，肝风上扰证
		羚角钩藤汤	羚羊角、钩藤、霜桑叶、菊花、鲜生地黄、生白芍、川贝母、鲜竹茹、茯神、生甘草	凉肝息风，增液舒筋	热极生风证
治燥剂	轻宣外燥	杏苏散	紫苏叶、杏仁、半夏、茯苓、橘皮、前胡、桔梗、枳壳、生姜、大枣、甘草	轻宣凉燥，理肺化痰	外感凉燥证
		桑杏汤	桑叶、杏仁、沙参、贝母、豆豉、栀子皮、梨皮	轻宣凉燥	外感温燥证
	滋润内燥	养阴清肺汤	生地黄、麦冬、玄参、贝母、牡丹皮、薄荷、炒白芍、生甘草	养阴清肺，解毒利咽	阴虚肺燥证之白喉
		增液汤	玄参、麦冬、生地黄	增液润燥	阳明温病，大肠津亏之便秘
祛湿剂	化湿和胃	平胃散	苍术、厚朴、陈皮、甘草	燥湿运脾，行气和胃	湿滞脾胃证
		藿香正气散	藿香、大腹皮、白芷、紫苏叶、茯苓、半夏曲、白术、陈皮、厚朴、桔梗、炙甘草、生姜、大枣	解表化湿，理气和中	外感风寒，内伤湿滞证
	清热祛湿	茵陈蒿汤	茵陈、栀子、大黄	清热利湿退黄	肝胆湿热之黄疸
		八正散	车前子、瞿麦、萹蓄、滑石、栀子仁、炙甘草、木通、大黄、灯心草	清热泻火，利水通淋	膀胱湿热证之湿热淋病
		二妙散	黄柏、苍术	清热燥湿	湿热下注证
	利水渗湿	五苓散	猪苓、泽泻、白术、茯苓、桂枝	利水渗湿，温阳化气	太阳蓄水证，水湿内停证
	温化寒湿	苓桂术甘汤	茯苓、桂枝、白术、甘草	温阳化饮，健脾利水	中阳不足，饮停心下之痰饮
化痰剂	燥湿化痰	二陈汤	半夏、陈皮、茯苓、炙甘草、生姜、乌梅	燥湿化痰，理气和中	湿痰咳嗽
	清热化痰	清气化痰丸	胆南星、瓜蒌仁、黄芩、半夏、杏仁、陈皮、枳实、茯苓、生姜	清热化痰，理气止咳	热痰咳嗽
	润燥化痰	贝母瓜蒌散	贝母、瓜蒌、天花粉、茯苓、陈皮、桔梗	润肺清热，理气化痰	燥痰咳嗽
	温化寒痰	三子养亲汤	白芥子、苏子、莱菔子	温肺化痰，降气消食	痰壅气逆食滞证
	治风化痰	半夏白术天麻汤	半夏、天麻、白术、茯苓、陈皮、甘草、生姜、大枣	化痰息风，健脾祛湿	风痰上扰证
消食剂	消食化滞	保和丸	山楂、神曲、莱菔子、半夏、陈皮、茯苓、连翘	消食化滞，理气和胃	食滞胃肠证
	健脾消食	健脾丸	人参、白术、茯苓、山楂、神曲、麦芽、肉豆蔻、山药、木香、砂仁、陈皮、黄连、甘草	健脾和胃，消食止泻	脾胃气虚证之食积

NOTE

【复习思考题】

1. 中药配伍应用可以扬长抑短，更具优越性，具体表现在哪些方面？

2. 运用方剂时为什么要变化，其变化形式有哪些？

3. 吴鞠通"治上焦如羽，非轻不举"的理论，在银翘散的选药、调剂、煎服法等方面有何体现？

4. 麻子仁丸主治胃肠燥热证，方中为何配伍降利肺气的杏仁？

5. 黄连解毒汤中"毒"的含义是什么？热毒甚而津伤重者能否服用？

第八章　常见辨证举隅

辨证，是在中医基础理论的指导下，对患者的临床资料进行综合分析，依据各种证的概念对疾病当前的病理性质作出判断，并概括为具体证名的过程。辨证的依据，即四诊等各种诊察所获得的有关疾病的起因、病史、症状、体征、社会及自然环境因素等临床资料。

辨证方法很多，有八纲辨证、气血津液辨证、脏腑辨证、六经辨证、三焦辨证、卫气营血辨证等。本章主要介绍常见的 22 个中医证型。

扫一扫，查阅本章数字资源，含PPT等

第一节　外感证类

一、风寒束表证

风寒束表证是由于风寒外束，卫阳被郁，腠理内闭，肺气不宣所致的证候。

【临床症状】恶寒重，发热轻，无汗，头痛，肢节酸痛，鼻塞流清涕，打喷嚏，咽痒，声重，咳嗽，痰稀薄色白，口不渴，舌淡苔薄白而润，脉浮紧。

【证候分析】本证多由外感风寒之邪所致。肺开窍于鼻，主皮毛，在液为涕。风寒外束，卫阳被郁，失于温煦，则恶寒，正邪相争则发热；足太阳膀胱经主一身之表，寒邪犯表，太阳经气不舒，故头痛项强、肢节酸痛；风寒袭表，肺气郁遏，失于宣发，则鼻塞、流涕清稀、打喷嚏、声重、咳嗽痰白；阴寒之邪侵袭，津液未伤，故口不渴；脉浮主表，紧主寒，风寒在表，故见脉浮紧；舌淡苔薄白，表明邪未入里。

【辨证要点】以恶寒重发热轻、头身疼痛、脉浮紧为辨证要点。

【临床常见病】常见于中医学的"感冒""伤风"，以及西医学普通感冒、流行性感冒、急性上呼吸道感染等呼吸道疾病，多由鼻病毒、腺病毒、副流感病毒、冠状病毒、流感病毒等引起。

【治法】辛温解表。

【方剂】荆防败毒散（羌活、独活、柴胡、前胡、枳壳、茯苓、荆芥、防风、桔梗、川芎、甘草）。

【病案举例】李某，男，24 岁。

主诉：恶寒发热 1 天。

病史：患者 1 天前因天气转凉未及时添衣服受凉，出现恶寒、鼻塞流涕、头身疼痛，就诊时体温 38.3℃，舌淡红苔薄白，脉浮紧。

中医诊断：感冒（风寒束表证）。

西医诊断：上呼吸道感染。

方药：荆防败毒散。

●° 知识拓展

风寒束表证属于六经辨证中的太阳病证。

六经辨证是东汉张仲景在《素问·热论》六经分证理论的基础上，根据外感病的发生、发展、证候特点及传变规律而创立的一种辨证方法，其为中医临床辨证之首创，为后世各种辨证方法的形成奠定了基础。

六经指的是太阳、少阳、阳明、太阴、厥阴、少阴，其含义与经络学中的含义不尽相同，它代表外感病六类证候的名称。六经辨证就是以六经所联系的经络、脏腑的生理病理为基础，将外感病归纳为太阳病证、少阳病证、阳明病证、太阴病证、厥阴病证、少阴病证六类，从病变部位、疾病性质、邪正斗争、体质因素等多方面阐述疾病的发生、发展及变化，是对疾病演变过程中各个不同阶段的发病规律、病变特点和病变本质的概括。

太阳、少阳、阳明等三阳病证以六腑及阳经病变为基础，故凡病位偏表在腑、正气不衰、病势亢奋的，多为三阳病证；太阴、厥阴、少阴等三阴病证以五脏及阴经病变为基础，故凡病位偏里在脏、正气不足、病势减退的，多为三阴病证。

六经辨证不仅可作为外感病的辨证纲领，而且可以指导内伤杂病的辨证。

太阳病证是指外感病初期所表现的证候。太阳统摄营卫，主一身之表，为人体的藩篱，外邪侵袭人体，大多从肌表而入，太阳首当其冲与邪抗争，所以最先表现出太阳病证。邪犯太阳，根据其发病后的不同表现而分为太阳经证和太阳腑证。

二、湿热犯卫证

湿热犯卫证是湿热侵袭，卫气功能失常所致的证候。

【临床症状】发热，恶寒，身热不扬或午后热甚，头重如裹，胸闷脘痞，肢体困重，口黏不欲饮，舌苔白腻，脉濡数。

【证候分析】本证由湿热之邪侵袭肌表，湿遏热伏，卫气被郁遏所致。邪犯卫表，卫气被郁，故发热、恶寒；湿遏热伏，热邪难以散发，故身热不扬；午后阳气盛，故午后热甚；湿热上扰清窍，故头重如裹；湿热阻滞气机，升降失常，故胸闷脘痞；湿热留滞肌肉，阻碍经气，故肢体困重；湿热上蒸于口，故口黏；病程初起，伤津不甚，故不欲饮；舌苔白腻、脉濡数均为湿热犯卫之象。

【辨证要点】以发热，恶寒，身热不扬或午后热甚，口黏不欲饮为辨证要点。

【临床常见病】常见于中医学的"感冒""伤风"，以及西医学普通感冒、流行性感冒、急性上呼吸道感染等呼吸道疾病，多由鼻病毒、腺病毒、副流感病毒、冠状病毒、流感病毒等引起。

【治法】解表清热化湿。

【方剂】藿朴夏苓汤（藿香、厚朴、姜半夏、赤茯苓、杏仁、薏苡仁、豆蔻、猪苓、淡豆豉、泽泻、通草）。

【病案举例】张某，男，59 岁。

主诉：发热、恶寒 3 天。

病史：3 天前患者出现发热，体温波动在 38.3~38.9℃，恶寒，身热不扬，头重，胸闷，肢体困重，口黏不欲饮，舌淡红苔白腻，脉濡数。

中医诊断：感冒（湿热犯卫证）。

西医诊断：上呼吸道感染。

方药：藿朴夏苓汤。

🔗 知识拓展

湿热犯卫证属于卫气营血辨证中的卫分证。

卫气营血辨证是清代医家叶天士创立的辨治外感温热病的辨证方法。温热病是一类由温热病邪引起的热象偏重、具有一定季节性和传染性的外感疾病。叶天士利用《黄帝内经》中关于"卫""气""营""血"的分布和生理功能不同的论述，将外感温热病发展过程中所反映的不同病理阶段，分为卫分证、气分证、营分证、血分证 4 个阶段，以阐明温热病病变发展过程中病位的深浅、病情的轻重和传变的规律。

温热病邪从口鼻而入，首先犯肺，由卫及气，由气入营，由营入血，病邪步步深入，病情逐渐加重。卫气营血代表了温热病浅深、轻重不同的 4 个病理阶段。

卫分证主表，病位在肺与皮毛，是外感温热病的初期阶段，病情较浅；气分证主里，病位在肺、胸膈、胃、肠、胆、三焦等脏腑，病情较重，是邪正斗争的亢盛期；营分证为邪入心营，病位在心与心包络，热灼营阴，扰神窜络，病情深重；血分证为邪热深入心、肝、肾，血热亢盛，耗血动血，是病变的后期，病情危急。

卫气营血辨证是外感温病的辨证纲领，弥补了六经辨证的不足，完善并丰富了中医学对外感病的辨证方法和内容。

卫分证是指温热病邪侵袭肌表，卫气功能失常所表现的证候，常见于外感温热病的初起阶段。卫分证的临床表现为发热，微恶风寒，头痛，口干，或有咳嗽、咽痛，舌边尖红，脉浮数。其形成来源有四，分别是风热病邪、燥热病邪、湿热病邪、暑湿病邪侵袭肺卫，治疗以辛凉疏表为主。

三、伤寒少阳证

伤寒少阳证是由于伤寒邪犯少阳，病在半表半里，邪正相争所致的证候。

【临床症状】往来寒热，胸胁苦满，默默不欲饮食，心烦喜呕，口苦，咽干，目眩，舌苔薄白，脉弦。

【证候分析】本证多系太阳经证不解，邪传少阳，或厥阴病转出少阳，或外邪直入少阳，胆气被郁，正邪相争而成。少阳阳气较弱，伤寒邪犯少阳，邪出于表与阳争，正胜则发热；邪入于里与阴争，邪胜则恶寒，邪正互有胜负，故见寒热往来；少阳之脉布于胁肋，邪郁少阳，经气不利，故胸胁苦满；胆热木郁，横犯胃腑，胃气上逆，故默默不欲饮食，甚或欲呕；少阳受病，邪热熏蒸，胆热上逆扰心故心烦，胆热上泛故口苦，热邪灼津故咽干，少阳风火上逆故目眩；胆气被郁，脉气紧张，故脉弦。

【辨证要点】以往来寒热、胸胁苦满、口苦、咽干、目眩、脉弦为辨证要点。《伤寒论》载："伤寒中风，有柴胡证，但见一证便是，不必悉具。"即对少阳病证所表现的证候，只要见到能够反映少阳病机的证候即可诊断，无须所有证候悉具。

【临床常见病】常见于中医学中的"感冒""吐酸""胁痛""黄疸"等，以及西医学的上呼吸道感染、胃食管反流病、慢性胆囊炎、慢性乙型肝炎、肝癌等疾病。

【治法】和解少阳。

【方剂】小柴胡汤（柴胡、半夏、人参、黄芩、甘草、生姜、大枣）。

【病案举例】林某，女，26岁。

主诉：寒热往来1天。

病史：患者昨日夜间受凉后，恶寒发热交替出现，一日发作数次，无时间规律，伴有胸胁苦满、食欲差、咽干，舌苔薄白，脉弦。

中医诊断：感冒（伤寒少阳证）。

西医诊断：上呼吸道感染。

方药：小柴胡汤。

⚓ 知识拓展

伤寒少阳证属于六经辨证中的少阳病证。

少阳病证是指邪犯少阳，正邪交争，枢机不利，胆火内郁，经气不畅所表现的证候。从病证看，少阳病属于热证、实证，但是也有正气不足的一面。从病位看，邪已离开太阳之表，未入阳明之里，处于表里之间，故又称为半表半里证。

四、风热犯肺证

风热犯肺证是由于风热之邪侵袭，肺气不利，失于宣发所致的证候。

【临床症状】咳嗽，咳痰不爽，痰黏稠色黄，咽红或咽喉肿痛，常伴有发热，微恶寒，流黄浊涕，口渴，舌红，苔薄黄，脉浮数或浮滑。

【证候分析】本证多由风热之邪犯肺所致。风热犯肺，卫气被遏，肺失宣肃，肺气上逆则咳嗽；风热阳邪灼伤津液，炼液为痰，故咳痰不爽，痰黏稠色黄；风热上扰，咽喉不利，故咽红、咽肿、咽痛；卫阳与邪气相争，故发热；卫阳被遏，肌表失于温煦，则恶寒；又热为阳邪，郁遏卫阳较轻，故热重寒轻；热邪壅肺，肺气失宣，鼻窍不通，故流黄浊涕；热邪耗伤津液，不能上荣清窍，故口渴；舌红、苔薄黄、脉浮数或浮滑均为风热犯肺之象。

【辨证要点】以咳嗽、痰黄稠，兼风热表证为辨证要点。

【临床常见病】常见于中医学的"咳嗽""喘证""哮病"，以及西医学的上呼吸道感染、急性气管－支气管炎、慢性气管－支气管炎急性加重期、支气管哮喘急性发作期、支气管扩张症急性加重期等疾病。

【治法】清热解表。

【方剂】桑菊饮（桑叶、菊花、桔梗、杏仁、连翘、芦根、薄荷、生甘草）。

【病案举例】张某，女，31岁。

主诉：咳嗽、咳黄色痰伴发热2天。

病史：患者2天前出现咳嗽、咳黄色痰、鼻塞流黄涕、咽干咽痛、口渴等不适，就诊时体温37.9℃，舌尖红，苔薄黄，脉浮。

中医诊断：咳嗽（风热犯肺证）。

西医诊断：急性气管－支气管炎。

方药：桑菊饮。

知识拓展

风热犯肺证既属于脏腑辨证中的肺病辨证，又属于三焦辨证中的上焦病证。

1.脏腑辨证　是根据脏腑的生理功能和病理特点，对四诊所收集的各种病情资料进行分析、归纳，辨别疾病所在的脏腑部位及病性的一种辨证方法，是中医辨证体系中的重要内容，广泛适用于内、外、妇、儿等各科的临床诊断。

脏腑病证是脏腑病理变化反映于外的客观征象。脏腑辨证的过程，首先要辨明脏腑病位，熟悉各脏腑不同的生理功能及其病理特点，是脏腑辨证的关键所在。其次要辨清病性，只有辨清病性，才能确定治疗原则，才能使治疗更有针对性。由于病位与病性之间相互交织，临床辨证既可以脏腑病位为纲，区分不同病性；也可在辨别病性的基础上，根据脏腑的病理特征确定脏腑病位。

比如肺病辨证，肺病的主要病理为宣发、肃降功能失常，常见症状为咳嗽、气喘、咳痰、胸闷胸痛、咽喉疼痛、声音嘶哑、打喷嚏、鼻塞、流涕等，其中以咳、喘、痰为特征表现。

肺病的常见证型有虚实之分。虚证有肺气虚证、肺阴虚证；实证有风寒犯肺证、风热犯肺证、燥邪犯肺证、肺热炽盛证、痰热壅肺证、寒痰阻肺证等。

2.三焦辨证　是清代著名医家吴鞠通创立的诊治温热病的辨证方法。吴鞠通依据《黄帝内经》及先贤医家对三焦所属部位的论述，结合张仲景的六经辨证和叶天士的卫气营血辨证，以临床温热病的传变特点及规律为核心总结出本辨证方法。三焦辨证将外感温热病的各种证候归纳为上焦病证、中焦病证、下焦病证，着重阐明了三焦所属脏腑在温热病过程中的各种病理变化、临床表现、证候特点及传变规律等。

三焦辨证在阐述三焦所属脏腑病理变化及临床表现的基础上，同时反映了温病发展过程中的不同病理阶段，说明了温病的初、中、末三个不同阶段。上焦病证主要包括手太阴肺经和手厥阴心包经的病变，中焦病证主要包括足太阴脾经、足阳明胃经和手阳明大肠经的病变，下焦病证主要包括足厥阴肝经和足少阴肾经的病变。

NOTE

五、湿毒郁肺证

湿毒郁肺证是湿毒壅滞于肺，肺失宣肃所致的证候。

【临床症状】发热，恶风寒，咽痛，咳嗽，全身酸痛，或胸闷、腹胀便秘，舌红或暗，舌胖，苔腻，脉滑数或弦滑。

【证候分析】本证由湿毒郁肺，肺失宣肃所致。肺卫受邪，卫气被遏，肌表失于温煦，故恶风寒；卫气抗邪，故发热；湿毒壅滞气血，咽喉不利，故咽痛；肺失清肃，肺气上逆，故咳嗽；湿毒阻滞经脉，气血运行不畅，故全身酸痛；湿毒阻滞心脉，故胸闷；湿毒阻滞中焦气机，故腹胀；湿毒阻滞大肠气机，故便秘；舌红或暗，舌胖，苔腻，脉滑数或弦滑均为湿毒郁肺之象。

【辨证要点】以发热，恶寒，咳嗽，咽痛，全身酸痛，舌红或暗，脉滑数或弦滑为辨证要点。

【临床常见病】常见于中医学的"时行感冒""疫病""咳嗽"等，以及西医学的流行性感冒、新型冠状病毒感染、肺炎等。

【治法】宣肺化湿解毒。

【方剂】宣肺败毒方（麻黄、炒苦杏仁、生石膏、薏苡仁、苍术、广藿香、青蒿、虎杖、马鞭草、芦根、葶苈子、化橘红、甘草）。

【病案举例】刘某，女，45岁。

主诉：发热3天。

病史：患者3天前出现发热，在家中进行新型冠状病毒抗原检测，提示阳性，患者体温最高39.3℃，服用对乙酰氨基酚后体温可降至正常，但仍反复发热，恶寒，咽痛，咳嗽，全身酸痛，乏力，舌红，苔腻，脉滑数。

中医诊断：疫病（湿毒郁肺证）。

西医诊断：新型冠状病毒感染（中型）。

方药：宣肺败毒方。

🔬 知识拓展

湿毒郁肺证属于脏腑辨证中的肺病辨证。

2023年1月，国务院联防联控机制综合组组织修订形成的《新型冠状病毒感染防控方案（试行第十版）》，将新型冠状病毒感染的治疗分型设定为"轻型、中型、重型、危重型"，湿毒郁肺证属于中型，其推荐处方宣肺败毒方是在汉代张仲景《伤寒杂病论》中的麻杏石甘汤、麻杏薏甘汤、葶苈大枣泻肺汤，唐代王焘《外台秘要》中的苇茎汤及宋代《太平惠民和剂局方》中的不换金正气散等古代经典名方基础上加减化裁而来，具有宣肺化湿、清热透邪、泻肺解毒之功，用于治疗湿毒郁肺所致疫病的临床效果显著。

第二节　内伤证类

一、心火亢盛证

心火亢盛证是指火热内炽，扰乱神明，迫血妄行所致的证候。

【临床症状】身热，面赤，心烦，不寐，口渴，便秘，溲黄，或口舌生疮，溃烂疼痛；或小便短赤，灼热涩痛；或吐血、衄血；或神志不清，狂躁谵语，舌尖红绛，苔黄，脉数有力。

【证候分析】本证由火热暑邪内侵，或七情久郁化火，或过食肥甘辛温之品，久蕴化火，内炽于心所致。里热炽盛，故身热、面赤、口渴、便秘、溲黄；舌为心之苗，心火亢盛，火热循经上扰，故口舌生疮、溃烂疼痛；心与小肠相表里，心火循经下移小肠，故小便短赤、灼热涩痛；心火迫血妄行，故吐血、衄血；心火炽盛，热扰心神，故心烦、不寐；火热闭窍扰神，故神志不清、谵语狂躁；舌尖红绛、苔黄、脉数有力均为心火亢盛之象。

【辨证要点】以身热、心烦，或口舌生疮，或小便赤涩灼痛，或吐血、衄血，或神志不清、谵语狂躁等为辨证要点。

【临床常见病】常见于中医学的"不寐""癫狂""口疮""淋证"等，以及西医学的失眠、精神分裂症、口腔溃疡、尿路感染等疾病。

【治法】清心泻火。

【方剂】泻心汤（大黄、黄芩、黄连）或导赤散（生地黄、木通、生甘草、竹叶）。

【病案举例】林某，女，32岁。

主诉：失眠1年。

病史：患者近1年夜间入睡困难，多梦，心烦急躁，面色偏红，口干，食欲差，大便秘结，小便色黄，舌尖红苔黄，脉数。

中医诊断：不寐（心火亢盛证）。

西医诊断：失眠。

方药：泻心汤。

🔗 知识拓展

心火亢盛证属于脏腑辨证中的心与小肠病辨证。

心的主要病理为主血脉和藏神的功能失常，常见症状为心悸、怔忡、心烦、胸痛、健忘、失眠、精神错乱、神志昏迷，以及某些舌体的病变等。小肠的主要病理为泌别清浊和气机的功能失常，常见症状为腹痛、腹胀、腹泻、肠鸣或者小便浑浊、小便赤涩疼痛等。

心病和小肠病的常见证型都有虚、实之分。心病虚证多见心气虚证、心阴虚证、心血虚证、心阳虚证以及心阳虚脱证；心病实证多见心火亢盛证、痰蒙心神证、心脉痹阻证。小肠病实证多见小肠实热证；小肠病虚证多见小肠虚寒证。

二、热闭心包证

热闭心包证是温热邪毒内闭心包所致的证候。

【临床症状】高热烦躁，神昏谵语，舌謇肢厥，舌红或绛，苔黄燥，脉数有力。

【证候分析】本证由温热邪毒内闭心包所致。心主神明，热闭心包，闭扰神明，故高热烦躁、神昏谵语；邪热夹秽浊蒙蔽清窍，势必加重神昏；舌为心窍，热闭窍机，故舌謇不语；热闭心包，热深厥亦深，故伴见肢厥；舌红或绛、苔黄燥、脉数有力均为热闭心包之象。

【辨证要点】以高热烦躁，神昏谵语，舌謇肢厥为辨证要点。

【临床常见病】常见于中医学的"痉病""关格""中风""肝厥""昏迷"等，以及西医学的流行性乙型脑炎、流行性脑脊髓膜炎、中毒性痢疾、尿毒症、肝昏迷、脑梗死、肺性脑病、颅脑外伤、小儿高热惊厥及感染引起的高热神昏。

【治法】清热开窍醒神。

【方剂】安宫牛黄丸（牛黄、郁金、水牛角、黄连、朱砂、冰片、麝香、珍珠、栀子、雄黄、黄芩）。

【病案举例】张某，男，59岁。

主诉：晕厥3天伴发热1天。

病史：3天前，患者情绪受刺激后突然昏倒在地，现患者体温39.3℃，躁动不已，舌强不能语，口干舌燥，大便秘结，舌红赤苔黄腻，脉弦滑而数。

中医诊断：中风（中脏腑-阳闭）。

西医诊断：脑梗死（急性期）。

方药：安宫牛黄丸。

知识拓展

热闭心包证既属于三焦辨证中的上焦病证，又属于卫气营血辨证中的营分证。

营分证是温邪内陷，营阴受损，心神被扰所表现的证候。多由气分邪热不解，传入营分，或卫分证逆传所致。营分证的临床表现为身热甚、口不渴或不甚渴、心烦不寐，甚至神昏谵语、斑疹隐隐、舌红绛无苔、脉细数。营分证的病理特点一是营热炽盛，热扰心神，热窜血络和热闭心包；二是心营阴津受损。治疗以清营透热或清心开窍，辅以滋养营阴。

三、脾阳虚证

脾阳虚证是脾阳虚衰，失于温运，阴寒内生所致的证候。

【临床症状】食少，腹胀，脘腹冷痛绵绵，喜温喜按，形寒肢冷，大便稀溏，甚至完谷不化，面色少华或虚浮，神倦气短，小便清长，或尿少、浮肿，舌淡胖边有齿痕，苔白滑，脉沉迟无力。

【证候分析】本证多由脾气虚发展而来，也可由外寒直中，或过食生冷、寒凉药物耗损脾阳，或肾阳虚衰累及脾阳所致。脾阳虚衰，运化失权，故食少腹胀，大便稀溏或完谷不化；阳虚生内寒，寒凝气滞，故脘腹冷痛绵绵、喜温喜按；阳气不能外达四肢，故形寒肢冷；脾气不足，气血化源不足，故面色少华或虚浮、神倦气短；中阳不振，不能温化水湿，故小便清长；水湿溢于肌肤，故尿少浮肿；舌淡胖边有齿痕、苔白滑、脉沉迟无力均为阳虚内寒、水湿内停之象。

【辨证要点】以食少、腹胀腹痛、便溏，兼虚寒症状为辨证要点。

【临床常见病】常见于中医学的"胃痛""痞满""嘈杂""泄泻""吐血"等。本证与脾气虚证的相同之处在于脾阳虚不仅引起消化系统疾病，还可导致其他系统的疾病，如"水肿""臌胀"等，以及常见于西医学的急慢性胃炎、胃癌、消化性溃疡、肠易激综合征、肝硬化腹水、慢性肾小球肾炎等疾病。

【治法】温中健脾。

【方剂】理中丸（人参、白术、干姜、甘草）。

【病案举例】于某，女，26岁。

主诉：腹胀、腹痛半年。

病史：患者平素喜生冷饮食，半年前出现腹胀、腹部隐隐疼痛，绵绵不休，热敷后疼痛可缓解，进食生冷食物后疼痛加重，食少，大便不成形甚至完谷不化，平时神疲乏力、畏寒怕冷，舌淡胖有齿痕，苔白滑，脉沉弱。

中医诊断：胃脘痛（脾阳虚证）。

西医诊断：慢性胃炎。

方药：理中丸。

知识拓展

脾阳虚证属于脏腑辨证中的脾病辨证。

脾的主要病理为运化、升清、统血功能失常，常见的症状有腹胀、食欲不振、便溏、浮肿、内脏下垂、慢性出血等。

脾病的常见证型有虚、实之分。脾病虚证多见脾气虚证、脾阳虚证、脾不统血证、中气下陷证；脾病实证有寒湿困脾证、湿热蕴脾证。

四、食滞胃脘证

食滞胃脘证是饮食不化，停滞于胃脘，胃失和降所致的证候。

【临床症状】胃脘胀满，疼痛拒按，厌食，嗳腐吞酸，或呕吐不消化食物，其味腐臭，吐后觉舒，或肠鸣矢气，便泻不爽，泻下酸腐臭秽，舌苔厚腻，脉沉实或弦滑。

【证候分析】本证多为饮食不节、暴饮暴食，或脾胃虚弱，运化失司等原因所致。胃主受纳腐熟水谷，以降为顺，暴饮暴食，饮食不化，积于胃肠，气滞不通，故胃脘胀满，疼痛拒按；食积不化，胃拒受纳，故厌食；食积化腐，腐食随浊气上泛，故嗳腐吞酸、呕吐腐臭的不消化食物，吐后积滞得减则胀痛减轻；食浊下行大肠，气机阻塞，故见肠鸣矢气、便泻不爽、泻下酸腐臭秽；食积于内，故舌苔厚腻、脉沉实或弦滑。

【辨证要点】以胃脘胀痛拒按、厌食、呕吐或泻下酸腐为辨证要点。

【临床常见病】常见于中医学的"胃痛""泄泻""积食"，以及西医学的急性胃肠炎、厌食症等。暴饮暴食以及幼儿喂养不当后多发。

【治法】消食化滞。

【方剂】保和丸（神曲、山楂、茯苓、半夏、陈皮、连翘、莱菔子）。

【病案举例】于某，女，21岁。

主诉：胃脘胀痛，伴呕吐1天。

病史：患者昨晚暴饮暴食后出现胃脘胀痛，拒按，伴呕吐不消化食物、吐后胃脘疼痛可稍缓解，食欲差，大便不爽，舌淡苔白，脉滑。

中医诊断：胃脘痛（食滞胃脘证）。

西医诊断：急性胃炎。

方药：保和丸。

❖ 知识拓展

食滞胃脘证属于脏腑辨证中的胃病辨证。

胃的主要病理为受纳、和降、腐熟功能失常，常见的症状有胃脘疼痛或者胀满、嗳气、恶心、呕吐、呃逆等。

胃病的常见证型有虚、实之分。胃病实证多见寒滞胃脘证、食滞胃脘证、胃火亢盛证；胃病虚证多见胃气虚证、胃阳虚证、胃阴虚证。

五、肝气郁结证

肝气郁结证是指肝失疏泄，气机郁滞所致的证候。

【临床症状】情志抑郁，善太息，胸胁或少腹胀闷窜痛，或咽部异物感，或见颈部瘿瘤、瘰疬，或胁下肿块，或妇人经前乳房胀痛、月经不调、痛经，病情轻重与情志变化关系密切，舌苔薄白，脉弦。

【证候分析】本证多为精神刺激，情志不舒，或其他病邪侵扰使肝失疏泄所致。肝失疏泄，气机郁滞，失于条达，故情志抑郁、善太息；肝之经脉循行胁肋、少腹，气机失调，经气不利，故胸胁、少腹胀闷窜痛；气郁生痰，痰随气逆，循经上行，搏于咽喉，故咽部有异物感；积聚于颈项，故见瘿瘤、瘰疬；气滞日久，肝脉瘀阻，故见胁下肿块；肝郁气滞，血行不畅，冲任失调，故妇人经前乳房胀痛、月经不调、痛经；肝郁气滞，故舌苔薄白、脉弦。

【辨证要点】以情志抑郁、胸胁或少腹胀痛、妇女月经不调为辨证要点。

【临床常见病】常见于中医学中的"郁证""不寐""脏燥""月经病""瘿瘤""乳癖""乳岩""积聚""肝积"等，以及西医学的抑郁症、焦虑症、神经衰弱症、更年期综合征、器质性精神障碍、睡眠障碍、乳腺增生、乳腺癌、月经不调、甲状腺结节、甲状腺癌、肝硬化、肝癌等疾病。

【治法】疏肝理气。

【方剂】柴胡疏肝散。

【病案举例】刘某，女，48 岁。

主诉：体检发现左侧乳房肿块 2 天。

病史：患者 2 天前体检时发现左侧乳房肿块，结合乳腺超声、钼靶、MRI、组织病理学等检查诊断为乳腺癌。肿块皮色不变，触诊肿块硬而边界不清，平时情绪悲观，容易烦躁，时有胁肋部胀痛，经期前后有乳房胀痛，舌红苔薄黄，脉弦。

中医诊断：乳岩（肝气郁结证）。

西医诊断：乳腺癌。

方药：柴胡疏肝散。

🔗 知识拓展

肝气郁结证属于脏腑辨证中的肝病辨证。

肝病的主要病理为疏泄与藏血功能失常，常见症状有胸胁、少腹胀痛或窜痛，情志抑郁或易怒，头胀，头晕，头痛，肢体震颤，手足抽搐，月经不调，以及两目症状等。肝病常见证型有虚、实和虚实夹杂之分。实证多见肝气郁结证、肝火炽盛证、肝胆湿热证、寒滞肝脉证等；虚证多见肝血虚证、肝阴虚证；虚实夹杂证多见肝阳上亢证、肝风内动证。

六、肝火炽盛证

肝火炽盛证是肝火内盛、气火上逆所致的证候，又称肝火上炎证。

【临床症状】头晕头胀或头痛，面红目赤，耳鸣耳痛甚或突发耳聋，口干口苦，烦躁易怒，胁肋灼痛，失眠多梦，或吐血、衄血，大便秘结，小便短黄，舌红苔黄，脉弦数。

【证候分析】本证多由情志不遂，久郁化火，或他脏之火传于肝，肝火内盛所致。肝火内盛，上冲头面，故头晕胀痛、面红目赤；足少阳胆经入耳，肝火循经入耳，故耳鸣，甚或突发耳聋；火盛灼津，故口干口苦；肝失条达，故烦躁易怒、胁肋灼痛；火扰心神，神魂不宁，故失眠多梦；热盛迫血妄行，血溢于脉外，故吐血、衄血，血色多鲜红；热盛津伤，故便秘、尿赤；肝经火炽，故舌红、苔黄、脉弦数。

【辨证要点】以头晕头胀或头痛、烦躁、耳鸣、胁痛，兼实热症状为辨证要点。

【临床常见病】常见于中医学中的"眩晕""头痛""中风""不寐"等，以及西医学的高血压、梅尼埃病、脑出血、脑梗死、阿尔茨海默病、失眠等疾病。

【治法】清肝泻火。

【方剂】龙胆泻肝汤（龙胆草、栀子、黄芩、柴胡、木通、车前子、泽泻、当归、生地黄、生甘草）。

【病案举例】林某，男，53 岁。

主诉：头痛、头晕反复发作 3 年。

病史：患者 3 年前确诊为高血压，平时性情急躁易怒，头痛、头晕反复发作，与情绪波动有关，伴耳鸣，口干口苦，眠差，大便干硬难以排出，2 ～ 3 天 1 次，小便颜色黄，确诊后一直规律服用降压药物，血压波动在 130 ～ 150/90 ～ 100mmHg，舌红苔黄，脉弦数。

中医诊断：眩晕（肝火炽盛证）。

西医诊断：高血压。

方药：龙胆泻肝汤。

七、肾阳虚证

肾阳虚证又称为命门火衰，是肾阳不足，失于温煦，虚寒内生所致的证候。

【临床症状】腰膝酸软、冷痛，畏冷肢凉，下肢尤甚，头目眩晕，面色㿠白或黧黑，性欲减退，男子阳痿早泄、滑精精冷，女子宫寒不孕、白带清稀量多，或久泻不止，五更泄泻，或尿频清长，夜尿频多，舌淡苔白，脉沉无力，尺脉尤甚。

【证候分析】本证多为素体阳虚，或久病伤阳，或房劳太过所致。肾阳亏损，失于温养，故腰膝酸软而冷痛、畏冷肢凉而下肢尤甚；阳气虚弱，无力行血上荣，故面色㿠白或黧黑、头目眩晕；命门火衰，性功能减退，故男子阳痿早泄、滑精精冷，女子宫寒不孕；肾阳虚衰，火不暖土，水谷失于健运，故久泻不止、五更泄泻；肾阳虚，气化失职，肾气不固，故尿频清长、夜尿频多、女子白带清稀量多；肾阳虚，阴寒内盛，故舌淡苔白，脉沉无力，尺脉尤甚。

【辨证要点】以腰膝酸冷、性欲减退、夜尿频多，兼阳虚症状为辨证要点。

【临床常见病】常见于中医学中的"水肿""尿血""淋证""腰痛""精浊""癃闭""阳痿""无子""月经不调""带下病""绝产"等，以及西医学的慢性肾小球肾炎、肾病综合征、尿路感染、泌尿系结石、慢性肾衰等泌尿系疾病，前列腺炎、前列腺增生、性功能障碍、不育等男科疾病，异常子宫出血、盆腔炎、不孕等妇科疾病。

【治法】温补肾阳。

【方剂】右归丸（熟地黄、山药、山茱萸、杜仲、附子、枸杞子、菟丝子、鹿角胶、肉桂、当归）。

【病案举例】赵某，女，33 岁。

主诉：婚后不孕 5 年。

病史：患者结婚 5 年不孕，平时畏寒，经常腰酸腿软，腰部冷痛，性欲淡漠，月经周期 40 天左右，量少，色淡，白带量多色白，舌淡，苔白滑，脉沉细而迟。

中医诊断：绝产（肾阳虚证）。

西医诊断：不孕症。

方药：右归丸。

❖ 知识拓展

肾阳虚证属于脏腑辨证中的肾病辨证。

肾病的主要病理为生长发育迟缓、生殖功能障碍、水液代谢失常等。肾病的常见症状有腰膝酸软或痛，眩晕耳鸣，水肿，呼多吸少，发育迟缓，智力低下，发白早脱，牙齿动摇，男子阳痿、遗精、早泄、不育，女子经少、经闭、不孕等。

肾病的常见证型以虚证为多，比如肾阳虚证、肾阴虚证、肾精不足证、肾气不固证、肾不纳气证等。

八、肾气不固证

肾气不固证是指肾气亏虚，固摄失职所致的证候。

【临床症状】腰膝酸软，神疲乏力，耳鸣耳聋，小便频数清长，或尿后余沥不尽，或夜尿频多，或遗尿，或尿失禁；男子滑精、早泄，女子带下清稀量多、月经淋沥不尽、胎动易滑；舌淡，苔白，脉弱。

【证候分析】本证多为先天不足，肾气不充，或年老体弱，肾气亏虚，或房劳过度，或久病伤肾所致。肾主骨生髓，开窍于耳，腰为肾之府，肾气亏虚，骨髓、耳窍、腰膝失养，故腰膝酸软、耳鸣耳聋；气不充身，故神疲乏力；肾气亏虚，固摄无权，气化无力，膀胱失约，故小便频数清长，或尿后余沥不尽，或夜尿频多，或遗尿，或尿失禁；肾气不足，精关不固，故男子滑精、早泄；肾气亏虚，冲任失约，故女子带下清稀量多，或月经淋沥不尽，或胎动易滑；舌淡、苔白、脉弱，皆为肾气亏虚之象。

【辨证要点】以腰膝酸软，小便、精液、经带、胎气不固，兼气虚症状为辨证要点。

【临床常见病】常见于中医学中的"遗精""鸡精""月经不调""带下病""滑胎""无子"等，以及西医学的前列腺炎、早泄等男科疾病，异常子宫出血、阴道炎、自然流产、不孕等妇科疾病。

【治法】补肾益气。

【方剂】金匮肾气丸（熟地黄、山药、山茱萸、茯苓、泽泻、牡丹皮、桂枝、附子）。

【病案举例】宋某，男，32岁。

主诉：行房早泄6个月。

病史：近6个月患者出现行房早泄，性欲减退，伴有腰膝酸软，小便清长，神疲乏力，面色无华，时有耳鸣，舌淡苔薄白，脉弱。

中医诊断：鸡精（肾气不固证）。

西医诊断：早泄。

方药：金匮肾气丸。

> **知识拓展**
>
> 肾气不固证属于脏腑辨证中的肾病辨证。

九、膀胱湿热证

膀胱湿热证是指湿热蕴结膀胱，膀胱气化失司所致的证候。

【临床症状】尿频尿急，尿道灼痛，小腹胀满，小便不利，或点滴不畅，甚至点滴不出，或尿有砂石，或尿血，或腰腹掣痛，舌红苔黄腻，脉滑数。

【证候分析】本证多为湿热之邪内侵，或饮食不节，湿热内生，下注膀胱所致。湿热下注膀胱，气化不利，故尿频、尿急、尿道灼痛及小腹胀满；湿热熏灼津液，故小便不利；热灼津液，煎熬成垢，故尿有砂石；热盛灼伤血络，故见尿血；膀胱湿热累及肾脏，故腰腹掣痛；舌红、苔黄腻、脉滑数均为湿热内盛之象。

【辨证要点】以尿频、尿急、尿道灼痛，小腹胀满，小便不利，兼湿热症状为辨证要点。

【临床常见病】常见于中医学中的"淋证""石淋""癃闭"，以及西医学的尿路感染、泌尿系结石等泌尿系统疾病，前列腺炎、前列腺增生等男科疾病。

【治法】清热利湿。

【方剂】八正散。

【病案举例】宋某，男，66 岁。

主诉：尿频、尿急、尿痛 1 天。

病史：患者昨日出现小便频数，灼热刺痛，口苦，小腹拘急胀痛，小便色黄赤，大便秘结，舌红苔薄黄稍腻，脉滑数。

中医诊断：热淋（膀胱湿热证）。

西医诊断：急性尿路感染。

方药：八正散。

十、肠燥津亏证

肠燥津亏证是肠道燥热，津液亏虚，传导不利所致的证候。

【临床症状】大便干燥，艰涩难下，数日一行，伴有腹胀，腹痛，口干，或口臭，或头晕，舌红少津，苔黄燥，脉细涩。

【证候分析】本证多因饮食不节，或失治误治等，导致肠道燥热，传导失司所致。肠道积热，耗伤津液，肠道干涩失润，故大便干燥、难以排出，常数日一次；大便不行，腑气不通故腹胀、腹痛；津液亏虚，无法上濡舌、咽，故口干；浊气上泛故口臭、头晕；肠燥津亏，故舌红少津、苔黄燥、脉细涩。

【辨证要点】以大便干燥、艰涩难下，兼虚热症状为辨证要点。

【临床常见病】常见于中医学中的"大便难""脾约"等，以及西医学的便秘，尤其是慢性便秘。慢性便秘通常表现为排便困难、排便次数减少（每周少于 3 次）和大便干硬。各个年龄段均可见。西医学目前并无根治性治疗便秘的药物，常认为饮食与生活习惯调节是便秘治疗的首选和基础方法。

【治法】润肠通便。

【方剂】麻子仁丸（火麻仁、杏仁、芍药、大黄、厚朴、枳实）。

【病案举例】于某，男，21 岁。

主诉：便秘 1 个月。

病史：平时喜欢吃煎炸食物，近 1 个月大便干结，排出困难，两三天一次，伴腹胀、腹痛、口干、口臭，小便色黄，舌红少津，苔黄燥，脉涩。

中医诊断：大便难（肠燥津亏证）。

西医诊断：便秘。

方药：麻子仁丸。

十一、心脾两虚证

心脾两虚证是指心血不足与脾气亏虚所致的证候。

【临床症状】心悸怔忡，失眠多梦，眩晕健忘，食欲不振，腹胀便溏，面色淡白或萎黄，倦怠乏力，或见皮下紫斑，或女子月经量少、色淡、淋沥不尽，舌质淡嫩，脉细弱。

【证候分析】本证多为思虑太过、久病失调、饮食不节，损伤脾气，气血生化不足，心血亏虚所致。脾气虚弱，运化失司，故食欲不振、腹胀便溏；脾虚生化乏源，致心血不足，神失所养，故心悸怔忡、失眠多梦、眩晕健忘；血虚则肌肤失养，故面色淡白或萎黄；脾气不足，脾不统血，故皮下紫斑、女子月经淋沥不尽；营血亏虚，经血乏源，故女子月经量少、色淡；舌质淡嫩，脉细弱均为心脾两虚之象。

【辨证要点】以心悸、头晕、纳呆、神疲为辨证要点。

【临床常见病】常见于中医学中的"不寐""心悸""怔忡""郁证"等，以及西医学的失眠、心律失常、心脏神经症、抑郁症等疾病。

【治法】健脾养心。

【方剂】归脾汤（黄芪、人参、白术、茯神、龙眼肉、酸枣仁、远志、当归、木香、炙甘草）。

【病案举例】韩某，女，48岁。

主诉：情绪低落1年。

病史：患者平素多思善虑，近1年自觉情绪低落，时有心悸，心电图和心脏彩超已排除器质性心脏病，失眠健忘，头晕乏力，面色淡白，食欲不振，舌质淡，苔薄白，脉细弱。

中医诊断：郁证（心脾两虚证）。

西医诊断：抑郁症。

方药：归脾汤。

知识拓展

心脾两虚证属于脏腑辨证中的脏腑兼病辨证。

人体是一个以五脏为中心的有机整体，通过经络连接六腑、四肢百骸、五官九窍、皮肉筋骨脉等。五脏之间有生克乘侮关系，脏腑之间有互为表里关系，所以在辨证时，必须秉持整体观念，不仅考虑脏与腑之间的病理变化，还要注意脏与脏之间的相互联系和相互影响。

脏腑兼病证候是在疾病发生发展过程中，同时出现两个或者两个以上脏腑异常的证候。辨脏腑兼病证候需要从脏腑之间的各种生理病理，以及经络联系出发，厘清彼此存在的先后、因果、并列、主次等相互关系。

临床上常见到的脏腑兼证主要有心肾不交证、心肾阳虚证、心肺气虚证、心脾两虚证、心肝血虚证、肺脾气虚证、脾肾阳虚证、肺肾阴虚证、肝郁脾虚证、肝胃不和证、肝火犯肺证、肝肾阴虚证等。

十二、心肾不交证

心肾不交证是心火亢盛，肾阴亏虚，水火既济失调所致的证候。

【临床症状】心烦失眠，多梦，心悸健忘，头晕耳鸣，口干咽燥，腰膝酸软，时有梦遗，潮热盗汗，五心烦热，大便秘结，小便色黄，舌红少苔，脉细数。

【证候分析】本证由心肾阴虚火旺，水不济火所致。水不济火，心火独亢，扰乱心神，故心烦不寐、多梦、心悸健忘；肾阴不足，阴虚火旺，故头晕耳鸣、口干咽燥、腰膝酸软、梦遗、潮热盗汗、五心烦热；舌红少苔、脉细数均为阴虚火旺之象。

【辨证要点】以心烦不寐、腰膝酸软、梦遗、耳鸣，兼虚热症状为辨证要点。

【临床常见病】常见于中医学中的"不寐""经断前后诸证"等，以及西医学的失眠、更年期综合征等疾病。

【治法】交通心肾。

【方剂】交泰丸（黄连、肉桂）。

【病案举例】李某，女，49岁。

主诉：月经紊乱1年。

病史：近1年患者月经周期不规则，经期10～15天，经量减少，伴心烦、失眠、潮热盗汗、耳鸣，舌红少苔，脉细数。

中医诊断：经断前后诸证（心肾不交证）。

西医诊断：更年期综合征。

方药：交泰丸。

十三、肝肾阴虚证

肝肾阴虚证是指肝肾两脏阴液亏虚，虚热内扰所致的证候。

【临床症状】头晕目眩，胸胁隐痛，耳鸣，健忘，失眠，多梦，腰膝酸软，两目干涩，口燥咽干，五心烦热，颧红盗汗，男子遗精，女子月经量少，舌红，少苔，脉细数。

【证候分析】本证多由先天禀赋不足，或久病失调，或房事不节，或情志内伤，或温病日久耗伤肝阴及肾阴，肝肾阴虚，阴不制阳，虚热内扰而致。肝肾阴虚，水不涵木，肝阳偏亢，上扰清窍，故头晕目眩；肝阴不足，胁肋失养，故胸胁隐痛；肝肾阴虚，不能上达，目失濡养，故两目干涩；肾精不足，清窍、髓海失养，故耳鸣、健忘；肾阴亏虚，腰膝失养，故腰膝酸软；虚火上扰心神，故失眠、多梦；虚火扰动精室，精关不固，故男子遗精；肝肾阴虚，阴精不足，血海不充，冲任失养，故女子月经量少；阴精失濡，虚热内炽，故口燥咽干、五心烦热、颧红盗汗；舌红、少苔、脉细数皆为阴虚内热之象。

【辨证要点】以眩晕耳鸣、腰膝酸软、胁痛、失眠，兼阴虚症状为辨证要点。

【临床常见病】常见于中医学中的"痫证""胁痛""臌胀""关格""痿证""血枯""经行腹痛"等，以及西医学的癫痫、肝硬化、慢性肾衰竭、多发性神经根炎、重症肌无力、子宫性闭经、原发性痛经等疾病。

【治法】滋养肝肾。

【方剂】大补阴丸（熟地黄、龟甲、黄柏、知母）或杞菊地黄丸（熟地黄、山药、山茱萸、茯苓、泽泻、牡丹皮、枸杞子、菊花）。

【病案举例】林某，女，72岁。

主诉：胁肋隐痛 3 年，加重 2 天。

病史：患者 3 年前被诊断为肝硬化，2 天前劳累后胁肋隐痛加重，腰膝酸软，口燥咽干，头晕目眩，两目干涩，心烦，失眠，多梦，舌红，苔薄白少津，脉细弦数。

中医诊断：胁痛（肝肾阴虚证）。

西医诊断：肝硬化。

方药：一贯煎合六味地黄丸。

十四、气虚证

气虚证是指机体元气不足，脏腑功能衰退所致的证候。

【临床症状】神疲乏力，少气懒言，声低息微，头晕目眩，自汗，活动时诸症加剧，舌淡，苔白，脉虚无力。

【证候分析】本证多由先天不足，或后天失养，或久病、重病、劳累过度、年老体弱等因素导致元气不足，使气的推动、固摄、防御、气化等功能失常。机体元气亏虚，脏腑组织功能减退，故见神疲乏力、少气懒言，声低息微；气虚推动无力，清阳不升，头目失养，故见头晕目眩；气虚腠理疏松，卫外不固故自汗；劳则耗气，故活动时诸症加剧；气虚无力鼓动血脉，血不能上荣于舌，故见舌淡、苔白；脉象按之无力为气虚无力鼓动血脉之象。

【辨证要点】以神疲乏力、少气懒言、脉虚、动则诸症加剧等为辨证要点。

【临床常见病】常见于中医学的"虚劳"等，以及西医学的慢性疲劳综合征或疾病的恢复期。

【治法】补中益气。

【方剂】四君子汤（人参、白术、茯苓、甘草）或补中益气汤（人参、白术、当归、黄芪、陈皮、升麻、柴胡、甘草）。

【病案举例】于某，女，28 岁。

主诉：倦怠乏力 1 年。

病史：患者近 1 年倦怠乏力感明显，面色萎黄，食欲差，食后胃脘不舒，大便溏薄，舌淡红，苔薄白，脉细弱。

中医诊断：虚劳（气虚证）。

西医诊断：慢性疲劳综合征。

方药：补中益气汤。

知识拓展

气虚证属于气血辨证中的气病辨证。

元气不足常导致诸多脏腑组织功能减退，故临床上常见心气虚证、肺气虚证、脾气虚证、肾气虚证等；也可各脏气虚证相兼出现，常见心肺气虚证、脾胃气虚证、肺肾气虚证、脾肾气虚证等。

NOTE

气虚证可以引发多种病理变化。比如，气虚运化无力、推动无力，导致血虚、阳虚、气滞、血瘀、生痰、生湿、水停，以及易感外邪等。同时，气虚可以与血虚、阴虚、阳虚、津亏等相兼为病，比如气血两虚、气阴两虚、阳气亏虚、津气亏虚等。气虚进一步发展，可形成气陷证、气不固证、气脱证。

气血辨证是根据气血的生理功能、病理特点，对四诊所搜集的各种病情资料进行分析、归纳，以辨别疾病当前病理本质是否存在气血病证的辨证方法。

气血是构成人体和维持人体生命活动的基本物质，其生成与运行有赖于脏腑生理功能的正常，而脏腑正常的生理活动也依赖于气血的推动与荣养。因此，气血的病变会导致脏腑功能的失常，脏腑功能失调也会影响气血的生成、输布与运行。气血与脏腑在生理上相互依存、相互促进，在病理上相互影响。故气血辨证与脏腑辨证应该互相结合、互为补充。

气血辨证主要包括气病辨证、血病辨证、气血同病辨证。

气病范围较为广泛，《素问·举痛论》曰："百病生于气也。"这里的"气"，主要指人体的气机。脏腑生理功能的正常发挥，有赖于人体气机和畅通达，升降出入有序。所以，当气失调和，百病乃变化而生。气病以气的功能减退、气机失调为基本病机，常见证型有气虚证、气陷证、气不固证、气脱证、气滞证、气逆证、气闭证等。

十五、血虚证

血虚证是血液亏少，脏腑、经络和组织失于濡养所致的证候。

【临床症状】面色淡白或萎黄，眼睑、口唇、爪甲色淡白，头晕眼花，心悸，失眠，健忘，手足发麻，妇女经少色淡，月经愆期或闭经，舌淡苔白，脉细无力。

【证候分析】本证常因禀赋不足，或脾胃虚弱，生化乏源；或久病不愈及思虑劳心过度，暗耗阴血；或各种急慢性出血；或瘀血阻络，新血不生，或肠道寄生虫病，耗吸营血等引起。

机体脏腑组织赖血液濡养，血盛则肌肤红润，体壮身强，血虚则肌肤失养，面、唇、眼睑、爪甲、舌体皆呈淡白色。血虚脑髓失养，目睛失滋，故头晕眼花。心主血脉而藏神，血虚心失所养则心悸，神失滋养而失眠、健忘，经络失养则手足发麻，脉道失充则脉细无力。女子以血为用，全身血亏，经血乏源，故经血量少色淡或愆期，甚则闭经。舌淡苔白、脉细无力均为血虚之象。

血虚证临床主要见于心血虚证、肝血虚证、心肝血虚证，并可有血虚肠燥证、血虚肤燥证、血虚生风证等。

【辨证要点】以肌肤黏膜颜色淡白、脉细为辨证要点。

【临床常见病】常见于中医学的"心悸""眩晕""头痛""虚劳"等，以及西医学的贫血。

【治法】补血养血。

【方剂】四物汤（熟地黄、当归、白芍、川芎）。

【病案举例】王某，女，38岁。

主诉：月经周期延长 1 年。

病史：近 1 年，患者每次月经均推迟 2 ～ 3 周，量少、色淡、质稀，伴头晕、心悸、失眠等不适，舌淡，苔薄白，脉细弱。

中医诊断：月经不调（营血亏虚证）。

西医诊断：月经不规律。

方药：四物汤。

十六、血瘀证

血瘀证是指各种原因导致的血液运行受阻，瘀血壅积凝聚所致的证候。

【临床症状】疼痛如针刺，痛处拒按，固定不移，入夜加剧；肿块在体表呈青紫色，在体内质硬，推之不移；面色黧黑，或肌肤甲错，或唇甲紫暗，或皮下紫斑，或肤表丝状红缕，或腹壁青筋外露，或便黑如柏油状，或出血反复不止，色紫暗或夹血块，或崩漏，舌质紫暗，或见瘀点瘀斑，或舌下脉络曲张，脉细涩或结代等。

【证候分析】本证常因寒邪凝滞，或热邪煎熬，或气滞血瘀，或气虚、阳虚推动无力而成血瘀，或外伤、跌仆及其他原因等致血溢脉外，不能及时排出和消散，蓄积而成；或湿浊、痰浊、砂石等实邪阻塞脉络，血运受阻，或血脉空虚，血行迟缓等而成。

瘀血阻塞经脉，不通则痛，故疼痛是瘀血内阻最突出的症状。因夜间血行较缓，瘀阻加重，故夜间痛甚；瘀积不散而凝结，故外见肿块色青紫，体内肿块质硬，推之不移；瘀血内阻，气血运行不利，肌肤失养，则见面色黧黑，肌肤甲错，口唇、舌体、指甲青紫色暗等；瘀血内阻，血不循经，故见出血反复不止、崩漏；大便色黑如柏油、丝状红缕、青筋显露、舌体紫暗、脉细涩等皆为瘀血之征。

【辨证要点】以刺痛、痛有定处、肿块、出血、血色紫暗为辨证要点。

【临床常见病】常见于中医学的"心悸""胸痹""腹痛""胁痛""积聚""消渴"等，以及西医学中的冠心病、心律失常、脑出血、脑梗死、糖尿病、脉管炎、癌症、痛经、外伤、术后等。

【治法】活血化瘀。

【方剂】

头面血瘀证：通窍活血汤（赤芍、川芎、桃仁、红花、麝香、生姜、大枣、葱）。

胸中血瘀证：血府逐瘀汤（桃仁、红花、当归、生地黄、牛膝、川芎、桔梗、赤芍、枳壳、甘草、柴胡）。

少腹血瘀证：少腹逐瘀汤（小茴香、干姜、延胡索、没药、当归、川芎、肉桂、赤芍、蒲黄、五灵脂）。

膈下血瘀证：膈下逐瘀汤（五灵脂、当归、川芎、桃仁、牡丹皮、赤芍、乌药、延胡索、甘草、香附、红花、枳壳）。

经络痹阻证：身痛逐瘀汤（秦艽、川芎、桃仁、红花、甘草、羌活、没药、当归、五灵脂、香附、牛膝、地龙）。

咽喉血瘀证：会厌逐瘀汤（桃仁、红花、甘草、桔梗、生地黄、当归、玄参、柴胡、枳壳、赤芍）。

【病案举例】韩某，男，45岁。

主诉：车祸后头痛半年。

病史：半年前患者头部在车祸中受到撞击，此后头痛时时发作，痛处固定不移，痛如针刺，舌质紫暗，有瘀点，脉细涩。

中医诊断：头痛（瘀血内阻证）。

西医诊断：继发性头痛。

方药：通窍活血汤。

十七、痰证

痰证是指痰浊停聚或流窜于脏腑、经络、组织之间，以痰多、胸闷、呕恶、眩晕、体胖、包块等为主要表现的证候。

【临床症状】咳嗽，痰量多质黏稠，胸闷，脘痞，纳呆，呕恶，呕吐痰涎，头晕，目眩，形体肥胖，或神昏，喉中痰鸣，或神志错乱，或肢体麻木、半身不遂，或某些部位出现圆滑柔韧的包块，如瘰疬、瘿瘤、乳癖、痰核等，舌苔白腻，脉滑。

【证候分析】本证常由外感六淫、内伤七情、饮食等导致脏腑功能失调而致。痰证临床表现多端，古人有"百病多因痰作祟""怪病多痰"之说。痰阻于肺，肺失宣降，肺气上逆，故咳嗽、咳痰。肺气不利，故胸闷不舒；痰浊中阻，胃失和降，故见脘痞、纳呆、恶心、呕吐痰涎等症；痰蒙清窍，故见头晕、目眩；痰湿泛于肌肤，故形体肥胖；痰蒙心神，故神昏、神乱；痰浊停于局部，凝聚成块，故身体某些部位可见圆滑柔韧的包块，如在颈部多为瘰疬、瘿瘤，在乳房多见乳癖，在肢体多为痰核；痰停经络，气血不畅，可见肢体麻木、半身不遂；苔腻、脉滑、为痰浊内阻之象。

根据痰的性状及兼症的不同，痰证又有寒痰、热痰、湿痰、燥痰、风痰、瘀痰之分。

【辨证要点】以咳嗽、痰多、胸闷、呕恶、眩晕、体胖、局部圆韧包块、舌苔腻、脉滑为辨证要点。

【临床常见病】常见于中医学的"咳嗽""喘证""哮病""肺胀""胸痹""眩晕""中风""痴呆""癫狂""痰饮""积聚"等，以及西医学的急性气管－支气管炎、急慢性气管－支气管炎、支气管哮喘、慢性阻塞性肺疾病、冠心病、梅尼埃病、脑卒中、阿尔茨海默病、精神分裂症、肿瘤等疾病。

【治法】化痰。

【方剂】

燥湿化痰：二陈汤（半夏、陈皮、茯苓、炙甘草）。

清热化痰：清气化痰丸（陈皮、杏仁、枳实、黄芩、瓜蒌仁、茯苓、胆南星、制半夏）。

润燥化痰：贝母瓜蒌散（贝母、瓜蒌、天花粉、茯苓、陈皮、桔梗）。

温化寒痰：三子养亲汤（紫苏子、芥子、莱菔子）。

息风化痰：半夏白术天麻汤（半夏、天麻、茯苓、陈皮、白术、甘草）。

【病案举例】孙某，男，32岁。

主诉：慢性支气管炎急性发作2天。

病史：患者既往有慢性支气管炎病史，近 2 天因天气变化再次出现咳嗽、咳声重浊，咳大量白色痰，时有胸满窒闷感，食欲差，甚至恶心欲呕，舌苔白腻，脉滑。

中医诊断：咳嗽（痰浊蕴肺证）。

西医诊断：慢性支气管炎（急性加重期）。

方药：二陈汤合三子养亲汤。

知识拓展

痰证属于津液辨证。

津液辨证是根据津液的生理和病理特点，对四诊所收集的各种病情资料进行分析、归纳，辨别疾病当前病理本质是否存在津液异常的辨证方法。

津液异常主要以津液亏虚和津液输布与运行障碍为主，常见证型有津液亏虚证、痰证、饮证、水停证等。

【复习思考题】

1. 何为伤寒少阳证，主要临床表现有哪些？

2. 简述脾气虚证与脾阳虚证的关系及其在临床表现上的异同。

3. 肾阳虚证与肾气不固证均可见腰膝酸软，应该怎样鉴别？

NOTE

第九章 治未病与养生

《黄帝内经》中提出了治未病的思想和一系列养生长寿防病的理念及方法，在中医学的发展史上，治未病和养生的思想得到了继承和发扬。治未病是一种高明的医学思想，与今天注重预防的医学理念不谋而合。中医养生的理论和方法对人类健康具有不可估量的价值和贡献。在健康服务与管理中，治未病和养生的理念及方法将发挥重要作用。

第一节 治未病

治未病是指采取一定的措施防止疾病的发生和发展的防治原则，是中医学预防思想的集中体现，包括未病先防、欲病救萌、既病防变和病后防复四个方面。

一、治未病的内涵

"治未病"一词，首见于《黄帝内经》。在长期的临床与养生实践过程中，中医治未病的思想和理论不断完善与发展，逐渐构建起针对健康无病、欲病未发、病而未传、病愈未复等不同状态的治未病体系。治未病的"治"，不仅仅指医疗范畴中的治疗，还涵盖了"养、调、防、治"，也就是针对"未病"的各个层次与范畴所采用的干预、治理方法。

治未病的第一层内涵指的是在无病的健康状态下，通过养生防止疾病的发生。例如，《素问·四气调神大论》指出："是故圣人不治已病治未病，不治已乱治未乱，此之谓也。夫病已成而后药之，乱已成而后治之，譬犹渴而穿井，斗而铸锥，不亦晚乎。"此处的治未病针对的即无病的健康状态。

治未病的第二层内涵针对的是从健康到疾病的过渡状态，此时病邪已经作用于人体，但临床还没有明显的症、脉表现，涉及西医学的疾病易感期以及人群的亚健康状态等。如《素问·刺热》云："肝热病者，左颊先赤；心热病者，颜先赤；脾热病者，鼻先赤；肺热病者，右颊先赤；肾热病者，颐先赤。病虽未发，见赤色者刺之，名曰治未病。"此处的治未病针对的是病而未发的状态。

治未病的第三层内涵针对的是病而未传的状态，此时机体已出现明显的病理改变和相关脉、症表现，但尚未进一步迁延、发展，既没有脏腑经络上的传变，也没有变证的发生，对于可能会被累及的脏腑部位而言，仍处于未传状态。如《难经》曰："《经》言上工治未病，中工治已病者，何谓也？然：所谓治未病者，见肝之病，则知肝当传之与脾，故先实其脾气，无令得受肝之邪，故曰治未病焉。中工者，见肝之病，不晓相传，但一心治肝，故曰治已病也。"

此处的治未病针对的就是病而未传的状态。

此外，在疾病初愈和缓解状态下，正气尚未完全恢复，因为复感外邪、饮食、劳逸、药物、环境、情志等诸多因素的诱发，可使疾病复发。因此，治未病第四层内涵针对的是病后未复的状态。

二、未病先防

未病先防是治未病的第一要义。所谓未病先防，指的是在疾病发生之前，采取各种有效措施，做好预防工作，防止疾病的发生。疾病的发生是邪正相互作用的结果。正气是决定发病的内在因素，邪气是发病的重要条件。邪正的盛衰变化决定疾病发生、发展和变化的全过程。因此，未病先防应当从扶助机体正气和防止病邪侵害两方面入手。

（一）扶助机体正气

增强机体正气主要通过养生的方法来实现。养生是人类为了更好地生存与发展，有意识地根据人体生、长、壮、老、已的基本规律，所进行的一切物质和精神的身心养护活动。在上述养生活动中，人体的正气得到了培育和扶助，抗病的能力得到了增强与巩固。扶助正气主要是针对未病状态的自我保健活动。《素问·上古天真论》所说的"上古之人，其知道者，法于阴阳，和于术数，饮食有节，起居有常，不妄作劳，故能形与神俱，而尽终其天年，度百岁乃去"就是对扶助正气原则的深刻阐释。

（二）防止病邪侵害

1. 避其邪气 邪气是导致疾病发生的重要条件，有时又可能成为主要因素，如烧烫伤、冻伤、核辐射、交通事故、虫兽咬伤、环境污染等物理、化学的损伤。因此未病先防除了要扶助正气，增强抗病的能力，还要注意采取措施防止病邪的侵害。《素问·上古天真论》曰："虚邪贼风，避之有时。"说明人们应当遵循季节时令的变化规律，尽量避免邪气的侵犯。例如，顺应四时，尽量避免六淫对身体的侵犯；避疫毒，预防疠气传染；用心防范外伤和虫兽伤害；注意卫生，防止环境、水源和食物的污染等。

2. 药物预防 预先使用药物可以提高机体的抗邪能力，从而有效地防止病邪侵害。药物预防方法对于预防疫病流行具有重要意义。对此，古代医家积累了很多成功的经验。我国发明的人痘接种术预防天花，开创了人工免疫之先河，为后世的预防接种免疫学的发展作出了重大的贡献。近年来，在 SARS、甲型 H1N1 流感、新型冠状病毒感染等疫病的预防上，中医药发挥了重要的作用。

三、欲病救萌

"欲病"的概念首见于《备急千金要方·论诊候》。欲病是指疾病将发而尚未发生的一种状态。在这个阶段，机体往往已经具备了疾病发生的某些潜在条件和危险因素，尚不符合相关疾病的诊断标准，如果不及时进行干预，就会使疾病全面加重，随即出现明显的临床脉、症表现。例如，神疲乏力、两目干涩、皮肤暗淡无华、颈肩酸胀、胁肋胀痛等亚健康状态，如果不能进行积极的干预、管理，就会发展成为相关的疾病。欲病阶段是疾病发生与否的关键时期，因此，及早、精准地判断欲病的状态和程度，主动采取措施进行干预，防微杜渐是欲病救萌的核心。欲病救萌的途径和方法众多，除中医养生的方法都可用来干预欲病状态外，中医临床治疗的方法也可以用于欲病的管理。关键是要遵循因人、因时、因地制宜的原则，综合分析包括舌象、脉象等在内的临床表现，选取合适的方法进行个性化干预，使"欲病"状态逆转为健康状态。

四、既病防变

既病防变指的是指在疾病已经发生后，积极地采取措施，力争早发现、早诊断、早干预、早治疗，防止疾病的发展与传变。概言之，既病防变主要从早期诊治和防止传变两个方面入手。

（一）早期诊治

疾病都会有其自然进程。在疾病进程中，由于邪正的消长变化，疾病的发展可能会呈现出由浅入深、由轻到重、由单纯到复杂的变化规律。在疾病的初期，一般病位较浅，病情多轻，正气未衰，病较易治，因而传变较少。因此，早期诊治是此阶段防止疾病发展的关键与前瞻性举措。正如《素问·阴阳应象大论》所言："故邪风之至，疾如风雨，故善治者治皮毛，其次治肌肤，其次治筋脉，其次治六腑，其次治五脏。治五脏者，半死半生也。"说明疾病的早期诊治能够防止疾病传变，否则疾病会加重，难以治愈，甚至危及生命。

要实现对疾病的早期诊断和干预，就需要对疾病发生、发展、变化的规律有全面、系统、深入的了解，从而进行早期判断和开展行之有效的治疗。

（二）防止传变

防止疾病传变主要从截断传变途径和先安未受邪之地两个方面入手开展。

1. 截断传变途径　疾病的传变往往呈现出一定的规律性，并具有特定的途径。例如，伤寒病有六经传变的规律，在疾病的初起阶段，病变往往在肌表的太阳经，如果疾病继续发展则又可能往他经传变。因此，在太阳病这一疾病的早期阶段就应当及时诊断和治疗，防止其发展。该阶段是截断伤寒病传变途径的关键。再如，温病多按照卫气营血的途径进行传变，因此卫分证阶段就是截断温病传变途径的关键。总之，在掌握疾病传变规律的基础上，早期诊治，阻截其传变途径，可以防止疾病的发展与恶化。

2. 先安未受邪之地　人体是一个有机整体，组成人体的脏腑、形体、官窍等在生理、病理上相互联系与影响。《素问·玉机真脏论》曰："五脏相通，移皆有次，五脏有病，则各传其所胜。"因此，除根据疾病发展的基本规律和传变的路径，对其进行截断外，还应当对疾病进一步发展与传变而可能会影响到的相关部位，事先进行干预，从而防止病情传至该处，中断其发展，即所谓的先安未受邪之地。

具体而言，可以根据五行的生克制化规律及脏腑、经络病变的传变规律，预先采取措施进行干预。例如，临床上在治疗肝病时，即使病变还没有传至脾胃，也常配以调理脾胃的药物，使脾气旺盛而不受邪。这就是《金匮要略·脏腑经络先后病脉证》所说："见肝之病，知肝传脾，当先实脾。"又如，在温热病发展过程中，由于热邪伤阴、胃阴受损的患者，病情进一步发展，则易耗伤肾阴。正如《景岳全书·杂证谟》所言："五脏之伤，穷必及肾。"据此，清代医家叶天士提出了"务在先安未受邪之地"的防治原则。在甘寒以养胃阴的方药中，加入"咸寒"以养肾阴的药物，从而防止肾阴耗伤。

五、病后防复

病后防复是指在病情稳定或病愈之后，采取巩固性治疗或预防性措施防止疾病的复发，是治未病体系的重要原则和内容。

此处的"病后"一般包括两种状态：一是疾病的主要症状和体征消失，病情处于初愈和恢复阶段；二是某些慢性反复发作性疾病，经过治疗，病情处于缓解阶段。无论是疾病的初愈还是缓解阶段，机体一般处于正虚邪恋的状态，若不加以防护和管理，很容易导致疾病的复发。《素问·热论》曰："病热少愈，食肉则复，多食则遗。"例如，温病邪退身凉后，正气尚虚，阴液不足，若防护不当，复感外邪，或进食辛辣燥热之品，或情志不畅，都可导致疾病的复发。又如，消渴病缓解阶段，嗜食肥甘厚味之品，过度安逸，缺乏形体锻炼，亦可导致消渴病复发。因此，病后防复就是在对患者机体生理状况和所患疾病的病情、诊疗情况和预后的深入了解和判断的基础上，及时发现复发因素，着力祛除留滞未尽之余邪，恢复机体气血精神、脏腑功能，达到邪除正安、病不复发的目的。可以说，"病后防复"是在机体病后初愈或稳定状态下的"未病先防"，更是防止机体病情反复及恶化的"既病防变"。

第二节　养　生

养生是根据人类生命的总体发展规律和个体的身心状态，采取合适的方法来保养身体、颐养心神，以达到增进健康、延年益寿目的的保健策略。中医养生历史悠久，源远流长，是我国传统文化的重要组成部分，为中华民族的繁衍昌盛作出了杰出的贡献。

一、养生的概念与衰老的机制

（一）养生的概念

养生一词最早见于《庄子》，又称"摄生""道生""保生""卫生"等。养即保养、调养，生即生命、生存，因此养生即通过保养、调养等手段预防疾病，提高健康水平，以延缓衰老、延长寿命。

中医养生学以中医理论为指导，以我国传统方法为主要手段，遵循人体生命活动发展规律，探索调摄身心、防病健体、延年益寿的方法和理论，是中医学宝库中的明珠。

（二）衰老的概念及机制

1. 天年　"天年"，即天赋之年寿，是中医学关于人之自然寿命的一个重要命题。寿命就是从出生到死亡所经历的时间，其长短的衡量通常以年龄作为尺度。人的寿命是有一定限度的，人类自然寿命的最高限度被称为寿限，也即天年。中医学认为，天年一般为120岁左右。如《养生论》所言："上寿百二十，古今所同。"古往今来，绝大多数的人都未能做到尽享天年，究其原因，除先天禀赋不足和意外等因素导致的寿命损失外，主要是由于人们不知调摄，以致正气不足，不能抵御病邪侵害，进而过早衰老的缘故。因此，要想尽享天年，就必须注意养生调摄，防病缓衰。

2. 衰老　是指脏腑形体官窍随着年龄增长逐渐老化，同时生理功能逐渐减退的生命过程。衰与老虽关系密切，如年老体衰，衰者多老，但衰老与老年并不能完全等同。衰老是生命动态变化的一个过程，而老年则是人生的一个年龄阶段。衰者未必均老，老年也未必均衰，所以有"未老先衰""老当益壮"之说。关于"老年"的年龄界限，目前尚无统一的标准，但一般认为60～65岁为老年期的开始年龄。

3. 衰老的机制　中医理论认为，机体的衰老通常以阴阳失调、五脏虚衰、精气不足为本，以情志失调、痰浊瘀血、毒邪侵害等为标。

（1）阴阳失调　"阴平阳秘，精神乃治""阴阳离决，精气乃绝"，阴阳平衡是维持人体正常生理活动并延缓衰老的关键。随着年龄增长，机体内阴阳会逐步走向失衡，抑或机体长期受病邪侵扰，促使阴阳出现偏盛偏衰，以致疾病丛生，引发衰老。故衰老的过程是阴阳失衡，出现偏盛偏衰或阴阳两虚的结果。如果阴阳不能相互依存而分离，人的生命活动也就停止了。

（2）五脏虚衰　五脏虚衰在衰老进程中发挥着至关重要的作用。肾为先天之本，肾气虚衰，元气化生不足，日久必致各脏腑虚损、阴阳失调，从而诱发疾病和衰老。脾为后天之本，脾胃虚弱，则生化乏源，气亏血弱，体弱多病而折寿。心脏虚衰，则血脉运行不畅，神志功能受损，从而加速衰老。肝血亏虚，则血不荣经，视物昏花，筋弱无力，行动迟缓而老态毕现。肺气虚衰，则治节不行，卫表难固，易出现咳喘气短，对寒热的耐受性下降，易患感冒等衰老征象。总之，五脏虚衰，功能失调和减退，则易致衰老加速。

（3）精气亏虚　精不仅是生命之源，也是生命活动最重要的物质基础。精、气、神是人体三宝，其中精化气，气生神，因此精是气和神的基础，也是健康和长寿之本。人的一切生命活动，包括意识思维在内，无不以精气为动力和源泉。人体的生长壮老，以及寿命的长短，也在很大程度上取决于精气的盛衰盈亏。

（4）情志内伤　七情过极可直接伤及内脏，人到老年，脏腑功能不足，精气血亏耗，所以情志波动易于超越人体适应能力。异常的情志活动可使气血紊乱，损伤脏腑，伤神损形，诱发多种疾病，加速衰老的进程。故长期处于意志消沉、抑郁、烦恼、焦虑、多疑善感等不良情志状态的老年人，容易出现健忘等症，甚至发展为痴呆等疾病。

（5）痰瘀毒邪　人至老年，随着肺、脾、肾及三焦阳气的虚衰，津液代谢出现障碍，水湿凝聚则生痰，痰阻经脉血行无力则致瘀；痰瘀互结，脏腑功能失常，可引发多种老年病。如元代朱丹溪《格致余论·养老论》所言："夫老人……阳虚难降则气郁而成痰。"老年时期，由于正虚积损，机体代谢功能减退或紊乱，可致邪气蕴结，交互为害，作为新的致病因素，引起胸痹、中风、消渴、积聚等病证发生，进一步加速人体的衰老。

二、养生的意义

（一）增强体质

体质是在先天遗传和后天因素共同作用下所形成的在形态结构、生理功能和心理状态方面相对稳定的个性特征。一般而言，体质强者脏腑功能健全，气血阴阳充足，正气充盛；体质弱者脏腑功能低下，气血阴阳不足，正气虚弱。虽然先天遗传使体质具有相对稳定性，形成之后不会轻易改变，但受后天因素影响，体质又具有动态可变性和后天可调性，因此可以通过中医养生调摄的方法进行改善。先天禀赋不足、体质虚弱之人，经过后天合理调摄，可增强体质而得长寿。如《景岳全书·杂症谟·脾胃》所言："人之自生至老，凡先天之有不足者，但得后天培养之力，则补天之功，亦可居其强半。"

（二）御邪防病

疾病严重危害人体健康，耗散人体精气，降低人体功能，甚至可使寿命缩短。但由于人类依赖于一定的自然环境和社会环境而生存，难免受到各种致病因素即邪气的侵扰，所以如何抵御邪气，从而预防疾病的发生，是中医养生的重要意义之一。疾病的发生，是正气与邪气斗争的结果，是邪气在人体正气不足的情况下乘虚而入，打破了人体的相对平衡状态而导致的。若人体正气充足，可有效御邪于外，如《素问·刺法论》所言："正气存内，邪不可干。"因此，可以通过合适的养生方法提升人体正气，提高人体抵御病邪的能力。此外，中医养生还提倡尽量避免与邪气的接触，从而达到防止邪气侵袭的目的。如《素问·四气调神大论》曰："冬三月……去寒就温。"《素问·移精变气论》指出："阴居以避暑。"清代熊立品在《瘟疫传症汇编》中说："当阖境延门，时气大发，瘟疫盛行，递相传染之际……毋近病人床榻，染其秽污；毋凭死者尸棺，触其臭恶；毋食病家时菜，毋拾死人衣服。"

（三）延年益寿

衰老和死亡是生命活动不可抗拒的自然规律，但衰老有迟早之分，寿命有长短之别，究其原因，多与养生有关。虽然人类的自然寿命可达百年以上，但现实生活中大多数人的寿命与百岁之间还有不小的差距。出现这种现象的原因，除先天禀赋之外，多与后天调摄不当有关。但随着生产力的发展和社会文明程度的提升，人们的养生意识不断加强，养生条件也不断得到改善，因此百岁老人也越来越多。可见合理的养生调摄对于延年益寿大有裨益。元代李鹏飞在《三元参赞延寿书·饮食》中说："我命在我不在天，全在人之调适，卿等亦当加意，毋自轻摄养也。"认为长寿与否与调适摄养密切相关。《养性延命录·教戒》也说："养之得理，常寿之一百二十岁。"自古以来高寿的关键，无外乎掌握了养生之道，调摄得当，从而延缓了衰老进程，达到了健康长寿的目的。

三、养生的基本原则

善养生者，为延缓衰老，健康长寿，应当掌握顺应环境、形神兼养、保精固肾、顾护脾胃等原则和方法，以达到尽享天年的目的。

（一）顺应环境

环境包括自然环境和社会环境两大部分。大自然是万物赖以生存的基础，是人类生命的本源。人必须依赖于自然才能生存，同时也摆脱不了自然规律的支配和制约，如《灵枢·岁露论》所言"人与天地相参也，与日月相应也。"人类在漫长的进化历程中，为适应外界变化，生理上形成了与天地自然变化几近同步的节律性，并进化出了自我调整和适应能力，这种节律性和调适能力对于维系健康至关重要。人若不能顺应自然，各种生理活动的节律将会出现紊乱，则易罹患疾病。因此，中医学倡导顺应自然的养生观，提倡春夏养阳，秋冬养阴，衣着适当，调和五味，起居有常，动静和宜，以适应外界自然环境的变化。

人不仅有自然属性，也有社会属性，人不能脱离社会而生存。社会环境可丰富人类生存所需的物质生活资料，同时满足人的精神需求，但反过来又会影响人的心理。目前，医学模式正在从生物医学模式向生物－心理－社会医学模式转变，日益显示出社会及心理因素对人类健康长寿的重要性。因此，想要健康长寿，就必须适应自然环境和社会环境的变化，采取相应的养生措施。《灵枢·本神》曰："智者之养生也，必顺四时而适寒暑，和喜怒而安居处，节阴阳

NOTE

而调刚柔，如是则僻邪不至，长生久视。"

（二）形神兼养

形神兼养，是指形体与精神协调统一、身心和谐的养生原则。中医学理论认为，人的形体与精神相互依存，不可分离。形为神之基，神为形之主；形者神之质，神者形之用；无形则神无以生，无神则形不可活。这种"形神合一"的生命观，是形神兼养养生原则的理论依据。养生不仅要注意对形体的保养，而且要注意精神的调摄，做到体魄强健，精充神全，才能健康长寿。中医养生的方法虽然很多，但总体可以概括为"静神"与"动形"两端。

形神兼养，以养神为首务，因神为生命的主宰，神明则形安。养神宜清静内守，而不宜躁动妄耗。通过加强精神修养，清静养神，可得却病延年。形体是生命存在的基础，神依存于形，有了形体，才有生命，才可以产生精神活动。因此，形盛才能神旺，形衰者神亦衰，形谢者神亦灭，形体的盛衰，关系神的存亡。中医主张动以养形，通过运动形体，达到疏通经络、调和气血、健身延年的目的。

所以，只有动静结合，形神兼养，刚柔并济，做到强身与调神相统一，才符合生命活动的客观规律，才有益于健康长寿。

（三）保精固肾

保精固肾，即采用适当的措施来调补肾精，使精充神全体健，从而达到益寿延年的目的。肾精不仅是人类繁衍之源，也是生命活动的基本物质。精可化气，气可生神，神可御形，所以精乃气、形、神的基础。肾作为先天之本，主封藏，内涵真阴真阳，可以维持和调节全身阴阳的平衡。故精和肾是否正常是决定人能否健康长寿的重心。精易泄而难秘，肾易虚而难盈，因此保精固肾实为防病养生、延缓衰老的关键措施。节欲保精可使精气充盛，有利于心身健康，为保养肾精的首要原则。节欲乃房事有节之谓，若房事不节，恣情纵欲，施泄过多，则可致精液枯竭，真气耗散而过早衰老。除节制房事外，还可采取按摩益肾、导引护肾、食疗补肾和药物调肾等方法保精固肾。

（四）顾护脾胃

顾护脾胃，指利用合适的方法调养脾胃，使脾升胃降、受纳运化的功能能够正常发挥，以保证营养脏腑经络及四肢百骸的气血化生有源。脾胃为后天之本，五脏六腑皆受气血于脾胃，方能发挥正常作用。故脾胃之强弱关系着人体之盛衰、生命之寿夭。《景岳全书·脾胃》曰："土气为万物之源，胃气为养生之主。胃强则强，胃弱则弱，有胃则生，无胃则死，是以养生家当以脾胃为先。"脾胃健旺，水谷精微化源充足，则精充气盛，形健神旺。脾胃升降协调，可调节机体新陈代谢，保证生命活动正常进行。调养脾胃的原则是益脾气、养胃阴，用药当注意升降，防止过偏，勿过寒过燥，以免损伤脾胃。此外，还应注意节饮食以和胃健脾，调精神以疏肝理脾，常运动以和胃化食，防劳倦以养脾气，使脾胃健旺，后天得养。

总之，养生的目标是追求生存质量的提高和生命寿限的延长，往往是在生命常态下的长期行为。合理的养生，能够有效地防止疾病的发生，为健康长寿奠定良好的基础。

四、养生的主要方法

（一）精神养生

精神养生，是通过清静养神、情志中和、养性移情等调节精神情志活动，维持心理健康，以达到形神统一、祛病延年目的的养生方法。

1. 清静养神 是指人的精神情志应恬淡宁静。《素问·上古天真论》曰："恬淡虚无，真气从之，精神内守，病安从来？"《素问·生气通天论》曰："清净则肉腠闭拒，虽有大风苛毒，弗之能害。"均指出保持心神清净可守正全真，抗邪于外。清静养神首先要少私寡欲，正确对待利害得失，减轻思想上不必要的负担，做到心胸开阔，襟怀坦荡，从而促进身心健康。此外还应凝神敛思，耳无妄听，口无妄言，心无妄念，以驱除烦恼，维护心神的安定状态。清静养神并非追求无欲无为，其关键在于凡事珍惜精神，注意控制感情和意念，尽量减少情绪波动对身心健康的不良影响。

2. 情志中和 即人的情志活动应保持安和适中，有节有度，不宜太过。情志太过，易内伤脏腑气血，不但诱发疾病，还可能导致死亡。因此，情志活动贵在调和适中，人之七情皆可有，但勿令太过，这样才有利于减少疾病，保持健康。如《养生延命录·教诫》所言："莫大愁忧，莫大哀思，此所谓能中和，能中和者，必久寿也。"

3. 养性移情 可分为养性和移情两部分来看。所谓养性，就是加强心性修养，培养高尚情操，树立正确的世界观、人生观和价值观，此外还可以通过各种有益于身心健康的文娱活动来陶冶性情。所谓移情，即遇到情绪波动时要善于调节和排解，通过适当的发泄和转移，使情志不至于太过，通常可采用自我安慰、意识控制、倾诉、运动、情绪升华等方法。

（二）起居养生

起居养生，即对作息时间、居住及睡眠环境等进行科学合理的安排，以达到愉悦身心、强身健体的目的。

周期性变化是自然界的规律，如日月运行，寒暑易节，昼夜交替，以及人体的生命活动等。因此人的作息必须顺应自然规律，才有利于健康长寿。如果恣意妄行，夜卧晨起毫无规律，必将扰乱人体节律，导致人体不易适应外界环境，引起疾病和早衰。如《抱朴子·极言》所说："寝息失时，伤也。"古人早就认识到作息应顺应四时阴阳的变化。如《素问·四气调神大论》中已提出春宜"夜卧早起，广步于庭"；夏宜"夜卧早起，无厌于日"；秋宜"早卧早起，与鸡俱兴"；冬宜"早卧晚起，必待日光"。又如一天之中，清晨阳气生，中午阳气盛，傍晚阳渐衰而阴渐长，深夜阴气隆。因此人们应该根据阴阳的消长白天进行工作和生活，夜晚安卧休息，也即"日出而作，日入而息"。

此外，居住和睡眠环境对健康也有很大影响。应尽量选择空气新鲜，风景优美，气候宜人，整洁安宁之地居住，住宅最好坐北朝南，采光通风良好。若条件限制不能自由选择居住地，可自己动手用种花养草、洒扫清洁等方式改造和美化环境。适宜的寝具是营造良好睡眠环境的重要条件。床铺宜稍宽大，高低适度，软硬适中。枕头不宜太硬，高低以侧卧与肩平、仰卧亦安舒为度，还可根据自身体质和季节选择合适的药枕。

（三）饮食养生

饮食养生，就是按照中医理论合理搭配食物，定时定量规律进食，以增进健康，预防疾病。

只有合理搭配，才能保证食物的营养全面、性味无偏。《素问·脏气法时论》中说："五谷为养，五果为助，五畜为益，五菜为充，气味和而服之，以补精益气。"指出食物应种类多样，荤素搭配，五味调和。种类多样，荤素搭配，即食物中的五谷、水果、肉食、蔬菜品种要齐

NOTE

全，种类要多样，有荤有素，以素为主。五味调和，即五味不能太过偏嗜。因五味与五脏功能密切相关，对人体的作用各不相同。《素问·至真要大论》曰："五味入胃，各归所喜。故酸先入肝，苦先入心，甘先入脾，辛先入肺，咸先入肾。"说明五味与五脏之间有着特定的亲和关系，五味调和才能滋养五脏，强壮身体。

定时定量规律进食，也即饮食有节，要求一日三餐的时间及进食量要顺应人体起居作息的节律和消化吸收的节奏，使脾胃等脏腑功能协调配合，弛张有度，化生气血以满足人体所需。

（四）运动养生

运动养生，即采用运动的方式活动筋骨，疏通气血、畅达经络、和调脏腑，以达到健体延年的目的。

生命在于运动，运动乃健康之本，延寿良方。运动养生，不仅包括气功、五禽戏、太极拳、八段锦等传统的体育运动方式，也包括散步、慢跑、游泳、健身操等现代运动方法和按摩养生的方法。运动养生的基本原则是要形神兼练，协调统一；量力而行，循序渐进；常练恒动，贵在坚持；张弛有度，劳逸结合。传统运动养生法的要领是意守、调息和动形三者的统一。其中意守最为重要，只有聚精会神，方可凝神静息，呼吸调匀，引导周身气血的运行，即所谓以意领气，以气动形。现代运动养生法不再强调形神兼练，只要全身放松自如，动作舒缓协调即可。

按摩则是运用手指或手掌通过揉、推、摩、按、搓、拍等手法作用于体表穴位或相应部位，以达到祛病养生目的的养生方法。其操作要领是意念集中，呼吸自然，动作轻柔，感觉舒适。

（五）针药养生

针药养生，即通过针刺、药物等方式调和阴阳、扶助正气，调整人体新陈代谢，以增强人体抗病能力。

1.针刺养生 通常采用毫针对相应的穴位进行刺激，配合迎、随、补、泻等手法，疏通人体经络，激发人体气血运行，补虚泻实，调和阴阳。以养生为目的的针刺，施针宜和缓，刺激强度不宜过大，一般得气即可出针。饥饱失度、七情过激、劳累过度时，不宜针刺。常用的养生保健穴位：足三里，此为强壮要穴，可健脾消食、益气增力，提高人体免疫力；三阴交，可增强腹腔脏器特别是女性生殖系统的健康；曲池，可调整血压，防止老年视力衰退；关元、气海，可强壮机体。

2.药物调养 适用于明显的偏颇体质以及体弱多病者。在应用时常常选用一些作用比较平和的药物，或者配合食物制作药膳共同使用。其使用原则是虚则补之，体健之人不建议服用；补勿过偏，否则易导致阴阳失调，危害健康；进补需顾护脾胃，若脾胃虚弱，当健脾为先。此外还应注意顺时而为，因人用药。顺时而为即药物养生需考虑四时气候特点，如春季阳气日升，宜用温散升提之品以助阳；夏季天气炎热，心火易亢，暑湿交蒸，宜用甘凉之品以清心化湿；秋季燥气肆虐，宜服甘润之品以润燥生津；冬季天气寒冷，宜用温补之药以鼓舞阳气。因人用药，应注意老少之别，少儿和青壮年一般无须用药，老年人脏腑衰退，精气虚弱，可用药缓图；应注意体质强弱及寒热，如同为体虚，但阳虚宜温补，阴血虚宜滋补；还应注意性别差异，如女子多阴血不足，用药宜滋补阴血为主，男子肾精易亏，用药当重补肾填精。

此外，养生的方法和手段还有很多，例如音乐、绘画、书法、园艺、品茗、旅游等雅趣养生。在养生实践活动中，可以根据实际情况，选取合适的养生方法。

【复习思考题】

1. 治未病的内涵是什么？

2. 治未病的实施路径是什么？

3. 谈谈对顾护脾胃这一养生原则的理解。

4. 请简述养生的主要方法及这些方法的要点。

主要参考文献

1. 郑洪欣，杨柱 . 中医基础理论 [M]. 北京：中国中医药出版社，2021.

2. 储全根，胡志希 . 中医学概论 [M]. 北京：中国中医药出版社，2021.

3. 张光霁，张庆祥 . 中医基础理论 [M]. 北京：人民卫生出版社，2021.

4. 张光霁，严灿 . 中医基础理论 [M]. 北京：科学出版社，2017.

5. 黄帝内经素问校释 [M]. 北京：人民卫生出版社，2008.

6. 灵枢经校释 [M]. 北京：人民卫生出版社，2008.

7. 李德新 . 李德新中医基础理论讲稿 [M]. 北京：人民卫生出版社，2008.

8. 孙广仁 . 孙广仁中医基础理论讲稿 [M]. 北京：人民卫生出版社，2016.

9. 何建成 . 中医学基础 [M].2 版 . 北京：人民卫生出版社，2016.

10. 孙广仁，郑洪新 . 中医基础理论 [M].9 版 . 北京：中国中医药出版社，2017.

11. 谢宁，张国霞 . 中医学基础 [M].10 版 . 北京：中国中医药出版社，2016.

12. 郁东海，王澎，徐中菊，等 . 治未病学 [M]. 上海：上海科学技术出版社，2018.

13. 王玉川 . 中医养生学 [M]. 上海：上海科学技术出版社，1992.

14. 李德新，刘燕池 . 中医基础理论 [M].2 版 . 北京：人民卫生出版社，2011.

15. 张庆祥 . 中医基础理论 [M]. 济南：山东科学技术出版社，2020.

16. 尚书 [M]. 北京：中华书局，2012.